# 伤寒论

## 临证笔记

曲卓锋　刘菁　著

山东科学技术出版社
·济南·

**图书在版编目（CIP）数据**

伤寒论临证笔记 / 曲卓锋，刘菁著 . -- 济南：山东
科学技术出版社，2024.12
ISBN 978-7-5723-1983-9

Ⅰ. ①伤… Ⅱ. ①曲… ②刘… Ⅲ. ①《伤寒
论》－研究 Ⅳ. ① R222.29

中国国家版本馆 CIP 数据核字（2024）第 046600 号

# 伤寒论临证笔记
SHANGHANLUN LINZHENG BIJI

责任编辑：马　祥
封面题字：陈元胜

主管单位：山东出版传媒股份有限公司
出 版 者：山东科学技术出版社
　　　　　地址：济南市市中区舜耕路 517 号
　　　　　邮编：250003　电话：（0531）82098088
　　　　　网址：www.lkj.com.cn
　　　　　电子邮件：sdkj@sdcbcm.com
发 行 者：山东科学技术出版社
　　　　　地址：济南市市中区舜耕路 517 号
　　　　　邮编：250003　电话：（0531）82098067
印 刷 者：山东临沂新华印刷物流集团有限责任公司
　　　　　地址：山东省临沂市高新技术产业开发区龙湖路 1 号
　　　　　邮编：276017　电话：（0539）2925659

规格：16 开（184 mm×260 mm）
印张：21.5　　字数：400 千　　印数：1~2000　　彩页：6
版次：2024 年 12 月第 1 版　　印次：2024 年 12 月第 1 次印刷
定价：78.00 元

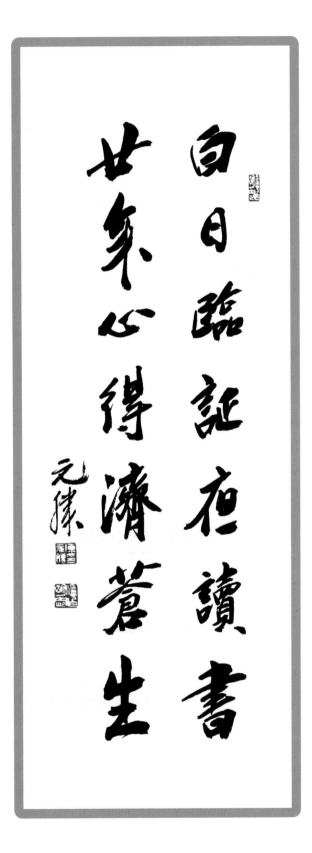

白日臨証夜讀書
世界心得濟蒼生

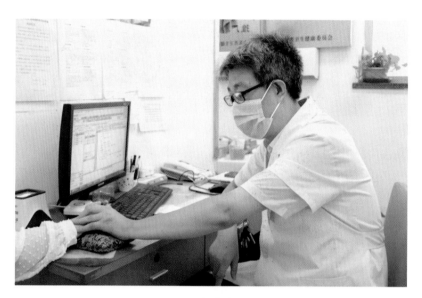

医院诊疗

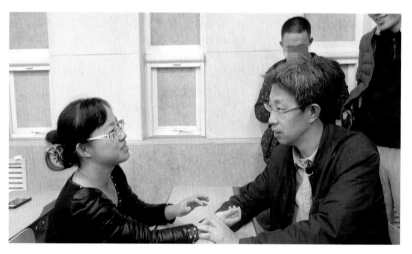

教学实践（左：刘菁　右：曲卓锋）

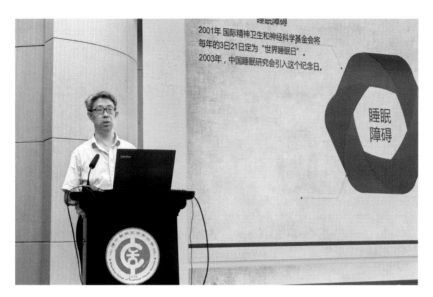

省级继续教育培训

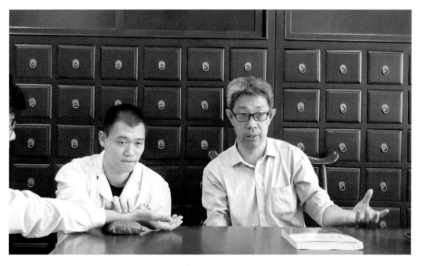

实训教学

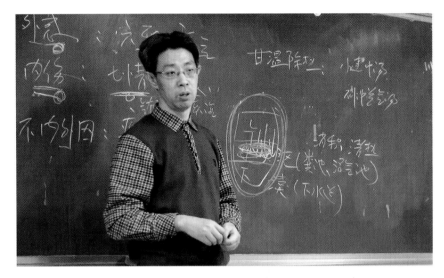

学校讲座

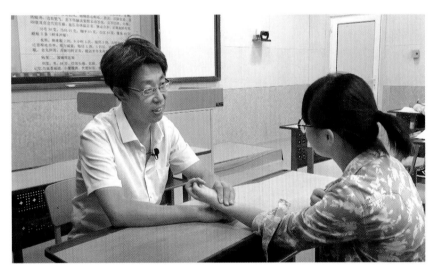

课间应诊

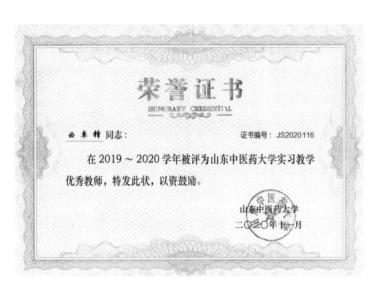

实习教学优秀教师

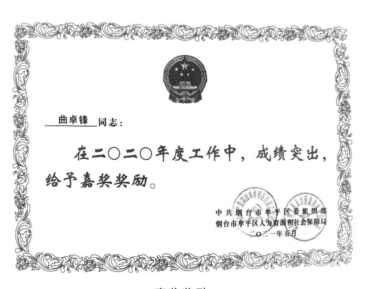

嘉奖奖励

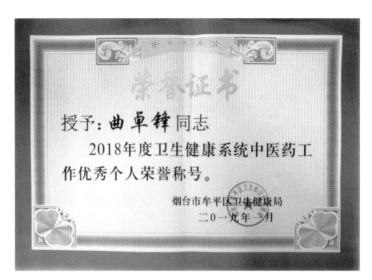

卫健系统优秀个人

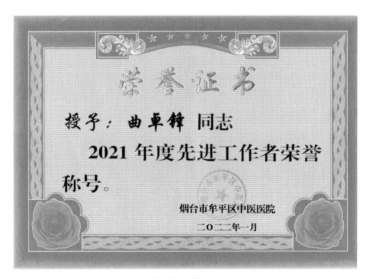

先进工作者

# 曲父序

  曲卓锋因脑出血意外离世几天后，我们接到通知说，其遗作《伤寒论临证笔记》将由山东科学技术出版社出版，前期准备工作按部就班进行，并约我为该书写一序言。如果他在活着的时候得到这振奋人心的消息，肯定会为自己竭力宣传推广祖国医学知识，为患者减轻或除去病苦而高兴，也对慧眼识金的出版单位、编辑深表谢意，尤其要感谢刘菁老师为本书逐条修订，并补充了临床医案。现在这一内心的声音，将由他的父亲，一位七十七岁老人从心底代为发出！

  说到写序，我本才疏学浅，再加年老健忘，提笔忘字，心境悲伤之际深感难当此任，但又不能不写，原因有三：第一，遗作是曲卓锋从医近三十年的学识沉淀和经验积累，是他热爱祖国医学，关爱患者的心底倾泄。只有把作品完整地呈现给世人，才能实现他生前的愿望。第二，遗作是一把钥匙，将《伤寒论》从理论到临证实践的全过程，以简要易懂的表述形式书写出来，将有效地协助医者加深对经典的理解和实际的操作技巧，从而更好地为患者服务。无论是否为中医从业者，浏览此书都会受益匪浅，或去病，或保健。第三，遗作把中医的理论和实践相结合，彰显中医治病的确切疗效，对提高中医药的社会影响力，甚至稳站世界医学之林，将会产生有力的推动作用。所以我觉得还是有必要动笔写些什么。

  曲卓锋选择做一名中医医师，是爱心、慈心的召唤。曲卓锋从小就有爱心，对人宽容、慈善，春节拜年得到的糖果，留很长时间也舍不得吃，最终都会拿出来与小伙伴们分享。伙伴们知道他爱看书，为了感谢他，便把自己珍藏的小人书送给他看。当他看到贫穷的山村和贫苦的农民因病惨遭痛苦时，悲悯之情油然而生，并强烈地表达长大后要成为一名优秀的医生。在北京读书期间，曲卓锋看到媒体报道河南有的地方太穷，孩子念不起书，病人治不起病。他便利用假期深入实地，看到孩子们坐在泥土地上用木板搁在膝盖上做作业，看到教室低矮潮湿，随时都有倒塌的危险。他眼含热泪，拍下照片，回学校后在同学中传播，引起了不小的震动。他把自己的奖学金作为启动资金，带头组织同学献爱心，为山区孩子购置图书和部分学习用具寄过去。

  在曲卓锋工作的中医院，人们传颂着这样一段佳话：曲大夫用块儿八毛钱的药，治好了一个患者的感冒。为了减轻患者的经济负担，他除了认真诊病，精准辨证，对症下药外，还尽量选用疗效相近且价格便宜的药材。他的做法，获得了患者和家属的一致称赞。众口相传，好评如潮。如此，他的医德医术吸引来了周围县市区的不少患者。随着求诊患者的不断增加，他不得不提前来到工作岗位，以应对络绎不绝的患者。有时候，他来不及吃饭，顾不上喝水。他曾说："病人被抬着、搀着奔咱来，咱不能让他们失望。要对他们百分之百负责，与病人的痛苦相比，咱累点、饿点算得了什么？！"

自从开始带实习生，曲卓锋就规定，跟他学习首先要学会做人，一是坚定不移地树立为病人服务的思想，视病人为亲属、似朋友，把他们的痛苦当作自己的痛苦，最大限度地拉近医生与病人的距离。二是一丝不苟地为病人服务，精心检查，找准病因，对症下药，以达到理想的疗效。三是实行革命的人道主义，给病人开药方，严禁从经济利益考虑，在保证疗效的前提下，禁开大方，优先考虑价格低的药品，尽量让群众少掏钱就能治好病。在他的严格要求和精心指导下，参加实习的同学在医德和医术方面都有较大的进步。有的同学参加工作多年，仍与他保持着联系，感情颇深。

曲卓锋给人治病，不看对方的社会地位高低，不看富贵贫穷差异，一视同仁。他说，病人求医生治疗，医生就应该平等地为病人着想，掏心掏肺地为每一个病人效力。

曲卓锋致力于对中医经典进行深研，并结合临床治疗经验进行总结。我认为这与他平素刻苦学习、深入研究是分不开的。每天，他除了工作就是看书、学习，参加互联网上的中医学习与研讨，组织并成立中医研讨微信群，讨论病案，研究方剂，指导病情较轻的患者使用非处方药，等等。即使回家看望我们，我们家人相聚，他也总像学生一样，在包中放着医学相关书籍，带着相关医疗工具（针灸针等）。有空闲时间，他就拿出书籍翻阅，遇到有医疗需求的人，就倾心相助。他不玩麻将，不打扑克，谢绝各种宴请、聚会，挤出时间研习更多医学书籍，探索进取，提高技能。他把满腔的热情、精湛的医术和理想的治疗效果奉献给了患者。

他不受科别的约束，结交行业精英，学习他们的创新思维，吸取他们的技术精华，巧妙运用他们的经验，不断将自己向全科医生推进。

由于本人水平有限，不想过多啰嗦，不想占用大家的宝贵时间。留下时间，大家去看《伤寒论临证笔记》吧！那里的精彩等着您，相信它会深深地吸引您，为您的身体康健尽一份力！

曲延坡

2024 年 3 月 13 日

# 刘 序

曲卓锋大夫是我的临床带教老师。2017年6月底，山东中医药高等专科学校派遣我们去医院临床实践，那是我第一次走进曲大夫的诊室，从此便开启了我们长达六年半亦师亦友的时光。曲大夫看病很快，一上午看五六十个病人是常有的事情。因为看病太快他还被投诉过。曲大夫每天7点钟就上班，因为大清早就已经有很多病人在排队了。我曾经问他为什么不限号呢？他说很多病人是从外地过来的，不能让人家白跑一趟。

后来，我常请他以行业专家的身份来学校拍摄精品资源共享课程。因为课程大受欢迎，曲大夫每次下课都会被一群学生围着问这问那。有电视台经常给他发出采访邀请，可去过几次以后他就谢绝了，他说："我更愿意给学生讲课。"除了在外读博期间，我基本每年都会请曲大夫过来给学生授课。很可惜，因为他的意外离世，这种福利今后再也没有了。

记得我刚考上博士那会儿，跑去跟他分享喜悦，曲大夫却说："你就不能干点有意义的事？"在他的概念里，中医临证救人才是更有意义的事。于我而言，只有挚友才会说出这么耿直的话啊！虽然诊务繁忙，但曲大夫每天下班后都会再看3小时的书。他天资聪颖又如此努力，让我更加敬佩。

曲大夫最爱读的书莫过于《伤寒论》。他每日读《伤寒论》，广参历代名家先贤的经验注解，撰写成自己的心得体会。《伤寒论临证笔记》，曲大夫断断续续写了有十年，我建议他出版，他却总觉得不太满意。后来我也加入写作，协助他完备一些内容。因为当时我正跟随柳少逸老师学习，所以就在书里增补了柳氏医派的一些验案。本书在审稿过程中还得到了张树剑教授的指导，在此表示感谢！

相信本书的付梓，一定能开智启慧，以慰逝者！

刘 菁

2024年3月于烟台

# 目 录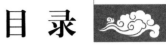

# 伤寒论原序

论曰：余每览越人入虢之诊，望齐侯之色，未尝不慨然叹其才秀也。怪当今居世之士，曾不留神医药，精究方术，上以疗君亲之疾，下以救贫贱之厄，中以保身长全，以养其生，但竞逐荣势，企踵权豪，孜孜汲汲，惟名利是务，崇饰其末，忽弃其本，华其外而悴其内，皮之不存，毛将安附焉。卒然遭邪风之气，婴非常之疾，患及祸至，而方震栗。降志屈节，钦望巫祝，告穷归天，束手受败，赍百年之寿命，持至贵之重器，委付凡医，恣其所措，咄嗟呜呼！厥身已毙，神明消灭，变为异物，幽潜重泉，徒为啼泣。痛夫！举世昏迷，莫能觉悟，不惜其命，若是轻生，彼何荣势之云哉！而进不能爱人知人，退不能爱身知己，遇灾值祸，身居厄地，蒙蒙昧昧，蠢若游魂。哀乎！趋世之士，驰竞浮华，不固根本，忘躯徇物，危若冰谷，至于是也。

余宗族素多，向余二百，建安纪年以来，犹未十稔，其死亡者，三分有二，伤寒十居其七。感往昔之沦丧，伤横夭之莫救，乃勤求古训，博采众方，撰用《素问》《九卷》《八十一难》《阴阳大论》《胎胪药录》并平脉辨证，为《伤寒杂病论》，合十六卷。虽未能尽愈诸病，庶可以见病知源，若能寻余所集，思过半矣。

夫天布五行，以运万类，人禀五常，以有五脏，经络府俞，阴阳会通，玄冥幽微，变化难极，自非才高识妙，岂能探其理致哉！上古有神农、黄帝、岐伯、伯高、雷公、少俞、少师、仲文，中世有长桑、扁鹊，汉有公乘阳庆及仓公，下此以往，未之闻也。观今之医，不念思求经旨，以演其所知，各承家技，终始顺旧，省疾问病，务在口给，相对斯须，便处汤药，按寸不及尺，握手不及足，人迎跌阳，三部不参，动数发息，不满五十，短期未知决诊，九候曾无仿佛，明堂阙庭，尽不见察，所谓窥管而已。夫欲视死别生，实为难矣。

孔子云："生而知之者上，学则亚之，多闻博识，知之次也。"余宿尚方术，请事斯语。

# 辨太阳病脉证并治

**原文**

**1.** 太阳之为病，脉浮，头项强痛而恶寒。

**解读**

这个条文可以称为太阳病的提纲证，揭示了太阳经受邪之后功能失常和经气不利的基本病理特点。是的，没错，是太阳经，是经络的经、经脉的经，是体表的问题。

**太阳之为病**：即太阳病。太阳病，就是太阳经、太阳腑的病，以及与卫表有关的其他脏腑的病。尤其与肺主卫表、主皮毛的功能相关联。所以，太阳病里面，包含着肺系的卫表病症。

太阳经，主要是以足太阳膀胱经为主，还有手太阳小肠经。太阳腑，主要是足太阳膀胱腑，还有手太阳小肠腑。当然，不能忘了手太阴肺经、肺脏的问题。

所以，太阳病主要涉及足太阳膀胱经、足太阳膀胱腑、手太阴肺经为主的一系列问题。这是定位。

定性则是关于经络脏腑里面所运行、所含藏的气血津液等的多与少，即实证还是虚证。多了就是实证，少了就是虚证。

人体的病，主要包括外感病和内伤病。外感病，主要看感邪的性质，是以寒邪为主，还是以温热邪为主，即对所谓的外感六淫和疫毒之气进行寒温辨别。而内伤病，则从气血津液而言，多了是实证，少了则是虚证。

所谓的外感六淫，就是外界环境（比如寒冷、温热、潮湿等）的异常变化，以及外界环境中所蕴含的各种毒邪如病毒、细菌、微生物等。而疫毒之气，就是病毒细菌等微生物的过度繁殖、感染、变异、增强等。《素问·刺法论》记载："五疫之至，皆相染易，无问大小，病状相似。"

------

太阳病，是体表的病吗？

不全是。

所有的病，都和经络脏腑有关。如果与经络有关，那就主要是体表的病，就是所谓的"表证"。如果与脏腑有关系，那就主要是脏腑的病，是"里证"。比如说太阳病，经络方面的病，我们称为"太阳经病"，而脏腑方面的病，我们称为"太阳腑病"。阳明呢？也是的，经络方面的病称为阳明经病，脏腑方面的病称为阳明腑病。依次，少阳经病、少阳腑病，太阴经病、太阴脏病，少阴经病、少阴脏病，厥阴经病、厥阴脏病。

也就是说，六经病里面，每个都有经络病、脏腑病。称为六经病，只是一个简单的概括，好说好记而已，这个"经"，就是个标记，而不代表具体的意义。但太阳经病的"经"，则主要指经络。

**脉浮**：脉现浮象。很多西医非常好奇中医如何通过把脉来了解病情，甚至有的人认为把脉是无稽之谈。中医把的脉是寸口脉（即桡动脉搏动处的一段），如果单纯从解剖角度看，确实让人捉摸不透。但是，几千年的传承就是如此，验之临床也确有实用价值。所以，我们大可不必搞得虚头巴脑，踏踏实实掌握脉学即是。

我们把桡骨茎突（手腕后、大指侧最高骨点）这个位置上的动脉搏动定位为关脉，靠近手指端定义为寸脉，反向端定义为尺脉，由此而寸关尺三部定矣。定好寸关尺，再定好浮中沉，就是简化版的"三部九候"，也基本就完备了。

脉浮，就是一搭上脉能明显感觉到脉搏的跳动，这就是浮象。而脉沉，就是按脉到底甚至至骨才能感觉到跳动，就是沉。两者之间的位置，就是中。

脉浮，是人体在感受外邪攻击之后的一种自然反应，是有能力抗邪的体现，就像国家受到侵略，军人立即奔赴前线抗敌一样。而脉沉，是人体的正气不足，没有能力抗邪外出的表现。

前面说过，病主要分外感病、内伤病。对外感病来说，只要脉呈浮象，这个病即使表现很重，也相对容易治疗。而对于内伤病而言，如果出现了浮脉，反而不是什么好事，多数是阴虚阳亢不敛，导致阳气外散或上亢之象（如以知柏地黄丸、镇肝息风汤之类的方剂治疗），或者是阴寒内盛，导致阳气外散、外脱之象（如治疗以附子剂为主）。毕竟，阳主外、阴主内。

**恶寒**：即怕冷。恶寒怕冷，与体温的高低有一定的关系，但不是绝对关系。中医认为恶寒是外感寒邪，体表卫阳受损所致。中医还有一个词，是"畏寒"。畏寒，多是体内阳虚所致，是怕冷怕风的，但是多穿点、多盖点，就好转了。而"**恶寒**"是不管穿多少、盖多少，都一样怕冷。

感受外邪后，体内的气血津液就会外涌体表，也就是所谓的正气抗邪外出，以支持体表的营卫有抵抗外邪的能力。就如两军对垒，空气中弥漫着紧张的气氛，"官兵"都在前线（体表营卫肌肉等处）集结，甚至已经开始战斗了（恶寒、发热）。这时候就很容易出现各个关节、肌肉等的疼痛、紧绷感，脉象也是浮象，即中医所谓的"表证"。

太阳经，体表分布最广，是外邪攻击的重地，故外感之病首先表现为太阳经受病，也就不奇怪了。我们知道，其他脏腑所属经络也有分布于体表的，就是说其他脏腑经络受邪也有表证，但太阳经的分布最广而症状表现较为明显，故其他五经病的表证反而表现不明显。但不是没有！只是表现不是重点而已。所以，后面各经的条文也都有表证，只是稍微提一提就过去了。

既然太阳经最容易受邪，那其次是什么经呢？是脾胃经，就是胃肠道系统、消化系统。一般人几乎都脱离不了两个病——感冒、腹泻。而我们一辈子不容易脱离的最主要的邪气，就是"寒邪"。所以，《伤寒论》里讲的最多的就是以感冒、腹泻为主的，以寒邪外袭为主的病症。

气血津液大量外涌到体表是为了抗邪，那它们是通过什么方式抗击外邪的呢？出汗！所谓"邪之入路，亦乃邪之出路"，"病在表者汗而发之"，让外邪在体表通过出汗的方式排出去，这就是中医治外感病的主要方法。脉浮即体现了人体的这种外排的能力，是本身就有的抗病能力。我们用药，只不过是加把劲而已。很多人没用药，病也自愈了。

**强**（jiàng）：同"僵"。僵直，不柔和。**头项强痛**，即头痛项强，就是后头、后脖子这一片区域疼痛、僵硬的不适症状。头项是太阳病最典型的定位。

古人没有各种仪器，看不见细菌、病毒等致病微生物，因此就根据各种现象来总结规律，总结出了这么一堆症候群，可能是一个症状，或是两个症状、三个症状，甚至可能是更多的太阳经络上面的症状，即太阳的"是动则病""是主筋所生病者"等一系列症状，它们常常同时出现，有一定的规律性，这就是太阳病的提纲证：脉浮，头项强痛而恶寒。

注意，该条文描述的是主要表现，尤其是受寒的表现，而不是全部。毕竟，太阳经除了受寒，还有受湿、受燥、受风等，这些外邪初袭人体，也属于太阳病，但症状表现不见得就有"恶寒"，毕竟"恶寒"是感受外寒之邪的典型表现，像"恶热"则可能是感受外热的表现。

## 太阳经的循行

### 足太阳膀胱经

**膀胱足太阳之脉**，起于目内眦[①]，上额交巅[②]。其支者，从巅至耳上角。其直者，从

---

① 目内眦：眼内角，睛明穴。
② 巅：颠顶，百会穴区域。

巅入络脑①，还出别下项，循肩膊②内，挟脊抵腰中，入循膂③，络肾，属④膀胱。其支者：从腰中，下挟脊，贯臀，入腘中。其支者：从膊内左右，别下贯胛，挟脊内，过髀枢⑤，循髀外，从后廉⑥下合腘中。以下贯腨⑦内，出外踝之后，循京骨⑧，至小趾外侧。**是动则病**：冲头痛，目似脱，项如拔，脊痛，腰似折，髀不可以曲，腘如结，腨如裂，是为踝厥。**是主筋所生病者**：痔，疟，狂，癫疾⑨，头囟项痛，目黄，泪出，鼽衄⑩，项、背、腰、尻⑪、腘、腨、脚皆痛，小趾不用。

**足太阳之别**⑫，名曰飞扬。去踝七寸，别走少阴。实，则鼽窒，头背痛；虚，则鼽衄。取之所别也。

**足太阳之正**⑬，别入于腘中，其一道下尻五寸，别入于肛，属于膀胱，散之肾，循脊，当心⑭入散。直者，从脊上出于项，复属于太阳。

**足太阳之筋**，起于足小趾，上结于踝，斜上结于膝，其下循足外侧，结于踵，上循跟，结于腘。其别者，结于腨外，上腘中内廉，与腘中并，上结于臀，上挟脊上项。其支者，别入结于舌本⑮。其直者，结于枕骨，上头，下颜⑯，结于鼻。其支者，为目上纲⑰，下结于烦⑱。其支者，从腋后外廉，结于肩髃⑲。其支者，入腋下，上出缺盆⑳，上结

---

① 脑：注意"脑"这个字。
② 肩膊：肩胛区。
③ 膂（lǚ）：脊柱两旁的肌肉。
④ 属（zhǔ）：连接。
⑤ 髀枢：股骨大转子。髀（bì）：股骨，大腿，大腿骨。
⑥ 廉：侧边。
⑦ 腨（shuàn）：小腿肚子。
⑧ 京骨：第五跖骨粗隆。
⑨ 癫疾：癫痫抽搐之类的病。
⑩ 鼽（qiú）衄：鼻流清涕。衄（nù）：鼻出血。
⑪ 尻（kāo）：骶椎骨。
⑫ 别：别走。即络穴。
⑬ 正：正经。即正经之别行，算是正经的分支。
⑭ 心：注意"心"这个字。足太阳膀胱经"入络脑、当心入散"，是经过心脑的，所以太阳病有神志方面的疾病。
⑮ 舌本：舌根。治疗聋哑人的手法，有点按后项部穴位的操作。
⑯ 颜：两眉之间，印堂区域。
⑰ 目上纲：上眼睑。
⑱ 烦（qiú）：颧部、面颊、鼻旁。
⑲ 肩髃（yú）：人体锁骨外侧端与肩胛骨肩峰形成的关节。髃骨：肱骨头。
⑳ 缺盆：锁骨上窝。

于完骨①。其支者，出缺盆，斜上出于颅。**其病**：小趾支②，跟肿痛，腘挛，脊反折③，项筋急，肩不举，腋支，缺盆中纽痛④，不可左右摇。

### 手太阳小肠经

**小肠手太阳之脉**，起于小指之端，循手外侧，上腕，出踝⑤中，直上循臂骨⑥下廉，出肘内侧两骨⑦之间，上循臑⑧外后廉，出肩解⑨，绕肩胛，交肩上，入缺盆，络心，循咽下膈，抵胃，属小肠。其支者：从缺盆循颈上颊，至目锐眦，却⑩入耳中。其支者：别颊上䪼⑪，抵鼻，至目内眦，斜络于颧。**是动则病**：嗌⑫痛，颔⑬肿，不可以顾⑭，肩似拔，臑似折。**是主液所生病者**：耳聋，目黄，颊肿，颈、颔、肩、臑、肘、臂外后廉痛。

**手太阳之别**，名曰支正。上腕五寸，内注少阴。其别者，上走肘，络肩髃。实，则节弛肘废⑮；虚，则生胧⑯，小者如指痂疥⑰。取之所别也。

**手太阳之正**，指地，别于肩解，入腋走心，系小肠也。

**手太阳之筋**，起于小指之上，结于腕，上循臂内廉，结于肘内锐骨⑱之后，弹之应小指之上，入结于腋下。其支者：后走腋后廉，上绕肩胛，循颈，出足太阳之筋前，结于耳后完骨。其支者：入耳中；直者：出耳上，下结于颔，上属目外眦。**其病**：小指支，肘内锐骨后廉痛，循臂阴，入腋下，腋下痛，腋后廉痛，绕肩胛引颈而痛，应

---

① 完骨：耳后乳突。
② 支：竖起，伸出。类似一种强直、痉挛状态。
③ 脊反折：脊柱反曲。类似角弓反张。
④ 纽痛：痛如纽结之状。
⑤ 踝：腕后小指侧的高骨，尺骨茎突。
⑥ 臂骨：尺骨。
⑦ 两骨：此指尺骨鹰嘴、肱骨外上髁。
⑧ 臑（nào）：人的上肢或动物的前肢，这里指人的上臂。前臂称为臂，上臂称为臑。
⑨ 肩解：肩关节。
⑩ 却：回转。
⑪ 䪼（zhuō）：眼眶的下面部分。上颌骨与颧骨构成眼眶的下侧部分。
⑫ 嗌（yì）：咽喉。
⑬ 颔（hàn）：下巴颏、下牙床、颌下腺这一区域。
⑭ 顾：回头看。
⑮ 节弛肘废：肩关节松弛，肘关节痿废。弛：松弛。
⑯ 胧（yóu）：同"疣"，俗称猴子。
⑰ 痂疥（jiā jiè）：又名"疥癣"。痂，指伤口或疮口表面所结的硬状块物，伤口或疮口愈合后可自行脱落。疥，疥疮，一种皮肤病，非常刺痒，是疥虫寄生而引起的。痂疥，形容结痂特别小，但可能很多。
⑱ 锐骨：肘内的高骨，肱骨内上髁。

耳中鸣痛引颌，目瞑良久乃得视，颈筋急，则为筋瘘<sup>①</sup>颈肿。

条文来自《灵枢》的"经脉篇""经筋篇"等。

综上分析，把"**头项强痛**"作为一个定位的标准是很准确的。从临床上看，受凉之后，患者出现了后头不适、项部强硬等太阳经循行线上的症状，这种情况比比皆是。

**2. 太阳病，发热，汗出，恶风，脉缓者，名为中风。**

第 2 条可以称为太阳病中风证（太阳中风）的提纲证。太阳病，即"太阳之为病"。这里主要讲寒邪入侵，一般会有脉浮、恶寒、头项强痛等症状，条文可以补充整理为：太阳病，恶风（寒），发热，汗出，脉浮缓，名为中风。

**脉缓**：即脉浮缓。缓，是与"紧"相对的，是缓和的、不紧绷的、柔和的样子。注意：此处不是指脉搏次数慢，个别患者不但脉象不慢反而表现为浮缓数。

脉缓，是因为出汗之后，脉体不太充实，是脉搏松弛虚弱的一种表现。

紧是相对有力的，缓是相对无力的。紧是实证，缓是虚证。

**恶（wù）**：厌恶，畏怕。

**恶风**：畏怕风吹，厌恶有风的天气。如果没有风吹，基本没有不适的症状，有风吹则有种种不适的感觉。

**恶寒**：是怕冷，有没有风都怕冷。这里，实际是患者安静地待着就怕冷，遇到点小风就怕风，喜欢裹被子、多穿衣服。

**汗出**：出汗。出汗多，是汗毛孔（玄府）的功能失常，是体表营卫虚弱而功能失常的表现。肺主皮毛，汗多也是肺功能不足的表现。所以，对于汗多的人，笔者临床上常常合用玉屏风散治疗。

汗的问题，主要涉及几个方面：① 体表营阴是否充足，充足则可以有汗，不充足则少汗甚至无汗；② 体表卫阳正常与否，卫阳被遏制则无汗，卫阳虚弱则易汗；③ 皮肤汗毛孔，除了与卫阳有关之外，还要受到体内冷热的控制，热则易汗，不管是湿热、虚热、实热等，寒则不易汗。当然，更复杂的情况也有，需要细细琢磨。（在表为营卫，在内为气血。）

**发热**：发热是自觉症状，不单指体温，当然可能伴有体温的升高，但临床看，太

---

① 筋瘘：即鼠瘘。是指疾病日久，成脓溃破并形成窦道的淋巴结核病，即颈腋部淋巴结结核。

阳中风病的患者，多数体温不是很高。（因为只有部分患者体温超过 39℃，所以不能从体温的角度判断是中风、伤寒，还是温病。）

恶寒，是外感风寒邪气的力量强。发热则说明体表营卫的功能不太弱，尚有抗邪的能力。所以，中医反对遇到体温高就降体温。体温高，有时候恰恰说明患者的营卫功能良好，人体的正气比较充足，人的体质相对强壮。

恶寒与发热同时出现，说明正邪斗争正酣。在此阶段，邪胜一点则恶寒重一点，正胜一点则发热重一点。

**中风**：风性开泄，感受风邪之后，毛孔开泄而容易汗出，称为"中风"。也就是说，只要提到"中风"，一定有"汗出"这一症状。（这里的"中风"可不是脑中风，读者一定要注意。）所以，太阳病中风证（简称"太阳中风"），就是太阳经感受风邪而出现"汗出"等症状。

中，是入里了。这里称"中风"，说明外来的邪气通过这个"汗出"的汗毛孔（玄府）进入体表之内，着陆在肌肉层面上（筋脉肉皮骨，皮毛之下是肌肉）。如果与后面相关的"伤寒"条文对照看，实际上这个"中风"对人体而言，病情相对是重的，外邪所着的位置是深的。但从一般的临床症状表现看，反而是后面所述的"伤寒"症状更严重些。但"伤寒"最初是没有透过汗毛孔"玄府"的，没有汗出，是在很表浅的位置上，只是因为人体没有及时抗邪外出，这个寒气逐渐深入到里，进了肌肉，进了筋骨了。

在临床上，我们看到很多病症好像很重，其实不见得，而某些病症似乎很轻，实际上可能很重。在门诊的医生都知道，不怕那些大声嚷嚷的，就怕那些不吱声的，一进屋就躺床上，不愿意说话，全身无力感，摇摇晃晃，软软绵绵，这样的人反而可能有大病、重病或危病。

如果认证准确，伤寒病往往可以一汗而愈，但中风病就不见得能做到。

中风，不一定就是中了风邪，而是因为表现有"汗出"等症状，属于"风性开泄"的特点，所以称为"中风"。也就是说，所有"汗出"的情况，我们都可以称为"中风"。太阳中风、阳明中风、少阳中风、太阴中风、少阴中风、厥阴中风等，都是可以的。

**3. 太阳病，或已发热，或未发热，必恶寒，体痛，呕逆，脉阴阳俱紧者，名为伤寒。**

太阳病，是感受寒邪之后的首要表现，称为太阳病伤寒证（太阳伤寒）。典型表现：恶寒，体痛，呕逆，脉浮紧。

**必恶寒：** 必，肯定。指感受寒邪之后，患者一定会出现恶寒怕冷的症状。这是由寒邪的特点所决定的。

外寒的几个重要特点：① 寒为阴邪，易伤阳气（恶寒怕冷）；② 寒性凝滞（痛）；③ 寒性收引（紧）。

所以，受寒之后，患者就是怕冷，且寒邪有收引凝滞的特点，人体感受的是一种束缚感。

**体痛：** 身体肌肉、筋骨、关节等疼痛。

人受凉之后，浑身痛，头痛、脖子痛、背痛、腰痛、肢体关节痛等，都是典型的身体感受寒邪导致经络不通而致病的特点，但难见"汗出"的症状。这是由寒邪的几个特点决定的。

寒性是收引的，人体受寒就容易痛，加上血管等组织里大量的体液没地方去，太阳中风时，体液起码还可以出去一点，而太阳伤寒则几乎一点都不出去。所以，大量的体液拥挤在一起，人体自然就紧绷得很严重，加上外寒收引，则疼痛更甚。重感冒的人有这样的体会，全身都痛，痛到筋骨关节里面。那么，医者在治疗顽固性的筋骨关节痛时，是不是应该首先想到寒邪致病，想到用发汗的方法治疗呢？

**呕逆：** 胃气上逆的表现。

感冒后很多人是不爱吃饭的，没有胃口，恶心甚至想吐，这个感觉就称为"呕逆"。中医认为脾胃是后天之本，气血生化之源。感邪后，人体要有大量的气血津液充实到体表经络里以达到祛邪外出的目的，而脾胃作为气血生化之源，就要加班加点地干活，很容易造成脾胃负担，再加上有邪气通过口鼻而进入食管、胃腑等（患者常常说：我吸了一口凉气），那么胃腑的负担就更重了。这时候呕逆就产生了。

呕逆的产生有两种原因：一是病理反应，胃腑受邪，尤其是寒邪，不耐负担而产生的保护反应。二是生理反应，胃气上逆可以帮助更多的气血津液向上到肺而布散全身，帮助体表的营卫充实，进而抵御外邪。

这里有必要提一下。气血和营卫其实是一个东西，主要在五脏六腑里面运行的称为气血，而主要在体表经络里面溜达的称为营卫。《难经·三十二难》讲："心者血，肺者气，血为荣，气为卫，相随上下，谓之荣卫，通行经络，营周于外，故令心肺独在膈上也。"所以，营卫就是"通行经络，营周于外"的气血。

**脉阴阳俱紧：** 即脉浮紧。

紧，是寒邪收引的结果，加之体表有大量的气血津液涌现，故脉象表现为浮紧象。

中医定义"脉紧"，指脉体绷急弹指，状如牵绳转索。想想旧时用辘轳从井里提水时的绳索，就是那个紧绷的状态。紧脉的脉象特点是脉体紧张有力，坚搏抗指，且有旋转绞动的感觉。临床上有时候与弦脉不好分辨，常常"弦紧"并称。紧脉就是有一种脉体紧绷的感觉，且指下能感觉到脉体扭动，如绳转索，是一种"动"象，而"脉弦"的弦，是端正不动的感觉，更多的是一种"静"象。你想啊：外寒侵袭，人体收引，能不动吗？寒邪凝滞导致疼痛，能不动吗？

寒为阴邪，主收引凝涩，易伤阳气。寒邪侵袭机体，脉管则收缩紧束而拘急，值正气未衰时，正邪相争剧烈，气血向外冲击有力，脉来则绷急而搏指，状如紧绷扭动的绳索，故主实寒证。寒邪侵袭，营卫被困而不得宣通，气血凝滞而不通，不通则痛，多见于实寒证、疼痛和食积等。

**或已发热，或未发热**：有的人有发热的症状，有的人则没有发热的症状。

中医讲的发热与体温高不完全一致。现实中体温高但自我感觉没有发热而怕冷的，大有人在；自我感觉发热，而体温不高的，也不在少数。所以，中医诊病时更看重患者的主观感受。

笔者接诊过不少感冒、扁桃体炎、肠系膜淋巴结炎的孩子，体温 38～39℃，但孩子除了困倦、乏力、不爱吃饭，再加上局部的症状外，没有一点发热的感觉，虽然测体温高，但是也不能等同于这里讲的"发热"。

所以，中医看病，一定要问患者的感觉，问他怕热还是怕冷，还要用手摸一摸患者的身体到底偏凉还是偏热，而不是单单看体温表的数值。很多辅助检查结果，如血糖仪、血压计等所测数值，在中医诊治方面也仅仅作为体征之一。

发热或者不发热，可能与时间有关。感受外寒之后，可能刚开始不发热，但过段时间就会出现发热。当然，这也和患者的体质有关，有些人一旦受寒就发热，有些人则受寒很久也不发热。

太阳中风，相对于太阳伤寒来说，更容易出现发热的症状，但也不是每位患者都有发热的症状，只是发热相对常见而已，不是必然症状。即使"汗出"这个症状，太阳中风病也不是每位患者都出现，临床上常常遇到没有"汗出"的情况。当然，这是笔者临床水平提高后的认识。作为初学者，"发热、汗出"等症状还是应该记住的，这是初学者的框框，是初学者的规范。后期自己明白了，就可以"跳出三界外，不在五行中"了，那时就是高手了。

**伤**：我们常用的名词是"外伤"。对，就是"外"，就是"伤"在外面，没有进入里面。进入里面叫什么？叫"中"。这里的伤寒不一定是伤了寒邪才称为伤寒，只要有了"体痛、恶寒、脉浮紧"等表现，就可以称为"伤寒"，如太阳伤寒、阳明伤寒、少阳伤寒、太阴伤寒、厥阴伤寒、少阴伤寒等。

在第 2 条的时候,我们讲中风重于伤寒,当然患者的痛苦表现不一定,做临床的中医都知道,疾病和症状并不是完全相符的。如果仔细观察,你会发现,太阳中风患者的体质平素多是文文弱弱的,比如都市白领,得太阳中风的概率高些;而太阳伤寒患者的体质平素是很强壮的,比如体力劳动者,得太阳伤寒的概率高。而从体质上看,容易得太阳中风的患者多见有气虚血弱,而容易得太阳伤寒的患者则气血都比较充实。所以说,太阳中风的患者,不一定会出现"发热、汗出"等症状。体质弱、气血不足的人,如果感寒了,可以从太阳中风的角度来考虑,用桂枝汤之类的方子治疗。而对于一些体力劳动者,如果感寒了,可以从太阳伤寒的角度入手,用大青龙汤之类的方子治疗。所以,在临床上,通过观察一个人的体质来处方用药,也是一个很重要的指导方向。

这里再提醒一下:人体得病主要是外感病和内伤病。外感之邪,风寒暑湿燥火也好,疫毒之气也罢,侵犯人体之后,关键是看人体的反应,患者表现为"发热、恶风、汗出、脉浮缓"就是中风,表现为"体痛、恶寒、无汗、脉浮紧"就是伤寒。所以,感受的是什么外邪,不见得很重要,最重要的是人体的反应,人体所表现出的不适的种种症状。就像在夏天温热的季节,人感受了以热邪为主的邪气,有人表现为中风证,有人则表现为中暑证,有人甚至可以有伤寒证,有人以表证为主,有人则以里证为主,个个都可能不同。所以,夏天用白虎汤合理,但用桂枝汤的也不是没有,用藿香正气散的也很多。关键是根据病邪在人体作用后所表现出来的种种不适,相应地诊断为什么病,辨为什么证,然后治疗。

《伤寒论》的外感病,是外邪与人体之间相互斗争所表现出来一系列症状的综合,从而命名为太阳病、少阳病等。

**原文**

**4. 伤寒一日,太阳受之,脉若静者,为不传;颇欲吐,若躁烦,脉数急者,为传也。**

**5. 伤寒二三日,阳明、少阳证不见者,为不传也。**

**解读**

第 4 条告诉我们,伤寒第一天,是太阳受邪,这是基本规律,但不是一定的。脉象不变,则病不传变;有想呕吐,烦躁不安,脉数急表现的,则表明病欲传入阳明,或者已经传入阳明了。

第5条告诉我们，两天也好，三天也罢，甚至一年、十年，都有可能是太阳病。这里讲的是大概率，不是一成不变的。

**脉若静**：这个"静"，是平静如常的意思。就是太阳伤寒的浮紧象，这个脉平静如常，没有什么变化，仍旧是浮紧象。仍旧"脉浮紧"，那就仍然是太阳病，没有传变。如果脉象变化了，那就有可能转化为别的病了，比如阳明病有脉大、少阳病有脉弦细。

传变的时间，可能是一天，也可能是两三天，甚至是更长的时间，一切还是以当下的症状、脉象等为准，有什么样的症状、脉象，就诊断为什么病，不拘泥于时间、季节等。

**颇欲吐**：颇，很的意思。很想吐，甚至吐出来了。这是阳明胃腑气上逆的表现。

**若躁烦**：若，或者；躁，不安静、乱动。一点也安静不下来，翻来覆去，没有消停的时候，这就叫"躁烦"。有表现轻微的，就是心烦；有表现严重的，就乱踢乱蹦，甚至骂人打人等。素质高的人，可以控制自己，表现得轻些。多数人就如上面所言，坐卧不适。这是阳明内热的表现。

**脉数急**：脉搏很快，又快又急。这是较为典型的阳明热病的脉象。

所有的"**脉数急**"，都是疾病进展的表现。现在有心电监护仪，可以更好地观察这个"数急"之象，结合着心脏听诊、呼吸的观察、脉象的把控，更为准确。"**颇欲吐**"，仅仅是胃腑气机上逆，有传的可能。而"**躁烦**""**脉数急**"，则是胃腑火热之象，这是另一个病了，当然是"**传**"了。

**传**：我们看西医的《内科学》，很多病都有前驱期、典型期、恢复期等几个分期。这里所谓的"**传**"，类似于西医的疾病从前驱期或者潜伏期进入到典型期的过程。

比如肺炎早期，有很多人可能表现为"感冒"的症状。这个"感冒"就是我们的太阳病，而进入典型肺炎，出现了胸痛、大汗等，就基本属于阳明病或者太阳阳明合病的范围了。

**原文**

**6. 太阳病，发热而渴，不恶寒者为温病。若发汗已，身灼热者，名风温。风温为病，脉阴阳俱浮，自汗出，身重，多眠睡，鼻息必鼾，语言难出。若被下者，小便不利，直视，失溲。若被火者，微发黄色，剧则如惊痫，时瘈疭。若火熏之，一逆尚引日，再逆促命期。**

**解读**

**温病、风温**：地有五行木火土金水，天有六气风寒暑湿燥火。其实六气的"火"改为"热"字，即风寒暑湿燥热，更容易让人理解。六气侵袭人体而致病，就称为六淫。

病有中风，有伤寒，这里提到了温病，所以，目前可将太阳病分为三类：太阳中风、太阳伤寒、太阳温病。

太阳病：脉浮，头项强痛，恶寒。

太阳中风：发热，汗出，恶风寒，脉浮缓。

太阳伤寒：恶寒，体痛，呕逆，脉浮紧。

太阳温病：发热，口渴，不恶寒反恶热。

太阳温病是感受了温热之邪。温热之邪以六淫的暑、燥、热三者为主。温热之邪首先伤津液，故口渴。温热之邪的热，是全身弥漫的，甚至可能入里，这也和体质有一定的关系，体质偏热的人容易感邪而病，所以患者不感觉"恶寒"。而中风、伤寒的热，是气血津液涌到体表，增强营卫的力量，与外邪斗争的结果，体内的热倒是少见，除非是热性体质或慢慢化热、郁滞化热。在临床上患有太阳温病的人，有些还是略微有点恶寒怕冷的，尤其是恶风的症状，只是轻微而已，常常就被忽略了。

温热之邪，当以清解为主，辅以滋阴补液、清热泻火等。但古时常常以"汗、吐、下"三大法门为主，汗法多以温热药为主，少有后世的清凉解表药，但现在临床上常常加用金银花、连翘、薄荷、牛蒡子、桑叶、菊花等清解温热之邪。

**身灼热**：身体滚烫，灼手。

如果用温热发汗的方法治疗"身灼热"，这肯定是错误的。

那现在的情况是什么呢？发热、口渴、身灼热、汗出，命名为风温。

风温病还有其他的表现，一起总结就是：脉浮，发热，汗出，口渴，身重而灼热，多眠睡，鼻息必鼾，语言难出。

之所以命名为风温，是因为感受温邪，且有汗出，风性开泄，所以命为"风温"。

**语言难出**：可以是咽喉部红肿热痛所致，也可以是温热之邪伤津液而致。

**身重**：伤津液，正气不足，气津两伤。

**多眠睡**：也是气津两伤，体力不足，神倦体乏。

**鼻息必鼾**：气喘很明显，鼻子有类似打鼾的声音。这是内热明显的表现。

**自汗出**：不是太阳中风那个虚弱象，不是营卫不足、肺气虚弱的那个原因，而是内热外蒸之象。因为有汗出，所以才称为"风温"。

**脉阴阳俱浮**：这里的脉浮，不仅仅是表证的表示，更多的是热邪向外蒸腾、迫津外泄的一种表示。所以，治疗起来就应该想到"清热""滋阴"，至少这两个方面。阴阳，指的是寸尺，实际上指寸关尺三部脉均为浮象。

如果没有体会到这个方面，外邪进一步伤及津液，乃至气血，那这个病就会逐渐加重，甚至要命了。

**若被下者**：下法，很容易伤及津液。"若被下"，结果"小便不利"，是小便少了，没有多少尿了，而不是那种有尿却尿不出来。下法伤到的是"膀胱藏津液"的功能。"膀胱者，州都之官，津液藏焉，气化则能出矣。"脏腑经络定位，在膀胱腑，在肾脏。

**直视**：两眼发直。眼睛失去了津液的濡润。脏腑经络定位，在肝脏，在膀胱经。

**失溲**：小便失禁。足厥阴肝经经过阴部，肾主二便，"膀胱不利为癃，不约为遗尿"。有点尿就控制不住，尿裤子了。

若将三焦所藏气血津液进行大致分类的话，上焦心肺主要是气，中焦脾胃主要是血，下焦肝肾主要是津液。这是大概分类法，不是确切的。所以，下法最容易伤到下焦肝肾的津液，造成津液濡润、濡养的功能受限，出现肝肾津液虚少，肝肾阴虚之象。

**若被火者**：火疗的方法也容易伤津液，甚至更甚。火疗之法，包括熏、烤、灸等操作。"若被火者"，结果**"惊痫、瘛疭"**。惊痫，就是一受惊就抽风。瘛疭（chì zòng），就是手足伸缩交替，抽动不已，像一些老年人的手脚哆嗦、四肢抖颤，大概可以仿此理论治疗。

我们在临床上看一些老人，得了大病重病，一看舌头，红红的，干干的，没有苔，没有水，乃是阴液大亏之象。轻触他一下，能吓他一跳，手脚都是抖的。类似的这些状态，都是津液大亏之象，容易死人的。现在临床上的输液疗法，对于一部分患者来说是福音，因为输液后可以补充大量的体液，阴津可以通过补液得到补充，从而获得存活的机会。有些人则不行，怎么补液也没有效果，中医就认为其气化功能极差，养护起来很难。

艾灸、烤电、火疗、熏蒸……类似的火疗之法很多，不管是医院还是社会上，这些方法对于寒邪盛的人是比较好的治疗方法，但对于阴血不足、津液亏虚的人来说，就不是什么好事了。

即使用西药治病，临床也是不主张用大汗的方法的，那种发热就吃对乙酰氨基酚、布洛芬，甚至一下子吃很多，最后大汗淋漓的做法是不可取的。多少人，吃药烧退，停药再烧的，即使发热完全退了，人也虚乏，得好久才能恢复。

所以，有人说《伤寒论》里很重要的原则之一就是：保胃气，存津液。脾胃为后天之本，因此大家都知道要保护脾胃。《伤寒论》里主要讲寒邪，所以用温热药就特别多，就容易造成津液的损伤，临床用经方的时候一定要有"存津液"的思想。

**微发黄色**：这种黄色不是黄疸，而是阴津亏虚、气血不足所造成的发黄。你看缺铁性贫血患者的面色，就是"微发黄色"，那是内伤所致。而这里的微发黄色是外感温热之邪伤气血津液所致。

**若火熏之**：是说"惊痫""瘛疭"这种动作，是不是就像用火烤肉一样，肉的那种拳缩、翻转的状态?

**一日尚引日，再逆促命期**：反复的错误治疗，小命就要交代了。

"伤寒"的时代，用温热药多，所以伤阴津的可能性大；而"温病"的时代，用寒凉药多，所以伤阳气的可能性大。现在，输液治疗或用清热解毒之类的药物多，所以伤阳气的可能性大。很多人喜欢自己乱吃药，不管是中药西药，结果气血津液损伤更甚，人体气化受损，气机更为逆乱。所以，现实中得大病、重病、疑难病，甚至猝死的案例越来越多。《伤寒论》序言所言的悲哀，时时刻刻在上演着。

 **方剂**

明清之后，关于温病的治法日臻完善，尤其是银翘散、桑菊饮等方剂的使用。

我们把这两个方子放在这里备用，毕竟《伤寒论》没有典型的治疗太阳温病的方子。

### 银翘散（《温病条辨》）

［病机］风热犯肺，肺卫失宣。

［脉证］发热，微恶风寒，头痛，无汗或少汗，咳嗽，咽痛，口微渴，舌边尖红，苔薄白或薄黄，脉浮数。

［治法］辛凉透表，宣肺泄热。

［主治］温病初起。发热无汗，或有汗不畅，微恶风寒，头痛口渴，咳嗽咽痛，舌尖红，苔薄白或薄黄，脉浮数。

［处方］连翘一两，银花一两，苦桔梗六钱，薄荷六钱，竹叶四钱，生甘草五钱，芥穗四钱，淡豆豉五钱，牛蒡子六钱。

［用法］上杵为散，每服六钱，鲜苇根汤煎，香气大出，即取服，勿过煮。肺药取轻清，过煮则味厚而入中焦矣。病重者，约二时服，日三服，夜一服；轻者三时服，日二服，夜一服。病不解者，作再服。（现代用法：加入芦根适量，水煎服，用量按原方比例酌情增减。）

［加减］若胸膈闷者，加藿香9克、郁金9克，护膻中；渴甚者，加天花粉清热生津；项肿咽痛者，加马勃、玄参清热解毒；衄者，去荆芥、豆豉（因其辛温发散而动血），加白茅根9克、侧柏炭9克、栀子炭9克，清热凉血以止衄；咳者，加杏仁，利肺气。二三日病犹在肺，热渐入里，加细生地、麦冬，保津液；再不解，或小便短者，加知母、黄芩、栀子之苦寒，与麦、地之甘寒，合化阴气而治热淫所胜。

［应用］银翘散为温病初起，邪在上焦所设，并随证加减，衍生出多个变方。银翘散在《温病条辨》中的地位犹如桂枝汤之于《伤寒论》。

《温病条辨》第四条："太阴风温、温热、温疫、冬温，初起恶风寒者，桂枝汤主之；但热不恶寒而渴者，辛凉平剂银翘散主之。"第五条："太阴温病，恶风寒，服桂枝汤已，恶寒解，余病不解者，银翘散主之，余症悉减者，减其制。"

**桑菊饮（《温病条辨》）**

［病机］风热侵肺，肺气失宣。

［脉证］发热，微恶风寒，咳嗽，头痛，无汗或少汗，口微渴，舌边尖红，苔薄白，脉浮数。

［治法］辛凉解表，轻透肺热。

［主治］风温初起，咳嗽，身热不甚，口微渴，苔薄白，脉浮数者。

［处方］桑叶二钱五分，菊花一钱，杏仁二钱，连翘一钱五分，薄荷八分，苦桔梗二钱，甘草八分，苇根二钱。

［用法］水二杯，煮取一杯，日二服。

［加减］二三日不解，气粗似喘，燥在气分者，加石膏、知母以清解气分之热；舌绛，暮热甚燥，邪初入营，加玄参、犀角以清营分热；在血分者，去薄荷、苇根，加细生地、玉竹、牡丹皮；肺热甚加黄芩，渴甚加天花粉以生津止咳；咽喉红肿疼痛者，加玄参、板蓝根清热利咽；咳嗽咳血者，加白茅根、茜草根凉血止血。

［应用］《温病条辨》："此辛甘化风，辛凉微苦之方也。盖肺为清虚之脏，微苦则降，辛凉则平，立此方所以避辛温也。今世佥用杏苏散，通治四时咳嗽，不知杏苏散辛温，只宜风寒，不宜风温，且有不分表里之弊……风温咳嗽，虽系小病，常见误用辛温重剂，销铄肺液，致久咳成痨者，不一而足。"

---

### 原文

**7. 病有发热恶寒者，发于阳也；无热恶寒者，发于阴也。发于阳，七日愈；发于阴，六日愈。以阳数七，阴数六，故也。**

### 解读

此条放在太阳病篇，就还是讲太阳病的。

有"**恶寒**"的症状，说明是外感寒邪了，是外表有寒邪这个表证存在。

**发热恶寒**：指在恶寒的基础上有发热的症状。人体有抗邪的能力，也就是体表的营卫有抗邪的能力，尤其是卫阳之气。只有卫阳之气较为充足才能抗邪，才能有发热的症状。所以说，"**发于阳也**"。阳者，卫阳也；阳者，发热也；阳者，有动力（抵抗的能力）也。

**无热恶寒**：有恶寒的症状，但没有发热的症状，这就说明卫阳不充足，基本没有抗邪的能力。没有抵抗，没有战斗，自然就不会有发热的存在。所以说，"**发于阴也**"。阴者，卫阳不足也；阴者，不发热也；阴者，缺少动力也。

**发于阳，七日愈；发于阴，六日愈**：人得了感冒，一般而言，六七天就基本自愈了。如果感冒六七天没好，那下一个病程时，症状可能就明显加重。

前人观察到这个现象，就把六七归于阴阳之数。这和中国传统文化里的生数、成数有关。一二三四五是生数，六七八九十是成数。

感冒多数先有表证，比如怕冷发热，关节肌肉痛，有时候可能后头痛，有时候腰背痛，有时候则伴有小腿肚子痛，这些都属于太阳经络病。经过几天后，症状出现了咳嗽咳痰，这可能是入里了，是太阴肺的问题（六经辨证则属于阳明或少阳的问题）。

**8. 太阳病，头痛，至七日以上自愈者，以行其经尽故也。若欲作再经者，针足阳明，使经不传则愈。**

太阳病头痛，不用药，七天以上就好了。前人认为是"**行其经尽**"，即外邪在太阳经里转了一圈，又自己跑出去了。

现在我们知道，这就是人体的自愈能力。其实任何病都有自愈的能力，但现在人们用药过度，不管是中药、中成药，还是西药口服、输液等，都用量较大较多。这样反而破坏了人体的自愈能力。人们过于相信医药的力量，忘记了自身的天然的自愈能力。

如果太阳病经过七天还没好，"**再经**"，不代表一定进入下一个病，有的是原病的延续或者加重，有的是进入另一个病。临床上看，一些人感冒了，过了几天基本好了。但是，稍微有点不注意保护，原先的不适症状就会复发，或原先就是头痛、流涕、打喷嚏，几天后这些症状消失了，反而出现了咳嗽有痰等症状，这是病邪深入了。这些情况，都是属于"**欲作再经**"，甚至"**已再经**"。

出现了"**欲作再经**"，欲阻止这种情况，可以"**针足阳明**"，主要是针足三里穴这个穴位。足三里是足阳明胃经的合土穴，即土经的土穴，相当于古代传说中的"息壤"，是促发气血的大穴，可以让胃经这条多气多血的经络里的营卫都快速补充到太阳经里去（类似于把二线部队调到一线去，防止敌人把一线攻破了），让胃腑的气血快速通过"脾气散精、上归于肺"的作用，快速运动到体表去，从而起到抗邪的作用。

**9.** 太阳病，欲解时，从巳至未上。

巳（sì）：上午 9—11 时；午：11—13 时；未：13—15 时。

**巳至未：** 即 9—15 时。主要是大中午这段时间。这个时间点太阳最旺，天阳之气照射人体肌表，可以增强太阳经的祛寒能力。这个时候用药对于外感寒邪之病的疗效较好。

只是"欲解"，表示疾病容易好，不是一定就能好。

受凉受寒，头痛背痛、腰痛腿痛的，怕冷的，晒晒太阳就很不错。人作为高级动物，是有这个本能趋向的。

小时候，冬天家里没有炉子，也没有暖气，一堆小孩子，最喜欢的就是在向阳的墙角互相"挤油"，既是取暖，也是活动，欢声笑语一片。很多老年人，阳气不足，多数喜欢在向阳的地方，眯着眼，打着瞌睡。现在的人，起居环境有暖气有空调，能晒太阳的机会本身就很少，有人还在平日里喜欢打伞，生怕晒黑，这也就导致自己接触天阳的机会更少。大家回忆一下，我们每天有几小时接受过阳光照射，夜里有没有露天看看月亮、星星。

人不愿意接受天阳（太阳）的帮助，以及天阴（月亮）的照应，那又如何能在天底下好好活着？如今这么好的生活条件，但得大病、难病及治不好的病的人越来越多，年轻人猝死的也不少，很多是没有按照天地自然的规律生活、办事，缺少"老天爷"的照拂所致。

巳午未，在一天之内属于大中午这段时间，一年之内属于夏季的四五六月（农历），为火阳之气旺盛的时间节段。

**10.** 风家，表解而不了了者，十二日愈。

**了了：** 结束、完毕、完结的意思。（南阳方言，很多地方都用。）

**不了了：** 没有结束，没有完结。指疾病没完没了。通过解表的方式也没有那么容易好，一直没好利索。

**十二日愈：** 时间比较长了，两个"经尽"的时间，够长的。

**家**：此指平素患有某种疾病不容易好的患者。

**风家**：平素身体比较差，容易被风邪所伤的一类人。

这些人，一天到晚身体不好，病恹恹的，或者平素说话办事有气无力的，有点风吹草动就感冒，还不容易发高热，多数以低热为主，甚至不发热，这些人就可以称为"风家"。

对于这类患者，如果用解表的方法治疗，一般都选桂枝汤类的方子。如果患者好了一点，还没完全好得利索，那就可以停药观察，没有必要长时间吃药。一般过一段时间，患者自己就好了。

有些老病号，一年到头生病，经常吃药，但他们活得时间却比较长，80岁以上的不在少数。但有一些人，一年到头连感冒都没有，多少年都没有病（没有经过体检，只是患者自我感觉没病），却常常令人意外地一病不起甚至猝死。对于后一种情况，笔者常对患者说，西医所谓的病毒、细菌，中医所说的风寒湿等邪气，经过体表就直接进入人体，根本不在体表停留，而是直接入五脏六腑，甚至奇经八脉，在里面扎根了，而我们却不自知。直到有一天，因为某些因素（如大量吸烟、大量喝酒、暴饮暴食、剧烈的环境变化、突然的情绪刺激等）的影响，人就突然不行了。当然，我们不否认某些人身体确实强壮，一点病都没有，这不是我们讨论的对象，人家根本就没有找医生的必要。

人体的体表、经络、营卫，就如国家的国防线一样，就如城关（关隘）一样，他人要进来是不行的，是要有预警的。但某些人身体的体表真的如空虚的国防线一样，一点抗敌的能力都没有，敌人进来了还不知道。现在人越来越社会化，脱离自然界越来越远，这种自然的、天生的感知力越来越差。动物能预测地震、海啸、台风，这些能力人本来也是可以的，但现在的人，靠人体的感知力，那是没有了，只能靠机器、仪器、人造卫星等。

有的人生病时嘴馋，但笔者会嘱咐其一定要少吃甚至不吃，因为贪嘴只会让疾病更得势。比如某患者口干，喜欢吃冷饮，这是下焦寒湿重而阳气虚弱，部分虚火上扰而口干舌燥，所以患者就喜欢吃点雪糕、水果，这不是身体的需要，而是疾病的需要。摄入这些寒凉之品，加重了寒湿邪气（疾病）而进一步损伤阳气（身体）。

因此，我们得病时想吃某种东西，尤其是心里特别想吃的东西，一定要明白是身体需要还是疾病需要，不可马虎大意。

举几个例子。

有位患者，中医诊断是肾阳不足、虚阳上越，所以他口干明显，就想喝凉水，并且喝着很舒服。但笔者一看他的舌头水滑的，脉沉弱的，便让他停止喝凉水，更不能喝冰水，改喝热水、生姜水、干姜水、肉桂水等。虽然病人刚开始喝热饮的时候不舒服，但慢慢就会越来越舒服，病症也会好转。

还有一个老太太，得过五次心梗，笔者抢救过她三次，每一次都逢凶化吉。从解剖的角度讲，她心脏的血管都成了一片网络了，密密麻麻全是血管，这是一种代偿，虽然有个别地方堵了，但其他的基本可以代偿。

一位六十多岁的老人，刚退休。大夏天干活，天热，出汗口渴，就喝了大半瓶冰镇啤酒，几乎是一口闷，结果心前区疼痛不适，诊断为急性心梗。虽经过抢救，但病人最后还是死了。要知道，这个老人平素是一点病都没有的，至少年年查体都没有什么毛病。

**11.** 病人身大热，反欲得衣者，热在皮肤，寒在骨髓也；身大寒，反不欲近衣者，寒在皮肤，热在骨髓也。

**解读**

这里举例就是为了说明病与症不完全相符、不完全一致，和上面举的例子有些相似。

表现为大热之象，摸起来皮肤灼热滚烫，但是病人却想穿衣服、盖被子，想把自己捂得严严实实的，这是假热，本质是真寒，所以称为"**热在皮肤，寒在骨髓**"。骨髓是指里，就是里寒外热，真寒假热。

表现为大寒之象，手脚冰凉，但病人不想穿衣服，想敞胸露怀，这是假寒，本质是真热，称为"**寒在皮肤，热在骨髓**"，就是里热外寒，真热假寒。

这个条文在临床上特别实用，因为现在的人越来越不懂得养生保健，疾病增多也更加复杂，寒热假象也越来越多，所以辨别寒热就显得尤为重要。

一个病人总是因为腹泻来看病，还有膝盖痛的老毛病，且特别怕冷，风吹一点、雨淋一点就特别难受。后来因为腹泻老不好，要求中药治疗。辨证的话，考虑为热性腹泻，于是笔者就用了葛根芩连汤加味，主要是清肠道热，没有加温热性的药。结果，病人大便好了，膝痛也好了。

这个病人的膝痛，可能是内有真热而外有假寒。如果他一开始就来要求治疗膝痛，笔者还真不一定敢用黄芩、黄连这些药。

很多人觉得中医很简单。吃点人参、泡点枸杞、熬点阿胶、冲点三七粉，这不是很简单嘛！要不吃点疏肝理气的柴胡舒肝颗粒、吃点泻火的牛黄解毒片、吃点补肾的六味地黄丸，这个谁不会啊？

所以，假中医到处都是，大师满天飞，网络上也处处是高手，就是没见过几个病人被治好的，病人自己更瞎胡闹，吃这个补那个。有多少人分不清寒热、分不清虚实、分不清表里、分不清气血、分不清阴阳……如果这些都分不清，中医真的就很难诊断、很难下药。

"表里寒热虚实"绝对是中医的六字真言，不管是把脉还是用药，都需要依靠这几个字。

诊断一个疾病，首先需要定位，也就是辨明在表还是在里。在表称为表证，在里称为里证。表证又要分清风寒湿热等，里证则再分清在五脏六腑的哪个，气血津液的分布情况，是多了还是少了，也就是虚实。当然也要分清寒热。

以胃痛为例，说明一下诊病的思路。

第一，要定位。定位在胃，这个没问题。那么有没有表证引起的胃痛？当然有了，比如我们吸了一口凉气，立即感觉到胃痛不适，甚至有可能拉肚子，这个就是表证。按照《伤寒论》的诊治，葛根汤证的可能性很大，时方的话，可以用藿香正气散之类治疗。所以，胃痛可以有表证，当然，胃痛更多的是里证。那么是胃的问题还是肝的问题，还是其他脏腑的问题，这就用到了五行的生克关系。

第二，定虚实。比如因为受凉胃痛，急性发作，绞痛，那么这基本就是实证。如果平素稍微吃点凉东西就胃痛，那么就可以考虑是虚证，脾胃虚寒的可能性更大。

第三，定寒热。吃点凉东西就胃痛，外面天冷就胃痛，这就是寒性胃痛。如果不能吃辣的，容易上火的，那多数是热性胃痛。

以上只是简单地说一下胃痛，其实临证时要复杂得多。前人说"熟读王叔和，不如临证多"，只有反复的临证实践，才能把理论运用于临床，在临床中逐渐把体系建立起来，把方法灵活起来。

**例1** 某男，50岁。胃痛3年，稍微吃点凉的东西比如水果就会胃痛加重，甚至腹泻。西医诊断为糜烂性胃炎。舌淡，苔薄润，脉沉弱无力。

中医辨证思维：慢性胃痛，久病，多数是里证。"脉沉弱无力"证明判为里证是对的，"脉无力"表明是里虚证，综合一下，就是胃中虚。吃一点凉的东西胃痛就加重，表明是寒性的胃痛。综合一下，就是胃中虚而有寒，也就是中焦虚寒证。

诊断：胃痛，中焦虚寒。

治则：温补脾胃，缓急止痛。

处方：黄芪建中汤合理中汤。

**例2** 某男，50岁。胃痛3年，一生气就胃痛，以胀痛为主，心情愉快则症状缓解。西医诊断为糜烂性胃炎。舌淡，苔薄润，脉弦细力可。

中医辨证思维：慢性胃痛，没有表证的表现，所以是里证。脉弦细力可，说明是肝木克伐胃土，且属于实证，再具体点就是肝实证胃虚证，因为舌淡苔薄润，这提示有虚证。与冷热没有关系，所以寒热这块就没有必要用药。综合判断：肝木克胃土，肝实而胃虚。

诊断：胃痛，肝克胃土。

治则：疏肝理气，缓急止痛。

处方：四逆散合小建中汤。

### 原文

**12. 太阳中风，阳浮而阴弱，阳浮者，热自发，阴弱者，汗自出，啬啬恶寒，淅淅恶风，翕翕发热，鼻鸣干呕者，桂枝汤主之。**

桂枝汤方

桂枝三两，去皮　芍药三两　甘草二两，炙　生姜三两，切　大枣十二枚，擘①

上五味，㕮咀三味，以水七升，微火煮取三升，去滓。适寒温，服一升。服已须臾，啜②热稀粥一升余，以助药力。温覆令一时许，遍身漐漐③微似有汗者益佳，不可令如水流漓，病必不除。若一服汗出病差④，停后服，不必尽剂。若不汗，更服依前法。又不汗，后服小促其间，半日许，令三服尽。若病重者，一日一夜服，周时观之。服一剂尽，病证犹在者，更作服。若汗不出，乃服至二三剂。禁生冷、粘滑、肉面、五辛、酒酪、臭恶等物。

### 解读

**太阳中风**：太阳病中风证。

第3条"脉阴阳俱紧"，这个阴阳指的是寸关尺，也就是寸关尺三部脉象都是浮紧象。

第6条"脉阴阳俱浮"，这个阴阳是指寸关尺，也就是寸关尺三部脉象都是

---

① 擘（bò）：通"掰"。把大枣给掰开，或切开。这样煎药的时候，更容易煎透。

② 啜（chuò）：尝，喝。

③ 漐漐（zhí）：汗出貌，如小雨之不辍也。辍，中途停止。

④ 差：作"病愈"解，通"瘥"。

浮象。

此条**"脉阳浮而阴弱"**，依临证经验判断就不是指的寸关尺了，而是指浮中沉。浮取有浮象，沉取则是弱象。浮象，提示着营卫有一定的抗邪能力。弱象，如第 2 条的缓象，表示的意思一样，就是体内的气血津液是虚弱的，是不足的。

浮脉，是营卫在表与外邪相争，故可见**"发热"**。脉弱，乃是汗出而致气血津液不足，或者人体本身就气血津液不足。

**啬啬恶寒**：哆哆嗦嗦，冷得发抖，蜷缩到一块了。

**淅淅恶风**：淅淅，犹如嘶嘶、咝咝，风吹的声音，小雨滴落的声音。遇到风吹微雨就怕冷怕风。有的人，落个雨点在身上就冷得哆嗦。

**翕翕发热**：翕，合羽，把羽毛收拢起来。翕翕，就像羽毛合拢起来捂得微微发热的感觉，不是大热，是微微有点发热，感觉轻微的热，类似于低热。

啬啬、淅淅是形容恶风寒的，翕翕则是形容发热的。

**鼻鸣**：肺系症状。但足太阳膀胱、手太阳小肠相应的经络、经筋等是有联络到"鼻"的。所以，太阳病里有鼻鸣就很好理解了。

看一下足太阳之别的记载：

足太阳之别，名曰飞扬。去踝七寸，别走少阴。实，则鼽窒[①]，头背痛；虚，则鼽衄。取之所别也。

是不是就比较清楚了，其他的其实还有，大家可以翻看一下前面经络条文。

**干呕**：胃系症状。手太阳小肠经也是经过胃腑的。

另：肺应体表皮毛，胃应气血津液外涌，所以，有鼻鸣、干呕也可以理解。

另：人体与自然空气的接触，除了皮肤之外，还有一个口鼻、气管、肺等肺系（呼吸系统）、胃家（胃肠道）。所以，部分咳嗽、胃痛、腹泻腹痛等，还是要用解表的方法治疗的，也就是后面为什么用葛根汤治疗太阳阳明合病的下利、呕逆了。

---

太阳中风的常见症状：恶风恶寒怕冷，发热，汗出，后头痛，项部强，鼻塞流涕，恶心干呕不爱吃饭，脉浮缓、浮弱。

处方：桂枝汤。

桂枝汤，《伤寒》第一方。

先说剂量。

这里汉代的一两大约等于 15 克多点。笔者临床用量一般按照 1 两折合 5 克的比例计算，桂枝三两现今就用 15 克。

---

① 鼽窒：鼻塞不通。

桂枝汤组成用量：桂枝 15 克，白芍 15 克，生姜 15 克，炙甘草 10 克，大枣 4 枚（约 30 克）。

功效：解肌祛风，调和营卫。

这里说到"解肌"是对的，我们前面说"**中**"的时候就讲过，是外邪侵入到肌层表面，而不仅仅是皮毛。

桂枝、生姜是辛温之性的，有发散的作用。且桂枝的主要作用是温通经脉、温助心阳。心为君主之官，心君得助，则宵小均不敢妄动，心君为火，所以震慑的是诸阴寒之邪（寒气、水饮之类的），而其解表的力量，笔者认为不如生姜。生姜可以止呕，降胃之逆气，可以暖肺，排肺胃的寒气，所以对于鼻鸣、干呕是好用的。且生姜解表的力量比较强。民间偏方姜枣茶（包括生姜红糖水）治疗风寒感冒，经过千百年的实践证明是有效的。所以，笔者认为生姜才是桂枝汤的主药、君药。

桂枝、生姜的作用方向更多的是向上（升、散）。我们知道，其还有震慑向下的作用，所以不会像麻黄、大葱那样发汗太多，而是轻微发汗。再加上一味白芍，酸苦偏寒，那么发越的力量就更不大了，可以做好适可而止的工作。就好像天平的微调一样，在肌表这个位置来回摆动，以求达到最好的效果。

炙甘草、大枣，甘温之品，补养脾胃，生养气血。

这个药方按照比例配合煎好，喝起来有点酸、有点甜、有点辣，就像酸辣甜汤的感觉。胃里舒服、肌表舒畅、遍体舒泰，对于"**干呕**"者很适合，对于小孩子也很适合。

桂枝汤可以做到外解肌表之寒，内健脾胃、滋补气血津液。

就如同前线打仗。生姜是战士，在第一线与敌人搏斗。炙甘草、大枣是后勤保证，是新兵训练营，时时准备好粮草兵卒，并时时向前线运送。谁运送？桂枝。且桂枝把这些粮草兵卒运到前线之后，也可以参与战斗。那么，伤员怎么办？用白芍。白芍把伤员运送回来。白芍的力量是把城门（汗毛孔、玄府）赶紧关好，把汗液收住，防止营卫进一步损伤。桂枝、白芍，一送一收，维持着肌表营卫的平衡，称为"调和营卫"，没有大枣、炙甘草这个脾胃的生产基地也不行，毕竟营卫来源于气血。

--------------------------------------------------

至于桂枝汤的煎法，按照中药的一般煎煮法即可。用药包量的 3～5 倍的水煎 1 碗左右，煎两遍得两碗，混合之后，分开喝。现在大部分药材是种植的，药效较野生的药材低，很多药包剂量很大，用 3～5 碗水可能都浸泡不过来，所以选择 3～5 倍的水会比较合适。

煎法相对简单，关键在于服药法。

药汤要在温热的时候服用，毕竟是治疗风寒的。服药后，一定要喝热稀粥，要求是喝完药就喝粥。药尽可能热，稀粥尽可能热，吹着喝，这样热性能发挥最大的效用。

笔者经验，大米稀粥最好，一把大米足够，很稀很稀的那种，不要稠的，太稠则发汗不行，热的稀粥发汗特别快。一者，稀粥容易消化吸收，容易转化为气血津液；二者，热稀粥可以帮助药力外达肌表，以助排邪。

有人可能会问，热稀粥有那么快的转化能力吗？很多人有吃凉东西后立即腹痛腹泻的经历吧？热稀粥发汗的速度就是那么快。以前有人说"覆杯而愈"，笔者也不信，后来临床还真见过一些人，刚吃完药几分钟就好了的。笔者也见过几例因为重大变故而一夜白头的，不夸张，真的一夜白头。

喝完了，躺一会儿，盖上被子，让身上微微有点汗出就可以了。不要捂大汗，大汗伤气血津液则病不易愈，甚至转为他病。不出汗则肌表之间的风寒之邪不容易排出去。

对于"**一时许**"，也就是两小时，要灵活掌握。汗出了就少"温覆"一会儿，汗没出就多"温覆"一会儿。

**温覆**：就是多盖点被子，可以加个电热毯或开暖气。

总的要求就是一定要出汗，还不能出大汗。出汗就停药观察，看病好了没。没出汗就继续喝，服药间隔的时间要再短些。

笔者一般是给病人准备 3 剂药，根据情况，要求 1～3 天喝完，喝完一定要喝热稀粥，温覆一会儿。记得有个安徽的患者，笔者开了 3 剂药，一晚上不到 12 小时她给孩子全喝完了，结果孩子次日活蹦乱跳，病好了！从此笔者才算是知道桂枝汤的真正服用法了，有些病重的建议病人一晚上服药 2～3 剂，连续不断地喝，一边喝药一边喝热稀粥。

笔者自己就这样做，两剂药的剂量煎一大盆（500 毫升以上），再弄一大盆热稀粥，一边喝药一边喝热稀粥，15～20 分钟就出汗，感冒就好了。

- - - - - - - - - - - - - - - - - - - - - - - - - - - - - - - - - - - - - - - - - - - - - - - - - - -

注意忌口。中医很注意忌口，尤其是外感病、胃肠病，忌口尤其重要，其他的病忌口相对还少点。笔者在临床上治疗内科杂病，忌口不是很严格，但是外感病尤其是感冒类、急性胃肠道疾病一定要忌口，否则还真不容易好。

**生冷**：比如冰糕冷饮、大量的水果、牛奶、海鲜等。

**粘滑**：外感病期间，像黏糕一类的食物不容易消化，肉食也不容易消化。因为此时脾胃的工作重点在"脾气散精，上归于肺"这个层面上，而不在"运化"这个层面上，所以要喝"热稀粥"，就是因为好消化，不需要费劲就可以补充气血津液，用大枣、炙甘草的原因也是如此。

**肉面**：肉食不好消化。面，不是指面条、面包、花卷、馒头之类的，而是类似于刀削面之类的，也是不好消化的一种。

**五辛**：各种辛辣的食物，比如葱、姜、蒜等。很多感冒的病人，因为没有胃口，反而喜欢吃点大葱、洋葱头、白蒜等，刺激一下，增加食欲。一般来说，这些辛温的食材对于风寒邪气的祛除是有帮助的，但笔者为什么不建议用呢？因为用了辛温散寒药之后，再加辛辣的食材，有可能增加汗出的机会，反而造成"**令如水流漓**"，可能有其他的意外，所以暂时不宜再吃辛辣的食物。

**酒酪**：是酒以及含有酒精的一些发酵食物，与五辛类似，也有发散作用，易发汗太过。酪，指用动物的乳汁做成的半凝固食品。

**臭恶**：各种酸臭的东西，让人恶心的东西。本来人生病了就不爱吃东西，再来一堆容易令人恶心甚至引起呕吐的东西，其结果可想而知了。还有，剩饭馊菜也是不能吃的，吃坏了肚子，反而容易引邪入里。

治疗一个病，是有很多环节需要注意的。比如：①药材质量。现在的药材大都是种植的，不要说道地不道地了，就是该有的生长周期、生存环境都没法保证。②炮制的过程。③药剂师的责任心。④医生的水平。⑤药物煎煮的方法是否得当。⑥服药的方法是否恰当。⑦服药后的忌口问题是否注意等。所以，保证一个患者的疗效，确实是比较难的。

### 医案

桂枝汤作为《伤寒论》第一方，临床价值非常高。

**例1** 某女，6岁。外出游玩后汗出受凉，有点怕冷、发热，体温38.4℃，头痛，清鼻涕，咽痛不充血，舌淡，苔薄，脉浮弱。扪其额头有汗出。

诊断：感冒。

辨证：太阳风寒表虚证。

治则：祛风散寒。

处方：桂枝汤加味。桂枝6克，白芍6克，生姜10克，炙甘草10克，大枣30克，紫苏叶4克，细辛2克。3剂，水煎服，喝热稀粥，两天内服完。

当晚服药1剂，次日症状消失，无不适。余两剂每日一剂，巩固。

**例2** 某男，12岁。学校里玩耍受凉，怕冷，全身不适，咽痛，脉浮弱，舌淡，苔薄白。查：咽部充血。体温37.8℃。

诊断：感冒。

辨证：外感风寒，略有化热。

治则：祛风散寒。

处方：桂枝汤加味。桂枝12克，白芍12克，生姜12克，炙甘草10克，大枣30

克，紫苏叶 10 克，薄荷 6 克，蝉蜕 6 克。3 剂，水煎服，喝热稀粥，两天内服完。

当晚服药 1 剂，次日服药 2 剂，愈。

按语：很多人拿不准给小孩子用药的剂量，笔者一般按岁数给药，6 岁给 6 克，12 岁给 12 克，成人则普遍给 12～15 克。对于咽痛，有的有充血，有的则无充血。有充血的考虑略有化热，加薄荷、蝉蜕；无充血的考虑纯寒无热，加用细辛。

**13. 太阳病，头痛，发热，汗出，恶风，桂枝汤主之。**

**太阳病**：如前。

**发热，汗出，恶风**：解释也和前面一样。

既然都一样，那有必要有这一条吗？

当然！

此条的重点在于"**头痛**"。

**头痛**：条文中没有讲到底头的哪里痛。太阳病的典型头痛是"后头痛""头项强痛"，但这个头痛可不仅仅局限于"头项"的后头痛，而是头部任何一个位置的疼痛。

为什么？

看经络循行。我们仅仅看足太阳膀胱经的循行，其他的就不列举了。

"膀胱足太阳之脉……上额交巅……从巅至耳上角……从巅入络脑，还出别下项……"

足太阳膀胱经经过的位置：额，前额，阳明主宰；巅，颠顶，厥阴主宰；耳上角，少阳主宰；项，太阳主宰。

所以，太阳经几乎囊括了所有头痛的位置。

因此，这里的"**头痛**"就是指全头任何部位的疼痛，不仅后头痛可以用桂枝汤，前额头痛、侧头痛、颠顶头痛都有可能用到桂枝汤。我们不能忘了从太阳经的角度去考虑问题，但也不是所有的头痛都从太阳经考虑。否则就是死板教条，肯定是错误的。

---

医者有时候受思维的影响，前额痛属于阳明、侧头痛属于少阳、后头痛属于太阳、颠顶头痛属于厥阴。这种说法对不对？对，但不全面。死板教条地搬用方子，那不是中医，起码不是传统的中医。

所以，"头痛"这个症状，只要在"头"这个位置，不离开"头"这个范围，那到底是哪里疼痛还真不一定，都有可能用到桂枝汤，只要有桂枝汤证（太阳中风证）的一系列症状即可。

所以，如果懂得经络，就明白这个条文也是很典型的太阳病中风证。

某女，40 岁。偏头痛病史 10 余年。当初是因为受凉后头痛一直未愈，以后每次受凉就容易头痛，主要以右侧的太阳穴区为主。此次受凉头痛 5 天，吃各种止痛片效果不理想，经人介绍来诊。症见：神清，精神可，言语流利，体胖面白，右侧偏头痛，阵发性胀痛或掣痛，痛甚则见右眼角流泪，偶有恶心呕吐的症状。舌淡，苔薄，脉弱偏沉。

诊断：偏头痛。

辨证：风寒头痛，夹有气虚。

治则：祛风散寒，兼益气血。

处方：桂枝汤加味。桂枝 15 克，白芍 15 克，生姜 15 克，炙甘草 12 克，大枣 30 克，黄芪 20 克，党参 12 克，细辛 10 克，当归 10 克，川芎 15 克。5 剂，水煎服。要求患者当晚喝 1 剂，并喝热稀粥，不需要捂汗。余下 4 剂分两天喝完。

服药 5 剂后，患者头痛消失，自觉体力较前增加。再给予 10 剂巩固，嘱其以后发作还吃中药，不要单纯用止痛片。患者吃完 10 剂中药后复诊，自觉全身舒畅，头脑清醒，要求继续巩固，前后服药近 50 剂，多年头痛未再复发。临床治愈。

按语：这个偏头痛的患者没有典型的太阳中风的症状，但其体质虚弱，且感受外寒邪气，符合前面所讲的"太阳中风的人的体质是偏于虚弱的"理论。所以，桂枝汤加益气养血（黄芪、党参、当归）、散寒止痛（白芷、川芎）是对路的。

**14. 太阳病，项背强几几，反汗出恶风者，桂枝加葛根汤主之。**

**桂枝加葛根汤方**

葛根四两　麻黄三两，去节　芍药二两　生姜三两，切　甘草二两，炙　大枣十二枚，擘　桂枝二两，去皮

上七味，以水一斗，先煮麻黄、葛根，减二升，去上沫，内①诸药，煮取三升，去滓。温服一升，覆取微似汗，不须啜粥，余如桂枝法将息及禁忌。

（臣亿等谨按：仲景本论，太阳中风自汗用桂枝，伤寒无汗用麻黄，今证云汗出

———————
① 内：同"纳"，放入。

恶风，而方中有麻黄，恐非本意也。第三卷有葛根汤证，云无汗、恶风，正与此方同，是合用麻黄也。此云桂枝加葛根汤，恐是桂枝中但加葛根耳。）

**太阳病：**如前所述。

**项背：**头项部、后背部。症状范围进一步扩大。这里仍旧是太阳经的循行线路，不管是足太阳经还是手太阳经。

**几几：**这个词难坏了一堆人，读音就是一个大问题。

笔者曾就这个词的意思问过几个江苏、安徽、河南、山东济宁等地区的人，他们说有类似的口头语，比如说轻微的痛一般说痛不几几，稍微痒则说痒不几几。笔者想起烟台地区其实也有 jī 的口语，如酸不拉几、傻不拉几。

因此，可以推断这个"几几"就读"jī jī"，是方言口语，并没有深意。

**项背强几几：**就是说后项部、肩背部发僵、不柔和，有拘紧感。这不就是"寒性收引凝滞"的表现嘛。

《素问·至真要大论》曰："诸痉项强，皆属于湿。"湿邪是不容易出汗的，所以这里有个"**反**"字。

**汗出恶风：**这里虽然有湿邪，但还是以风邪为主，风性开泄，所以"汗出"且"恶风"。

**定位：**太阳经。

**病性：**风邪为主，可能有少许湿邪。

所以，本条仍属于太阳病中风证的范围，还是桂枝汤的底子。

药物来源于《神农本草经》。

**牡桂（桂枝）**

味辛，温。主上气咳逆，结气，喉痹，吐吸，利关节，补中益气。久服，通神，轻身，不老。生山谷。

**菌桂（肉桂）**

味辛，温。主百病，养精神，和颜色，为诸药先聘通使。久服，轻身，不老，面生光华，媚好常如童子。生山谷。

桂枝：辛，温。

上气、咳逆、吐吸：这有点类似心功能不全，是心系病，是心阳不足。说明桂枝是温助心阳的。

喉痹：是其辛温之性的作用。

利关节：是说其有温通之性，温通血脉，人体需要温通，首先想到桂枝。

补中益气：这是温通脾胃，促进了脾胃的运化吸收作用的间接成果。

桂枝作用的简单整理：定位在心，温助心阳、温通经脉、通达全身的阳气，气机主要是向上向外的。

### 芍药（白芍）

味苦，平。主邪气腹痛，除血痹，破坚积寒热，疝瘕，止痛，利小便，益气。生川谷及丘陵。

白芍：苦，平。

笔者用《伤寒论》里的方子的时候，芍药都用的白芍。

邪气腹痛、止痛：有缓急止痛的作用。

除血痹：有养血调经的作用。

破坚积寒热、疝瘕：有一定的破血力量。

利小便：通利小便。有养血的作用，所以不易伤阴。

益气：有养血之间接作用。

白芍作用的简单整理：定位在肝（筋膜），养血柔筋、活血破坚、利小便，气机主要是向下向内的。

### 干姜（生姜）

味辛，温。主胸满，咳逆上气，温中止血，出汗，逐风湿痹，肠澼下利。生者，尤良。久服，去臭气，通神明。生川谷。

干姜、生姜、炮姜（姜炭）：辛，温。

胸满、咳逆上气：主要是肺寒，生姜、干姜都可以。

温中止血：主要用炮姜或姜炭。

出汗：主要是生姜的作用。

逐风湿痹：主要是生姜的作用。

肠澼下利：主要是干姜的作用。

姜作用的简单整理：生姜，内暖胃止呃逆、外散寒抗风湿，气机是向外向上的；干姜，暖胃肠止泄利、暖肺脏止咳喘，气机是守中、可及上下的；炮姜（姜炭），止血，气机是守中不动的。

### 甘草

味甘，平。主五脏六腑寒热邪气，坚筋骨，长肌肉，倍力，金疮肿，解毒。久服，轻身，延年。生川谷。

甘草：甘，平。

主五脏六腑寒热邪气：炙甘草能使各个脏腑得到补养，也是常用的万能调和药。

坚筋骨、长肌肉、倍力：炙甘草的作用。

金疮肿、解毒：生甘草的作用。

甘草作用的简单整理：生甘草清热解毒，气机以守为主；炙甘草，助养脾胃、生化气血，气机以守为主。

**大枣**

味甘，平。主心腹邪气，安中养脾，助十二经，平胃气，通九窍，补少气、少津液、身中不足，大惊，四肢重，和百药。久服，轻身，长年。叶复麻黄，能令出汗。生平泽。

大枣：甘，平。

主心腹邪气：补养心腹，也就是胸腹各个脏腑都可以得到补养。所以大枣也是常用的万能药。

安中养脾、平胃气：主要是补养脾胃。

助十二经、通九窍：全身无处不到，所以只要是补虚的方子几乎都可以加大枣。

补少气、少津液、身中不足：气、血、津液，统统都补。

大惊：气血足则惊悸止。

四肢重：疲乏之象，气血亏虚象。

和百药：万能药，补养全身。

大枣作用的简单整理：补养全身的气血津液，尤其是脾胃，气血足，万事平。

临床上，太多的方子里面加大枣、炙甘草，因为其能够补养全身之气血。桂枝汤就是炙甘草、大枣连用，气血津液全补，生姜既可抗外寒又能暖脾胃，桂枝、芍药一散一敛、一收一放，全身气血津液充足而又鼓荡，从而使诸邪难逃法网。

**葛根**

味甘，平。主消渴，身大热，呕吐，诸痹，起阴气，解诸毒。葛谷，主下利，十岁以上。一名鸡齐根。生川谷。

葛根：甘，平。

主消渴、起阴气：把阴液提起来，送到上面来止消渴。就是说葛根不是润性药，不像麦冬、天花粉有滋阴的力量。葛根的作用就类似于提水的辘轳，而不是水桶里的水。

身大热：说明葛根是凉性药。

呕吐：消渴属于热性病之一，所以，这里的呕吐也是热性呕吐，否则葛根的升提力量反而加重呕吐。

诸痹：痹，不是关节痛，而是肌肉僵硬不适的那种状态。

葛根作用的简单整理：葛根是凉性药，可以治疗大热、消渴等症，但其本身没有滋阴的力量，而是把别处的津液提到身体相应需要的位置，有一定的肌肉松弛作用，尤其对于肩背部的肌肉更为明显。气机以升为主。

**解读**

项背强几几，整个后头、项部、肩部、背部，都有僵硬、拘紧感，范围较前增大了不少，但没有脱离太阳经的范围，仍属于太阳病。

所以，这里出现了"汗出、恶风"这种典型的中风证，也就成了"太阳中风"证。治疗仍以桂枝汤为底方，加葛根，疏解后背部的肌肉的僵紧感、拘挛感、板硬感。

《黄帝内经》里面有"病机十九条"，其中"诸痉项强，皆属于湿"，是讲因湿邪不容易汗出，故出现了"汗出"，就用了一个"反"字。

对于"病机十九条"，不能死看。"诸痛痒疮，皆属于心"，很多的疮痒属于肺火、胃火，不见得所有的都属于"心"，"心"只是其中最具有代表性的。

所以，对于经典不要死看。"死在文字之下"那就麻烦了，"文以载道"，文字是记录道理的，但文字不是道理，我们要通过文字这个载体来学习前人要教给我们的道理，而不是死记那些文字。所以，中医要师承！

文字这种东西，个人有个人的理解，五花八门，有时候可能理解错了。但是师父给你提个醒，那就厉害了，少走弯路乃至不走弯路。

笔者是学针灸专业的，大四的时候碰到一个家传五六代的针灸师父，跟他学习了4小时，约2小时的理论讲习和2小时的实践演习。师父讲中医气的运行，使我有种醍醐灌顶的感觉。后来工作了，我又断续跟了他总共十几天的时间，在中医上算是走上了正路。"师傅领进门，修行在个人"，以后的路当然要看自己的。但是前人口授的那点经验秘诀，确实是文字难以记载的，文字难以记载其中的"妙"处。一根针怎么扎，一味药怎么用，一个病怎么看，这个"妙"处，非师父给你指点出来不可，文字可记载不了。

不管什么外邪引起的病证，寒也好，湿也好，风也好，或者温热之邪也罢，只要出现了"脉浮，头项强痛，恶风寒，汗出"，那就是太阳病，就是中风证，就可以用桂枝汤一类的方子，这是大规律，虽非绝对真理，但大方向不错。这个"**反**"字给我们提示的信息真不少。

桂枝加葛根汤就属于桂枝汤类的方子，在桂枝汤的基础上加葛根，来治疗太阳中风导致的后背僵硬不适的病症。葛根，可以说是颈项部、肩背部的引经药了。如果是胸椎下端、腰背区，狗脊、鹿角效果好；如果是上肢，桑枝、姜黄、羌活效果好；如果是下肢，木瓜、伸筋草、牛膝、独活效果好。

 **医案**

**例1** 某男，12岁。受凉之后，头痛，脖子痛，肩背痛，恶风寒，发热，体温37.9℃，背部有汗出，脉浮弱，舌淡，苔白润。

诊断：感冒。

辨证：风寒外袭。

治则：祛风散寒。

处方：桂枝加葛根汤。葛根30克，桂枝12克，白芍12克，生姜12克，炙甘草12克，大枣30克，细辛6克。3剂，水煎服，两天内服完，喝热稀粥。

两天内喝完，病症全消，未用任何西药及中成药。

**例2** 某女，50多岁。颈椎病病史3～4年。源于长期看手机。症见：颈部僵痛，肩背不适，右上肢麻木至手指端，尤其以中指、无名指、小指为甚。脉沉弱，舌淡，苔润。

诊断：颈椎病。

辨证：太阳经虚寒。

治则：温经散寒。

处方：桂枝加葛根汤合附子汤。葛根50克，桂枝15克，白芍15克，生姜15克，炙甘草15克，大枣50克，白附片15克，炒白术20克，茯苓20克，党参20克，天麻12克，川芎12克，当归10克。6剂，水煎服，早晚服，不用喝粥。

服药6剂，症状改善。坚持用药两个月，所有症状消失，临床治愈。嘱少玩手机、少低头，多做颈椎操。

 **解读**

原方没有麻黄这味药，否则就是葛根汤了。所以，桂枝加葛根汤，就是桂枝汤加葛根，桂枝汤维持原量，再加上葛根即可。

葛根四两　桂枝三两　白芍三两　炙甘草二两　生姜三两　大枣十二枚

另：煎煮法里有"先煮葛根……"的说法，其实在临床上大可不必按顺序煎煮，直接将所有药一起煎即可，临床上没有发现问题。

**原文**

15. 太阳病，下之后，其气上冲者，可与桂枝汤，方用前法。若不上冲者，不得[①]与之。

**解读**

我们知道，外邪侵犯人体，人体是要反抗的。

怎么反抗？

就是有大量的气血津液，也就是"营卫"，外涌到体表。这个时候脉是浮的，头、项、肩、背、腰等处体表作为前沿阵地是酸胀强痛的，体温一般是升高的。鼻鸣、干呕可以算是肺胃之气上逆，是气血上冲的一种表现。

这个时候，我们治病就是要加强人体的这种外涌外抗的趋势，而不是打击它。所以要用解表法、外散法。

但是，这里用了"下法"，明显是在打击气血津液外涌抗邪的积极性。如果没有打击死，这个上涌外涌的劲头还在，那它就有抗击"下法"的能力，出现"**气上冲**"。这个病人可以感觉到这个症状，那就继续给予桂枝汤，仍然维持这种上冲之势，帮助气血津液外涌肌表而抗邪。如果把这个势头打击下去了，没有这个上冲的感觉，那么体表经络营卫就不足，则外邪可以趁机而入，变证纷起，变成各种可能了，就要"随证治之"，用桂枝汤就不一定合适了。

这种"**气上冲**"，患者表现为打嗝的症状，或者胸口胃口有气上顶的感觉，我们把脉能体会出那种"浮而外出"的脉象，而不是"沉而不起"的脉象。

中医治病，没有什么病毒、细菌、血压、血糖等的概念，只有正气与邪气的概念，正气足则不病，正气不足则病。所以，治病还是致病，就看正邪的交争结果，看谁更厉害些。医生当然是帮助正气了。所以，临床治疗用药就要按照正气的思路来考虑问题，是热证就用凉药，是虚证就补药，是高亢病症就用潜敛镇逆法。

何谓正气？

气血津液。

以人为本，是中医治病的重要思想之一。因势利导，是中医治病的重要法门之一。

---

① 不得：南阳方言。不能，不让。

**16.** 太阳病三日，已发汗，若吐、若下、若温针，仍不解者，此为坏病，桂枝不中<sup>①</sup>与之也。观其脉证，知犯何逆，随证治之。桂枝本为解肌，若其人脉浮紧，发热汗不出者，不可与之也。常须识此，勿令误也。

**太阳病三日**：一般而言，太阳病三日，有可能传经或转为其他病了，比如少阳病、阳明病。

**已发汗，若吐、若下、若温针**：发汗，或者用吐法、下法、温针等，就是针对太阳病、少阳病、阳明病的，毕竟有"一日太阳、二日阳明、三日少阳"的观点在，所以，发汗无效，医生则慌了手脚，用多种方法试验性治疗。但是，这些方法都不好用，病仍在。此时，这些病症称为"**坏病**"，不是常规的病，是有点麻烦的病，不能再随随便便用桂枝汤了，虽然桂枝汤很安全，但不对路。

怎么办？"观其脉证，知犯何逆，随证治之"，十二字真言。不管是正常病也好，坏病也罢，任何病的治疗都应该用这十二个字作指导，不管是初诊还是复诊，都要遵守这十二个字，都要仔细地收集资料、四诊合参、辨证论治。

**桂枝本为解肌**：我们前面说过，太阳中风定位在肌肉表面，所以治疗方法称为"解肌"。现在病人的症状特点是"发热汗不出，脉浮紧"，这是典型的太阳伤寒。所以用桂枝汤治疗没用，因为作用位置不一样，药劲太小。

**17.** 若酒客病，不可与桂枝汤，得之则呕，以酒客不喜甘故也。

**酒客**：经常喝酒的人。

长期喝酒的人，如果出现病态，多数表现为体内寒湿重或者湿热重。

中焦湿热熏蒸，容易出汗，有时候还真有怕冷的症状，头痛也常见，一把脉还有浮象。酒毕竟属于升发走窜之剂。"汗出、恶风寒、头痛、脉浮"，这不是太阳中风吗？用桂枝汤，是错的。我们知道桂枝汤是滋补气血津液的，是甘甜之品。酒客这种

---

① 中：河南方言。可，行。不中，即不行或不可。

湿热的内在，治疗当以清理湿热为主。所以，用桂枝汤这个温热甘甜的方子治疗之后，就特别容易出现呕吐，是湿热进一步加重而上逆的表现。

即使酒客感受了风寒之邪，也要考虑这个内在的湿热或寒湿，而单纯的桂枝汤不能随便使用。用些藿香、紫苏梗、白芷之类的更为方便。

湿邪，不能随便用甘味之品，因为甘甜之品助长湿邪。很多喜欢吃甜食的人，体重容易超标，这也是道理之一。

**原文**

**18. 喘家，作桂枝汤，加厚朴、杏子佳。**

**解读**

喘家：平常有喘病的人。

这种患者的临床表现常常由肺气不足、痰浊阻滞导致。

如果得了太阳病，符合中风证的条件，那就该用桂枝汤，最好加上厚朴、杏仁等行气化痰止咳的药物。这样两方面都可以照顾到，效果会更好。

喘家，如果用到桂枝汤的话，加厚朴、杏仁比较好。

作：这里是"要用到"的意思，而不是"喘病发作"。

喘病发作，原因可就多了。麻杏石甘汤可以治疗喘病发作。所以，这里要用到桂枝汤的喘家，应该加上厚朴、杏仁等药。

**本草**

药物来源于《神农本草经》。

**厚朴**

味苦，温。主中风伤寒头痛寒热，惊悸，气血痹死肌，去三虫。

厚朴：味苦，性温。

中风伤寒头痛寒热：有解表散寒的力量。

惊悸：水气上冲心也。有燥湿化水气的力量。

气血痹死肌：寒湿客于肌表而麻木不仁的症状。

去三虫：苦温燥湿杀虫，虫乃湿所化。

厚朴作用的简单整理：解表散寒、祛肌表之寒湿，燥湿化水气，消胀满、降肺气、消痰涎。

## 杏核仁

味甘，温。主咳逆上气，雷鸣喉痹，下气，产乳金创，寒心奔豚。生川谷。

杏仁：味甘，性温。

咳逆上气：痰浊气逆。

雷鸣喉痹：咽受寒而痰鸣。

下气：指中药的降气或镇潜功能。

产乳金创：孕产感染、哺乳感染、各种伤口感染，杏核仁研末外用有杀菌的作用。

寒心奔豚：温降肺气，以母制子。

杏仁作用的简单整理：温降肺气，化寒痰止咳平喘，外用杀菌。

某男，70多岁。哮喘病史20余年，偶尔在笔者处调理，基本稳定。有次受凉复发。症见：喘憋，胸闷，汗出，怕冷，肢节痛，乏力，懒动，舌淡，苔水滑，脉沉弱。

诊断：哮喘发作。

辨证：肺虚久寒，痰饮内蕴。

治则：温肺散寒，化痰利饮。

处方：桂枝汤、苓甘五味姜辛汤、附子理中汤。桂枝15克，白芍15克，生姜15克，炙甘草12克，大枣20克，茯苓45克，五味子10克，干姜30克，细辛12克，白附片12克，党参20克，炒白术15克，姜半夏15克，陈皮10克，紫菀12克，款冬花15克。3剂，水煎服，两天服完，持续服药，不间断。

两天内，外感症状消失，喘憋好转，继续原方4剂，症安而愈。后断续调理哮喘病。

**19. 凡服桂枝汤吐者，其后必吐脓血也。**

此条与第17条对照着看，会容易理解。

内热盛，有时候会有类似于太阳中风的表现，即汗出、恶风、脉浮等症状。所以，医者虽然学习了太阳中风和桂枝汤证，但是也会有误诊、误治的情况。

医者把内热盛里热外蒸之象，误以为是太阳中风，而用了桂枝汤治疗，结果导致热上加热，火上浇油。患者就容易吐，甚至吐脓血。

脓血，就是热腐肉烂的表现，就是内热太盛了。

这里强调，内热致病不可以用温热性的药物和方子治疗，否则加重病情。

那么，如果真的认证是太阳中风，就是桂枝汤证。如果还有内热，那么怎么办？

其实也简单，桂枝汤加黄芩，桂枝汤加生石膏，都是可选之方。我们慢慢学习，融会贯通之后，学会了麻杏石甘汤，也就学会了桂枝汤加生石膏了。

### 医案

**例1** 某男，30余岁。平素体质偏弱，胃肠功能不好，稍吃点凉东西就腹泻。此次受凉感冒，因自己用药不效而来诊。症见：畏寒，有汗，头痛，咽痛，充血明显，乏力困倦，咳嗽有痰，痰略黄而黏，舌淡，苔薄略干，脉沉弱无力。

诊断：感冒。

辨证：外感风寒，肺脾气虚，夹有痰热。

治则：祛风散寒，补益肺脾，略化痰热。

处方：桂枝加厚朴杏子汤加味。桂枝15克，白芍15克，生姜15克，大枣30克，炙甘草12克，厚朴10克，杏仁10克，生黄芪20克，党参20克，浙贝母10克，黄芩6克，牛蒡子10克，山药30克。3剂，水煎服，每日3次，两天内服完。

药后诸症消失，仍胃肠不适，偶有腹泻，桂枝汤合补中益气汤继续调理。

**例2** 某女，6岁。受凉感冒，咳嗽咽痛，鼻塞清涕，恶风有汗，无胸闷，无发热，舌淡，苔薄略干，脉浮数。

诊断：感冒。

辨证：风寒外袭证。

治则：祛风散寒。

处方：桂枝汤。桂枝6克，白芍6克，生姜6克，大枣20克，炙甘草10克，紫苏叶4克。3剂，两天内服完，喝热稀粥如前法。

次日，家长说孩子感冒症状见好，但咽痛严重，甚至咳痰有点血丝。观其咽部红肿明显。

结合病史，辨证时医者对于舌苔略干没有重视。虽然受凉，但有化热伤阴存在，虽然用桂枝汤加味没错，但是只把外寒解了，"化热"的部分没有干预，且这个孩子是早上拿的药晚上才吃的，1天的时间化热就可能更加重了。所以，早上的时候就该在原方的基础上加天花粉、玉竹之类的应该就没有问题了，或者再加上石膏、金银花之类的也行。

所以，立即转方。现在仅仅是咽痛红肿，乃属于风热滞咽，清热利咽即可。

金银花 10 克, 连翘 10 克, 牛蒡子 10 克, 桔梗 10 克, 生甘草 12 克。

2 剂, 泡水喝或者煎服都行。临床愈。

**20. 太阳病, 发汗, 遂漏不止, 其人恶风, 小便难, 四肢微急, 难以屈伸者, 桂枝加附子汤主之。**

桂枝加附子汤

桂枝三两, 去皮  芍药三两  甘草三两, 炙  生姜三两, 切  大枣十二枚, 擘  附子一枚, 炮, 去皮, 破八片

上六味, 以水七升, 煮取三升, 去滓。温服一升。本云①, 桂枝汤, 今加附子。将息如前法。

**太阳病, 发汗**: 太阳病, 用了发汗的方法。这是正确的治疗方法。

但是, 此处却发汗太多了, 不管是服药过多还是温覆太久, 或者是该用桂枝汤反而用了麻黄汤, 或者加用了温针、火疗等, 或食用了辛辣食物, 都有可能导致发汗太多。现代人用布洛芬、对乙酰氨基酚等也容易造成大汗。这些方式都错了, 都可能引起体内气血津液的匮乏。因为气血津液是汗液的基础。伤了气多些, 就是气虚甚至阳虚, 伤了血多些就是血虚或阴虚, 伤了津液就是津液不足或阴虚。至于伤了哪个, 跟个人的体质和药物的寒热属性, 以及伤的程度有关系。

**漏不止**: 就是汗出得太多了, 如水漏了一样, 持续不断。

**恶风**: 恶风的程度比原先要重了, 乃至造成了气虚或者阳虚。

**小便难、四肢微急难以屈伸**: 这是伤了津液, 是津液不足之象。

这里最关键的治疗点在哪里? 是恶风, 还是小便难, 还是四肢微急, 还是汗漏不止?

当然是汗漏不止。这是基础中的基础。

为什么会汗漏不止?

是体表的卫气不固, 玄府开而不合的原因。所以, 固护卫气是最重要的。

桂枝汤滋养气血津液, 乃是对证之方。

---

① 本云: 疑指 "太阳病, 发汗, 遂漏不止, 其人恶风, 小便难, 四肢微急, 难以屈伸者, 桂枝汤主之。"

**本草**

药物来源于《神农本草经》。

**附子**

味辛，温。主风寒咳逆邪气，温中，金创，破癥坚积聚血瘕，寒湿痿躄，拘挛，膝①痛不能行步。生山谷。

主咳逆邪气：乃需温肺。

温中：温中州脾胃。

破癥坚积聚血瘕：这是辛温破寒积之意。

寒湿痿躄，拘挛，膝痛不能行走：这是散关节肌肉的寒湿之邪。

所以，附子是内外上下都可以走到的一个辛温大热的药，有走窜之性。它作用迅速，可以快速补充卫阳之气，从而迅速固涩汗液的漏泄。

附子作用的简单整理：可以快速地把全身任何一个地方的阳气补助起来，不管是外还是内，不管是上还是下。

**解读**

为什么要补充卫阳，而不补充阴液？

有形之血不能速生，无形之气需当急固！

如果"**漏不止**"好转，再考虑阴液不足的情况，用到后面的芍药甘草汤。

是不是用到附子就是少阴病的问题？

不是的。这个条文里一点少阴病的字句都没有透露出来。

至于少阴病能不能用这个方子。当然是能的。但，这是两码事。

**本云**：本来是这么记载的。

就是张仲景得到的本子里是这么记载的。也就是《伤寒论》之前的本子对于此条的记录是用桂枝汤治疗的，张仲景整理使用的时候加用了附子，变成了桂枝加附子汤。

 **医案**

笔者还真接诊过不少误用汗法而导致大汗出的病人。

某男，40余岁。感冒发热，自用复方氨酚烷胺胶囊加上对乙酰氨基酚。结果，感冒没好利索，反而大汗淋漓，浑身湿透，恶风怕冷，稍微有点风吹就有要哆嗦的感觉。饮食尚可，二便基本正常，脉沉弱，舌淡，苔薄白。

---

① 膝：有作"脚"者。

诊断：漏汗。

辨证：外表风邪未解，卫阳虚而不固。

治则：调和营卫，固护卫阳。

处方：桂枝加附子汤。桂枝 15 克，白芍 15 克，生姜 15 克，炙甘草 15 克，大枣 50 克，白附片 15 克，红参 10 克。2 剂，水煎服，不需啜粥。

愈。

**21. 太阳病，下之后，脉促，胸满者，桂枝去芍药汤主之。**

桂枝去芍药汤

桂枝三两，去皮　甘草二两，炙　生姜三两，切　大枣十二枚，擘

上四味，以水七升，煮取三升，去滓。温服一升。本云①，桂枝汤，今去芍药。将息如前法。

**22. 若微寒者，桂枝去芍药加附子汤主之。**

桂枝去芍药加附子汤

桂枝三两，去皮　甘草二两，炙　生姜三两，切　大枣十二枚，擘　附子一枚，炮，去皮，破八片

上五味，以水七升，煮取三升，去滓。温服一升。本云，桂枝汤，今去芍药，加附子。将息如前法。

太阳病，本来该用汗法，这里却用了下法。

为什么？

很大的可能是碰到便秘的患者了。可能当时患者最痛苦的症状就是便秘，因此这个医生没有先解表而是先用了泻下的方法，但是用错了，造成了"坏病"。

还有一种情况是什么？就是这个人有"发热、汗出、头痛、便秘"的症状存在，其实是太阳中风证伴有便秘，却被误认为阳明腑实热证，所以用了下法。这种被误治的情况，笔者在临床上也碰到过。尤其是有很多患者自己买药吃，一看见便秘就把复方芦荟胶囊之类的药物吃上了，全然不管有没有外感的情况存在。

这里再提醒一下，肺气被外邪郁闭也可以伴有便秘的情况，用麻黄汤类的方子来解表则便秘自通。

----

① 本云：疑指"太阳病，下之后，脉促，胸满者，桂枝汤主之。若微寒者，桂枝汤加附子主之。"

有过腹泻经历的人，尤其是感冒腹泻同时存在的病证叫作胃肠型感冒。如果腹泻太严重，病人就会觉得心跳好快（**脉促**，就是脉搏很快），还有点胸闷气短的感觉。这在现代医学上认为是脱水，血容量不足了。给点抗生素再补点液体很快就缓过来了。对于急性腹泻，现代医学的补液疗法确实比中医快捷，当用之。

中医怎么解析腹泻后出现胸闷、心慌、气短呢？

这是泻下之后，气血津液不足，尤其是宗气不足的结果。宗气包含心肺之气，宗气虚则心悬而降，所以出现上症。

这个时候，应该用桂枝汤补养气血津液，再加上补益心肺的药物。如果是现在，笔者要用的方子就是桂枝汤加黄芪、党参，临床证实其效果也是蛮好的。张锡纯的升陷汤也是不错的选择（得加味）。

但是，张仲景似乎没有发现黄芪大补宗气的作用，所以去掉了白芍这个向内向下、属性阴寒、有点泻性的药物，而是用了桂枝、生姜、炙甘草、大枣。

生姜、桂枝向外向上，继续解表，且桂枝温助心阳，生姜暖胃助气血运化；炙甘草、大枣补益气血津液。所以，这四味药对于心肺阳气的补充还是可以的。上焦心肺之气约等于宗气。如果阳气不充足，出现了"**微恶寒**"，一般认为是"脉微而恶寒"。脉微，是阳气不足的象。所以，加上附子这个内外上下都可以走到的辛温大热之药，可以快速温助全身的阳气。

**脉促**：很多人以为脉搏快就是热象，这是不对的。人太虚了，也可以脉促。因为病人被误下造成了内虚，所以出现了脉促。还有内虚则寒气侵入血脉，心主血脉，心血难以通过血脉运达周身反而在心脉郁积，心欲运血则抗击郁积而致脉促。这个时候不是单用活血之法，而是温通血脉、散血脉的寒气才是正法。故以生姜散寒，桂枝通血脉，炙甘草、大枣补益气血。

桂枝去芍药汤，也可以理解为桂枝甘草汤（温心阳）、甘草干姜汤（散肺寒），加上大枣。

某男，70多岁。常年便秘，经常用复方芦荟胶囊等通便药，吃了就下，不吃就秘，故而成年累月地吃通便药，结果体内的阳气一日衰于一日。此次感冒，除了服用抗感冒药外，仍继续服用通便药。结果，不但感冒没好，反而腹泻了，且心慌气喘。来诊症见：恶寒，汗出，鼻流清涕如水，轻微咳嗽，气短，胸闷，心慌，大便稀溏一日3～5次，甚至有不消化的食物，脉沉弱无力，舌淡，苔暗淡水滑。

心电图、血分析、血生化、肺片等未见明显异常。

诊断：感冒、腹泻。

辨证：宗气中气不足。

治则：补益心肺脾之阳气。

处方：桂枝去芍药加附子汤。桂枝 20 克，生姜 20 克，炙甘草 30 克，大枣 40 克，白附片 15 克，炙黄芪 30 克，党参 20 克，红参 12 克，淫羊藿 15 克，赤石脂 20 克。3 剂，水煎服，一日三次服，适当多饮淡盐水。

3 剂后，各种症状大减，腹泻仍有 1～2 次，继续巩固治疗，前后服药 20 余剂，症状消失，体力恢复。继续用中药调理便秘。

23. 太阳病，得之八九日，如疟状，发热恶寒，热多寒少，其人不呕，清便欲自可，一日二三度发。脉微缓者，为欲愈也。脉微而恶寒者，此阴阳俱虚，不可更发汗、更下、更吐也。面色反有热色者，未欲解也，以其不能得小汗出，身必痒，宜桂枝麻黄各半汤。

桂枝麻黄各半汤方

桂枝一两十六铢，去皮　芍药　生姜切　甘草炙　麻黄各一两，去节　大枣四枚，擘　杏仁二十四枚，汤浸，去皮尖及两仁者

上七味，以水五升，先煮麻黄一二沸，去上沫，内诸药，煮取一升八合[①]，去滓。温服六合。

本云[②]，桂枝汤三合、麻黄汤三合，并为六合，顿服。将息如上法。

（臣亿等谨按：桂枝汤方，桂枝、芍药、生姜各三两，甘草二两，大枣十二枚。麻黄汤方，麻黄三两，桂枝二两，甘草一两，杏仁七十个。今以算法约之，二汤各取三分之一，即得桂枝一两十六铢，芍药、生姜、甘草、麻黄各一两，大枣四枚，杏仁二十三个零三分枚之一，收之得二十四个，合方。详此方乃三分之一，非各半也，宜云合半汤。）

八九天的太阳病，是个坎，是好转了，还是恶化了，还是转成别的病了？

---

① 合：多数情况下读 hé。但作为计量单位时读 gě，十合为一升。

② 本云：疑指"太阳病，得之八九日，如疟状，发热恶寒，热多寒少，其人不呕，清便欲自可，一日二三度发，以其不能得小汗出，身必痒，宜桂枝麻黄各半汤。

"桂枝麻黄各半汤方

"桂枝三合、麻黄汤三合，并为六合，顿服。将息如前法。"

第一种情况：太阳病，得之八九日，如疟状，发热恶寒，热多寒少，其人不呕，清便欲自可，一日二三度发，脉微缓者，为欲愈也。

**如疟状**：就像疟疾那样有定时发作的规律。这里指发热恶寒有定时发作的规律，并且发热多恶寒少。学过中医的人都知道，"有一分恶寒便有一分表证"，所以我们可以通过一个人病程里"恶寒"程度的轻重来判断其表寒之邪是好转了还是加重了。这里是"热多寒少"，就说明表寒之邪减轻了，里热在逐渐加重。

那么，这个里热到了什么程度？是逐渐进入了吗？

没有！

因为"不呕""清便欲自可"，没有呕吐，清便（指大便）是正常的，所以没有进入到阳明的层面。因此，这个"热"还是在体表肌肤的范围，还是属于外在的"热"，也就说明了人体正气抗邪力量变强。感受寒邪之后，越"热"越说明正气抗邪的力量强。

**一日二三度发**：一天发作二三次，这也和疟疾有点像。这种情况比整天发作是不是程度轻了？肯定是轻了，是外邪逐渐溃败，正气逐渐强盛的表现。正气之所以强盛起来，可能是因为喝了热稀粥，也可能是因为喝了桂枝汤。

**脉微缓者**：脉微缓，就是脉搏稍微缓和，既不快也不慢。我们前面知道这个病没有挪窝，仍在太阳病的范围之内。发热重于恶寒，脉搏就应该快一点，但没有快起来，而是缓和的、平静的，那么就说明这个热不是明显的正邪交争的那个发热，而是气血津液上涌抗邪之后还没有完全撤下来所遗留的热，算是一种"好热""正热"。这么说来，这个脉搏缓和就是病邪逐渐涣散溃败、气血津液逐渐增强的表现，"**为欲愈也**"，所以预示着疾病的转愈。

第二种情况就是"**脉微而恶寒者……**"，只有"恶寒"而没有发热。所以，这段应该接在"**太阳病，得之八九日**"之后，即：太阳病，得之八九日，脉微而恶寒，此阴阳两虚，不可更发汗、更下、更吐也。

前面"**脉微缓者**"的"**微**"是稍微的意思，此处"**脉微而恶寒**"的"**微**"是微弱、微细的意思。

这是阴阳两虚，入了少阴病了，起码不是仅仅在三阳病的范围，所以不能用发汗、泻下、催吐等三阳病的方法来治疗，否则又是"坏病"。

如果把嵌注的条文去掉，是不是更符合原文字的风貌。

太阳病，得之八九日，如疟状，发热恶寒，热多寒少，其人不呕，清便欲自可，一日二三度发。以其不能得小汗出，身必痒，宜桂枝麻黄各半汤。

与后面的第25条遥相呼应。

太阳病八九日，一般而言，外在寒邪久攻人体不下，就该收兵溃散了。所以"**如**

**症状**"就是疾病要好转的表现，并且可以证实这个病没有进入少阳、阳明，更没有进入三阴的范畴，仍属于太阳病的范围。这个时候，随着正气的逐渐充足，但还没有完全充足的情况下，就会出现皮肤的瘙痒等症状，这个瘙痒既有外邪的成分在内，也有内在的气血津液不足而导致营卫不完全充足的成分在内。总的来说，气血津液还是相对充足而外邪不充足，所以桂枝汤补充气血津液，加点麻黄汤来开一下玄府、亢奋一下营卫，从而引导邪气彻底出去。但量一定不能太大，否则有可能伤到气血津液。

某男，30 岁左右。患者每到春天就容易出现皮肤瘙痒，偶尔有荨麻疹，也不太多，服用抗过敏西药有效，但不根除。求诊中医。症见：皮肤瘙痒，后背、前胸、四肢等都有可能出现，可见少许抓痕，未见皮疹。舌淡，苔润略暗，脉浮弱略数（82 次／分）。

诊断：瘙痒症。

辨证：气虚感寒。

治则：疏风解表，益气养血。

处方：桂枝麻黄各半汤。桂枝 10 克，白芍 10 克，生姜 10 克，炙甘草 10 克，大枣 20 克，麻黄 6 克，杏仁 6 克，蝉蜕 10 克，刺蒺藜 10 克。水煎服，喝点热稀粥，不要捂汗，喝到皮肤发热为止。

服药 3 剂，瘙痒症状缓解，6 剂服完，基本症状消失，坚持服药 1 个月，无不适感，停药观察。

**24.** 太阳病，初服桂枝汤，反烦，不解者，先刺风池、风府，却与桂枝汤则愈。

**烦**：哪里烦？

就是头脑烦，头脑烦闷的感觉。这是邪气壅滞，少许化热上窜的情况。

这里用桂枝汤是对的，加点薄荷就更好了。

风池、风府穴，是祛风解表的穴位，位于后脑项部，可以清除头脑中的烦闷感。临床上碰到这样的病人，感冒基本好了，却遗留有头脑烦闷的不适，针刺风池、风府穴就是对症之法。

有个病人，感冒了，鼻子不通气，但不流鼻涕，结果顶得头脑不适，是那种胀闷的感觉，还有点轻微头痛，给予针刺风池、风府、合谷、大椎诸穴，10分钟多点，症状消失而愈。

 **原文**

**25. 服桂枝汤，大汗出，脉洪大者，与桂枝汤，如前法。若形似疟，一日再发者，汗出必解，宜桂枝二麻黄一汤。**

桂枝二麻黄一汤方

桂枝一两十七铢，去皮　芍药一两六铢　麻黄十六铢，去节　生姜一两六铢，切　杏仁十六个，去皮尖　甘草一两二铢，炙　大枣五枚，擘

上七味，以水五升，先煮麻黄一二沸，去上沫，内诸药，煮取二升，去滓。温服一升，日再服。

本云[①]，桂枝汤二分、麻黄汤一分，合为二升，分再服。今合为一方，将息如前法。

（臣亿等谨按：桂枝汤方，桂枝、芍药、生姜各三两，甘草二两，大枣十二枚。麻黄汤方，麻黄三两，桂枝二两，甘草一两，杏仁七十个。今以算法约之：桂枝汤取十二分之五，即得桂枝、芍药、生姜各一两六铢，甘草二十铢，大枣五枚；麻黄汤取九分之二，即得麻黄十六铢，桂枝十铢三分铢之二，收之得十一铢，甘草五铢三分铢之一，收之得六铢，杏仁十五个九分枚之四，收之得十六个。二汤所取相合，即共得桂枝一两十七铢，麻黄十六铢，生姜芍药各一两六铢，甘草一两二铢，大枣五枚，杏仁十六个，合方。）

 **解读**

这个条文可能有错误。

**"脉洪大"** 应该改为 **"脉浮"**。因为第26条也是"脉洪大"。"洪大脉"乃是阳明病的正脉，是有特定含义的脉象，是内热炽盛的表现。第26条如果没有"大烦渴不解"，那处方应该用白虎汤，即：服桂枝汤，大汗出后，脉洪大者，白虎汤主之。所以，第25条的"脉洪大"可能是错误的。

- - - - - - - - - - - - - - - - - - - - - - - - - - - - - - - - - - - - - - - - - -

这里先将第25条的内容拟改如下，再做分析。

---

① 本云：疑指"服桂枝汤，大汗出，脉浮者，与桂枝汤，如前法。若形似疟，一日再发者，汗出必解，宜桂枝二麻黄一汤。

"桂枝二麻黄一汤方

桂枝汤二分、麻黄汤一分，合为二升，分再服。将息如前法。"

**服桂枝汤，大汗出，脉浮者，与桂枝汤，如前法。**

**服桂枝汤，若形似疟，一日再发者，汗出必解，宜桂枝二麻黄一汤。**

服桂枝汤后，大汗出，脉浮者，表示仍是病在表，根据具体情况，给予桂枝汤类方治疗，比如桂枝加附子汤、桂枝新加汤等。

如果服用桂枝汤之后，又出现了类似于第23条的情况，类似于疟疾的发作，定时发热恶寒，一天两次发作。这个发作次数较整天发作是明显减少了。这说明什么？说明外邪在衰减，人体抗邪能力在增强。人体抗邪能力怎么增强？当然是气血津液相对充足了。为什么充足了？因为服用过桂枝汤。

既然气血津液相对充足了，就可以再在桂枝汤的基础上稍微加点麻黄汤，一鼓作气抗击外邪。"**汗出而解**"，也提示了前面虽然用了桂枝汤，但没有明显地把汗发出来，甚至比病时的汗出减少了。

这个条文和桂枝麻黄各半汤类似。

另：有人在讲解方剂"当归补血汤"的时候，也认为此方的脉证里面就有"脉洪大"的特点，且与白虎汤进行了鉴别。其实当归补血汤中"脉洪大"的条文的记载就是错误的，应该是"脉虚大"。我们看下面的文献：

吴昆《医方考》："血实则身凉，血虚则身热。或以饥困劳役，虚其阴血，则阳独治，故令肌热、目赤、面红、烦渴引饮。此证纯象伤寒家白虎汤之证，但脉大而虚，非大而长，为可辨尔。《内经》所谓脉虚血虚是也。当归味厚，为阴中之阴，故能养血；而黄芪则味甘补气者也，今黄芪多于当归数倍，而曰补血汤者，有形之血不能自生，生于无形之气故也。《内经》曰：'阳生阴长'，是之谓尔。"

《内外伤辨惑论》："治肌热、燥热，困渴引饮，目赤面红，昼夜不息，其脉洪大而虚，重按全无。《内经》曰脉虚血虚，又云血虚发热证象白虎，惟脉不长实为辨耳，误服白虎汤必死。此病得之于饥困劳役。"

综上所述，此处就是"脉虚大"，即使描述为"脉洪大"，也是"脉洪大而虚，重按全无"。此条的"脉洪大"，当为"脉洪大而实，搏指有力"。不应该搞混。

如果是"脉虚大"，用桂枝汤类方子当然没有问题，比如桂枝汤加人参等。

**26. 服桂枝汤，大汗出后，大烦渴不解，脉洪大者，白虎加人参汤主之。**

白虎加人参汤方

知母六两　石膏一斤，碎，绵裹　甘草炙，二两　粳米六合　人参三两

上五味，以水一斗，煮米熟汤成，去滓。温服一升，日三服。

### 🏷 解读

**服桂枝汤，大汗出后**：桂枝汤很平和，但也是相对而言。对于热性体质，或阴液亏虚者，如果用桂枝汤，温覆不得法等原因，就容易造成"**大汗出**"，容易导致津液的流失，而燥热内生。

**大烦渴不解**：渴得不行，着急忙慌地找水喝，还要凉水、冰水才过瘾。

**脉洪大者**：实证、热证。

**白虎加人参汤主之**：所以用白虎汤清解热邪，加人参生养津液。

### 🏷 本草

药物来源于《神农本草经》。

**石膏**

味辛，微寒。主中风寒热，心下逆气，惊喘，口干苦焦不能息，腹中坚痛，除邪鬼，产乳，金创。生山谷。

生石膏：辛，微寒。

主中风寒热：就是"阳明中风"，指阳明病大热大汗出。

心下逆气：邪热在心下而上逆也。

惊喘：胃热扰动心肺。

口干苦焦不能息：肺内热盛。

腹中坚痛：邪热结于胃肠腑。

除邪鬼：热扰神明。

产乳、金创：类似于孕产时的感染、各种伤口的感染。当然是感染后大热。

注意，生石膏是微寒之品，一般的体质都可以使用。其味辛，有透发之力，肌表之热盛者可用。

生石膏作用的简单整理：清理肺胃之邪热，尤其是高热尤盛。作用点在肺胃，气机主要向下。

**知母**

味苦，寒。主消渴，热中，除邪气，肢体浮肿，下水，补不足，益气。一名蚳母，一名连母，一名野蓼，一名地参，一名水参，一名水浚，一名货母，一名蝭母。生川谷。

知母：味苦，性寒。

主消渴，热中，除邪气：清热邪滋阴液，以肺胃为主。

肢体浮肿，下水：湿热水气之浮肿。

补不足，益气：邪热伤气阴。

知母作用的简单整理：清泻肺胃的火邪，且有滋阴的力量。作用点在肺胃，气机主要向下。

**人参**

味甘，微寒。主补五脏，安精神，定魂魄，止惊悸，除邪气，明目，开心，益智。久服，轻身，延年。一名人衔，一名鬼盖。生山谷。

人参：味甘，性微寒。

主补五脏：可以补养五脏，重点在于肾脏的元气。

安精神，定魂魄，止惊悸：粮草多，心不慌。

明目，开心，益智：五脏得补也。

人参的作用是五脏均补。其作用于五脏，性质较为平和而偏于微寒。古代的人参是指上党地区的，但不是现在的党参，据说已经绝种。现在用的人参，主要产于东北。按照五行的说法，东北乃木水之地，木主生发，水主敛藏，主脏在肝肾。所以，现在用的人参具有生发和敛藏之性，主要作用于肝肾。而上党人参，地处中州之地，专于脾胃，为"化"为"枢"，故可主养五脏六腑。

笔者一般是人参和党参一起用，或者就用党参。现在的党参虽然不如古时的上党人参，但其健养脾胃的作用还是不错的。

人参作用的简单整理：补养五脏，尤其肾脏。

药物来源于《名医别录》。

**粳米**

味苦，平，无毒。主益气，止烦，止泄。

功能：补中益气，健脾和胃。

主治：除烦渴，止泻痢。

粳米，最常见的是我们常吃的东北大米。

水稻主要分为粳稻和籼稻。粳稻主产于北方，较耐冷寒；籼稻主要分布于南方。一般来讲，粳稻加工的大米（粳米）粒形短圆宽厚，腹白和心白较少，耐压性强，加工不易折断，黏性较强。而籼稻加工的大米（籼米）粒型细长扁平，腹白较多，耐压性差，加工时易折断，黏性较差。

**27. 太阳病，发热恶寒，热多寒少，脉微弱者，此无阳也，不可发汗，宜桂枝二越婢一汤。**

桂枝二越婢一汤方

桂枝<sub>去皮</sub> 芍药 麻黄 甘草各十八铢，炙 大枣四枚，擘 生姜一两二铢，切 石膏二十四铢，碎，绵裹

上七味，以水五升，煮麻黄一二沸，去上沫，内诸药，煮取二升，去滓。温服一升。

本云[1]，当裁为越婢汤、桂枝汤合之，饮一升。今合为一方，桂枝汤二分、越婢汤一分。

（臣亿等谨按，桂枝汤方，桂枝、芍药、生姜各三两，甘草二两，大枣十二枚。越婢汤方：麻黄二两，生姜三两，甘草二两，石膏半斤，大枣十五枚。今以算法约之：桂枝汤取四分之一，即得桂枝、芍药、生姜各十八铢，甘草十二铢，大枣三枚；越婢汤取八分之一，即得麻黄十八铢、生姜九铢、甘草六铢、石膏二十四铢，大枣一枚八分之七，弃之。二汤所取相合，即共得桂枝、芍药、甘草、麻黄各十八铢，生姜一两三铢，石膏二十四铢，大枣四枚，合方。旧云：桂枝三，今取四分之一，即当云桂枝二也。越婢汤方，见仲景杂方中。《外台秘要》：一云起脾汤。）

### 解读

**发热恶寒，热多寒少**：说明外邪仍在表，这个没有异议。

与第23条比较，此条少了"如疟状"，那么这个就是持续性的发热恶寒，属于相对重一点的病。

**不可发汗**：就是说当前的症状没有"汗出"。

**脉微弱者**：脉象是用桂枝汤的依据。

现在的症状：发热恶寒，热多寒少，无汗，脉微弱。

为什么没有汗？是因为脉微弱，气血津液不足吗？

如果是，那么发热就应该少，而不是多。所以，这个没有汗，仍旧是外寒束缚，与后面的麻黄汤一样。

这个病人内有气血津液不足，所以脉微弱；外有寒邪的束缚，所以有恶寒且发热。此发热，乃是寒邪束缚，卫气郁闭在体表而发生的。所以，这个病的治疗就需要内补气血津液外散寒，适当清热。因此，桂枝汤合越婢汤就合适了。

很多人怕用生石膏，认为它太寒凉了，容易伤胃肠。其实，《神农本草经》恰恰

---

[1] 本云：疑指"太阳病，发热恶寒，热多寒少，脉微弱者，不可发汗，宜桂枝二越婢一汤。

"桂枝二越婢一汤方

"桂枝汤二分、越婢汤一分，合为一升，分再服。将息如前法。"

认为其"微寒"且其味"辛"，是个可以透发内外热邪的药物，对于热证是特别好用的一味良药。

我们看一下这个方子的药物剂量，桂枝汤用了约原方剂量的四分之一、越婢汤用了约原方的八分之一。剂量都是比较少的。再看桂枝麻黄各半汤，乃是取桂枝汤原方剂量的三分之一、麻黄汤原方剂量的三分之一；桂枝二麻黄一汤则是桂枝汤用了原方剂量的十二分之五、麻黄汤用了原方剂量的九分之二。

通过这三个方子，我们可以看到，对于某些不好区分是中风还是伤寒的病例，可以按照一定的比例关系给予相应的麻黄、桂枝少剂量应用，加上必要的对症治疗的药物，如高热给予石膏等。其实现在有辛凉解表药如薄荷，就比较方便了。笔者临床是这样用的，比如桂枝汤加薄荷、金银花等，效果比这几个方子好用得多。

这三个方子出现的意义是很重大的，值得细细玩味。看看张仲景对"合方"的运用。很多人以为，学习《伤寒论》就应该开出短小精悍的方子，超过多少味药就觉得这个医生水平不行。其实，《伤寒论》《金匮要略》里面除了一些合方外，还有很多杂而大的方子。这些也是临床学习的重点，因为随着你水平的提高，遇到的病也会越来越复杂，没有用合方、大方的水平和能力，也治不了复杂的病症。

这里提醒一下，汗的有无是区分桂枝汤、麻黄汤证特征之一，却不是完全正确的，无汗用桂枝汤、有汗用麻黄汤的情况也不是没有。

**例1** 李某，男，10岁。咽部疼痛10天。10天前发作化脓性扁桃体炎，经输液7天后症状消失，扁桃体脓点消失。3天后受凉再次发作，咽部疼痛，发热，微恶寒，无咳痰咳血。查：体温38.3℃，扁桃体Ⅲ度肿大且化脓，有大量脓液，心肺腹未见异常，手足冰冷，舌淡白，苔薄白略腻，脉沉弱。血分析：白细胞$14×10^9$/L，中性粒细胞百分比0.78。询问：平素喜食凉，但易腹泻、腹痛。每年发作扁桃体炎多次。

辨证：乃脾肾阳虚，虚阳上越，外感风寒化热之象。

处方：桂枝15克，白芍15克，生姜10克，炙甘草10克，大枣40克，忍冬藤20克，牛蒡子10克，薄荷10克，薏苡仁20克，炙黄芪50克，党参20克，炮附子10克，干姜10克，炮姜20克，砂仁10克。4剂，水煎服。

要求：前2剂合为1剂煎，随煎随饮，每15～20分钟一次，1天内服完，后2剂每天1剂，分3次服，停用西药。

次日发热、咽痛即消失。3天后无不适，扁桃体脓点消失。随访2年，未再发作化脓性扁桃体炎。

**例2** 刘某，女，12岁。初春感受风寒邪气，头痛发热，自服药后汗出较多，随后发热消退。但第二天发热恶寒如疟疾之发作，上午一次，下午二次。脉浮略数，舌苔薄白而润。

究其原因，属于发汗太过，在表之邪气反而稽留不解，当用桂麻合剂小汗之法治疗。

处方：桂枝5克，白芍5克，生姜5克，大枣3枚，麻黄3克，杏仁3克，炙甘草3克。

1剂，药后得微汗出而解。

[刘渡舟医案《经方临证指南》1993：19]

**例3** 刘某某，女，10岁。深秋感受寒凉之气，发热恶寒，每日发作好几次，拖延数月未愈。脉浮无力，舌红，苔薄白。饮食及二便基本正常。

乃风寒郁表，日久不解，寒将化热之轻证。治用桂枝二越婢一汤。

处方：桂枝5克，白芍5克，生姜3克，炙甘草3克，大枣4枚，麻黄3克，石膏6克，玉竹3克。

2剂，微汗出而解。

[刘渡舟医案《新编伤寒论类方》1984：16]

**原文**

**28. 服桂枝汤，或下之，仍头项强痛，翕翕发热，无汗，心下满微痛，小便不利者，桂枝去桂加茯苓白术汤主之。**

桂枝去桂加茯苓白术汤方

芍药三两　甘草二两，炙　生姜切　白术　茯苓各三两　大枣十二枚，擘

上六味，以水八升，煮取三升，去滓。温服一升，小便利则愈。

本云①，桂枝汤，今去桂枝，加茯苓、白术。

**解读**

**仍：**这一个字就提示了病人用药前后的症状是一样的，就是用药前的症状是"**头项强痛，翕翕发热，无汗，心下满微痛，小便不利。**"

医者刚开始治疗的时候，因为"**头项强痛，翕翕发热，无汗**"就以为是太阳病，"**服桂枝汤**"，这里"**无汗**"仍给予桂枝汤，说明脉是缓的、弱的、相对无力的。或者刚开始治疗的时候，因为"**心下满微痛，小便不利**"就以为是胃腑里热造成燥热内结、

---

① 本云：疑指"服桂枝汤，或下之，仍头项强痛，翕翕发热，无汗，心下满微痛，小便不利，桂枝汤加茯苓白术主之。"

津液不足，给予"**下之**"。

结果，这两种方法都没有效果，症状一点没变化。

所以，这里根本就不是太阳病受寒，也不是阳明病内热。

那是什么呢？

病位涉及头项（太阳膀胱经）、心下（阳明胃腑）、小便不利（太阳膀胱腑）等部位。排除了外寒、排除了内热、排除了津液不足，那么能引起这些症状的就是膀胱主水、脾胃健运不及所造成的水湿痰饮内盛了。

问二便，是笔者临床上特别重视的问诊项目。如果出现了小便不利，笔者首先想到的是津液不足，然后想到的就是水饮痰湿的内盛影响了膀胱的气化功能。当然可能是湿热也可能是寒湿，湿热用猪苓汤为主，寒湿用五苓散、真武汤。

所以，笔者主要抓住了"**小便不利，心下满微痛**"这个问题，是水饮痰湿的内盛。膀胱腑的水饮痰湿可以进入膀胱经，进而影响头项乃至腰背等膀胱经一线而出现各种不适症状。水饮痰湿停于胃腑则见心下满、微痛等症状。所以，这里的病位应该在胃腑及膀胱腑这一片区域，病邪是水饮内盛。

"**无汗**"乃是水气影响了脾气的升清、膀胱的气化而营卫失调的表现，"**发热**"同样如此。这并不是真正的表证，而应该称为外证。前面说过其脉当以缓弱为主，不应是脉浮，即使有浮脉也是可以理解的，毕竟涉及了太阳膀胱经的问题。

茯苓、白术、生姜、白芍都可以泄水，茯苓、白术、生姜、炙甘草、大枣都可以健补脾胃。芍药、茯苓利小便的功能明显，主要作用点在膀胱。白术、生姜散胃中水气的作用比较明显。芍药有止腹痛的作用。

这条注意与后面的五苓散相比较。

这个病应该是太阳阳明病，是胃腑、膀胱腑这片区域的水气上窜入太阳经的表现。

历史上曾有到底是去桂枝还是去芍药的争论。笔者在临床上没有这个困惑，因为方子后面写着"本云：桂枝汤，今去桂枝，加茯苓白术"的字句，就是说宋本整理前的版本是这个样子的，是桂枝汤加茯苓、白术。

桂枝本就有温通血脉的作用，对于小便的通利、膀胱的气化都是有帮助的。

**例1** 某老人，70多岁。头晕半年余，曾住院治疗而效果不理想。既往有高血压病、糖尿病、脑梗死、颈椎病、前列腺病等。求诊中医。症见：头昏晕，无明显疼痛，颈肩部僵板不适，胃纳一般，喜凉，大便干燥，小便频而量少。脉弱偏沉，舌淡，水滑苔。

辨证：乃太阳阳明病，脾肾不足，水气内盛。

处方：桂枝 15 克，白芍 15 克，生姜 30 克，炙甘草 10 克，大枣 12 克，茯苓 30 克，白术 20 克，泽泻 30 克，葛根 35 克，天麻 12 克，益智仁 15 克。6 剂，水煎服。

二诊，大效。坚持 1 个月中药汤剂治疗，症状消失而愈。

**例2** 某患，头项强痛，身疼，心下满，小便不利。服表药无汗，反烦，六脉洪数。初诊疑为太阳阳明合病。谛思良久，曰：前病在无形之太阳，今病在有形之太阳，但使有形之太阳小便一利，则所有病气俱随无形之经气而汗解矣。用桂枝去桂加茯苓白术汤，一服遂瘥。

［陈修园医案《长沙方歌括》］

药物来源于《神农本草经》。

**茯苓**

味甘，平。主胸胁逆气，忧恚惊邪恐悸，心下结痛，寒热烦满咳逆，口焦舌干，利小便。久服，安魂，养神，不饥，延年。生山谷。

茯苓：味甘，性平。

胸胁逆气：不是肝胆的问题，而是水气上冲胸胁。

忧恚惊邪恐悸：主安神。

心下结痛：心下水气壅盛。

寒热烦满咳逆：水气犯肺。

口焦舌干：不是实热，而是水气内盛，气不化津。病人感觉口干舌燥，但舌苔不见得都是干的，甚至很多是水湿的。

利小便：利水。

茯苓作用的简单整理：利水，安神。气机主要是向下的。

术：味苦，温。主风寒湿痹，死肌，痉，疸，止汗，除热，消食。作煎饵。久服，轻身，延年，不饥。一名山蓟，生山谷。

**白术**

味苦，性温。

风寒湿痹：可以治疗筋骨关节内的寒湿之邪。

死肌：失去感觉的肌肉，也就是麻木不仁。麻木不仁，提示病人不是气血津液任何一个的亏虚，就是被痰浊、瘀血、寒湿等阻滞了。

痉：诸痉项强，皆属于湿。肌肉的拘紧、僵硬状态，不是角弓反张的那个痉病。

疸：黄疸。有湿邪的参与。

止汗：玉屏风散。

除热：气虚发热。

消食：健脾消食。

白术作用的简单整理：去五脏六腑、内外上下的寒湿之邪，有健脾之功。

**29.** 伤寒脉浮，自汗出，小便数，心烦，微恶寒，脚挛急，反与桂枝，欲攻其表，此误也，得之便厥，咽中干，烦躁，吐逆者，作甘草干姜汤与之，以复其阳；若厥愈足温者，更作芍药甘草汤与之，其脚即伸；若胃气不和，谵语者，少与调胃承气汤；若重发汗，复加烧针者，四逆汤主之。

甘草干姜汤方

甘草四两，炙　干姜二两

上二味，以水三升，煮取一升五合，去滓。分温再服。

芍药甘草汤方

芍药　甘草各四两，炙

上二味，以水三升，煮取一升五合，去滓。分温再服。

调胃承气汤方

大黄四两，去皮，清酒洗　甘草二两，炙　芒硝半升

上三味，以水三升，煮取一升，去滓，内芒硝，更上火微煮令沸。少少温服之。

四逆汤方

甘草二两，炙　干姜一两半　附子一枚，生用，去皮，破八片

上三味，以水三升，煮取一升二合，去滓。分温再服。强人可大附子一枚、干姜三两。

**30.** 问曰：证象阳旦，按法治之而增剧，厥逆，咽中干，两胫拘急而谵语。师曰：言夜半手足当温，两脚当伸。后如师言，何以知此？答曰：寸口脉浮而大，浮为风，大为虚。风则生微热，虚则两胫挛。病形象桂枝，因加附子参其间，增桂令汗出。附子温经，亡阳故也。厥逆，咽中干，烦躁，阳明内结，谵语烦乱，更饮甘草干姜汤，夜半阳气还，两足当热，胫尚微拘急，重与芍药甘草汤，尔乃胫伸，以承气汤微溏，则止其谵语，故知病可愈。

**伤寒**：伤了寒气。就是病人说受了点凉，医生随手就记上了。这里不是"太阳伤寒"的伤寒，后者乃是专指"体痛，无汗，恶寒，脉浮"等综合病症。

阴阳之中有阴阳，阴阳无限可分，就导致很多可混淆的概念。读古书，是要读出书中的意境，而不是单单纠结于文字。文字的训诂很重要，意境更重要，要读懂古人想表述的意思。

**脉浮，自汗出，微恶寒**：这是太阳中风，用桂枝汤是没错的。"**小便数，心烦，脚挛急**"这是津液不足的表现，且产生了虚热。这个时候用桂枝汤也可以。但用法值得商讨，不能"**欲攻其表**"，否则就"**此误也**"，就错了。

那么，桂枝汤该这么用吗？

可以喝热稀粥，但不用"温覆"，更不能"如水流漓"，加人参来补充气血津液就可以。其实后面的桂枝新加汤就比较贴切，生姜的量减些就更好了。

如果用了"温覆"等方法，那就叫"**攻**"。

"得之便厥，咽中干，烦躁，吐逆者，作甘草干姜汤与之，以复其阳。"

如果用了"**攻**"的方法，那么津液就会大伤，四肢、咽部等远的部位得不到津液的滋养，就会出现"**厥逆，咽中干**"的症状。

"**咽中干**"好理解，那"**厥逆**"呢？

我们一般理解的厥逆有两种：一种是阳气虚，一种是气滞。像后面的四逆散证这样的。

其实四肢末端之所以能够温暖，就是气血津液能够到达那个位置。不管是气血还是津液，到不了四末，就会出现四肢逆冷。只不过津液损耗多是慢性过程，所以气血不足所致的厥逆多见一些。但在这里，用了"**攻**"，津液丧失得更明显一些。

**烦躁**：比"心烦"更严重，指心烦躁动、坐卧不安。

**吐逆**：乃是津液大亏，胃不得滋养，胃纳不降（胃以降为顺）所致。

这个时候，如果用输液的方法补充能量肯定没问题，但是前人没有这个方法。而阴血、津液又不能速生，所以只能大补阳气了。

作用点在哪里呢？

四肢，脾胃主之。咽干，胃中热。烦躁，胃中热。吐逆，仍是胃的问题。所以，作用点在胃。

以大量的炙甘草（四两）缓急且补充气血津液，干姜（二两）温脾暖胃以助气血津液的迅速生成。

注意炙甘草的用量是干姜的两倍。

如果一定想加一点滋阴补液的药物，比如麦冬一类的，也是可以的，干姜的量增加点就可以了。但这样往往达不到急救的效果，所以张仲景等前人才没有画蛇添足，而是以迅速固护阳气为先。

"若厥愈足温者，更作芍药甘草汤与之，其脚即伸。"

如果四肢暖和了，阳气基本可以，但是手脚的挛急还没有完全解除，阴液还不充足，那么就用点芍药甘草汤来缓急止痛、滋养津液。芍药苦平且酸，对于肌肉的痉挛拘急有明显的治疗效果，且酸甘化阴。注意芍药、炙甘草等量（1:1）。

"若胃气不和，谵语者，少与调胃承气汤。"

如果甘草干姜汤复阳过度，那么就容易造成胃内燥热，就该清解燥热了。

如果没有便秘，以白虎汤为法。如果有便秘，就用调胃承气汤。大黄、芒硝泻下清热，炙甘草缓和以防止泻下太过而导致只泻下没清热。

"若重发汗，复加烧针者，四逆汤主之。"

这是大汗亡阳，四逆汤主之。急救之方，具体见后。

------

这实际上是案例的治疗过程。《伤寒论》的条文，很多都可以当作案例看。

一开始受了点凉 **"浮脉，自汗，微恶寒"**，以为就是简单的太阳中风，没在乎 **"小便数，心烦，脚挛急"** 这些阴液不足的症状，自己刚学了 **"桂枝汤"**、学了 **"啜热稀粥"**、学了 **"温覆"**，结果孟浪了，造成了 **"坏病"**。

"坏病" 的症状有什么呢？

四肢厥冷，咽中干，烦躁，吐逆。

这是气阴大亏之象。但补液不易，故先助阳，用 **"甘草干姜汤"**。用了甘草干姜汤之后，阳气基本补足，因为 **"厥愈足温"**，但阴液还不够，因为 **"脚挛急"** 仍在，**"更作芍药甘草汤"** 酸甘化阴、且缓挛急，**"其脚即伸"**。

如果用 **"甘草干姜汤"** 复阳太过，胃家燥热内盛，可以给予 **"调胃承气汤"** 泻下清热。

如果有些医生不会治，给予 **"重发汗，复加烧针"**，造成大汗亡阳，就要用 **"四逆汤"** 固护阳气了。

------

说完第 29 条，再说第 30 条。

第 30 条比较乱，大致整理下思路。这个条文是对第 29 条的诊治过程而产生的学生的疑问及老师的回答。（第 29、30 两条文字，大概能看出来，张仲景在整理前人的文字时加入了自己的体会。有些地方就是原先的文字，如阳旦。）

**阳旦**：就是太阳病中风证。

学生问：老师，这个病像太阳中风，为什么按照中风用桂枝汤的方法治疗却错了呢？出现了像四肢厥逆，咽干口燥，小腿拘急，甚至神昏谵语等各种"坏病"症状呢？老师看了之后，说这个病人半夜之后手脚就会暖和起来，小腿拘急也可以缓解。后来确实像老师说的那样。这是为什么呢？

老师答：病形确实像桂枝汤证，但是他的脉是浮而大的，浮是表证没错，是外受风寒等邪气，大则是内热之象，因为有"自汗出，小便数"津液耗伤在前，所以这个"大"主要是虚热之象。这里就不能单单用桂枝汤温覆发汗的方法来治疗，因为会导致津液进一步损伤。如果用桂枝汤发汗太过，那就不是伤津液那么简单了，就大汗亡阳了，就该用附子了，该用四逆汤来回阳救逆了。如果只是短时间之内伤了津液，导致因津液不足而无法到达四肢末端出现了逆冷以及津液不足出现了咽干口燥、烦躁等。因为这是短时间之内出现的症状，病人较为紧张，所以应该迅速固护中焦阳气，防止津液进一步脱失。炙甘草用量多于干姜，也能够在短时间内缓解津液的不足，当然急护中焦阳气之后，还是要注意补充津液的，如人参、麦冬、生地黄等还是需要用的。如果出现了阳明内结、谵语烦乱等胃肠燥热内盛的征象，那么就用点可致微溏的调胃承气汤来清解胃肠之热。子时一阳生，夜半之后，阳气逐渐充盛，全身的气血津液重新分布，这个时候手足等远端就容易得到气血津液的充养而温热起来，小腿的拘急也就慢慢缓解了，更可以用大量的芍药甘草汤来对症处理。

注意，即使人体的气血津液暂时出现大量损伤的状况，一般情况下只要不过分，夜半之后都是容易重新分配的，因为人体五脏六腑、奇经八脉、十二经脉等都有气血津液储备。因此，大部分疾病都是晚上症状重一点，凌晨逐渐好转，中午最轻。

有些医者治病，把病人一伤再伤，一直把病人折腾得奄奄一息，住了院做了手术才算数。病人不懂，以为自己病得很重。有个词叫作"医源性疾病"。古今医者之情形，大致相仿。更不要说，不懂医药的患者自己瞎捣鼓药了。

**31. 太阳病，项背强几几，无汗，恶风，葛根汤主之。**

葛根汤方

葛根四两　麻黄三两,去节　桂枝二两,去皮　生姜三两,切　甘草二两,炙　芍药二两　大枣十二枚,擘

上七味，以水一斗，先煮麻黄、葛根，减二升，去白沫，内诸药，煮取三升，去滓。温服一升，覆取微似汗，余如桂枝法将息及禁忌。诸汤皆仿此。

第 14 条，太阳病，项背强几几，反汗出恶风者，桂枝加葛根汤主之。

"诸痉项强，皆属于湿"。第 14 条和第 31 条，两条都有"项背强几几"的症状，都属于感受了湿邪。可以这样理解：第 14 条是"湿邪加风邪"，第 31 条是"湿邪加寒邪"。第 14 条有风邪所以有汗出，第 31 条有寒邪所以无汗出。两条均有"恶风寒"的症状。第 14 条的"反"字也可以认为是针对第 31 条而设的。

桂枝加葛根汤与葛根汤的区别就是在有无麻黄上。如果说麻黄散寒，可为什么第 14 条可以用桂枝加葛根汤，而第 31 条就不可以用麻黄加葛根汤（即麻黄汤加葛根）呢？其中原因在于麻黄汤就不是太阳经病（注意"不是太阳经病"六个字）标准的方子。

我们看第 35 条"太阳病，头痛，发热，身疼，腰痛，骨节疼痛，恶风，无汗而喘者，麻黄汤主之。"

除了全身关节肌肉等部位的疼痛外，怕冷、无汗、恶风寒是常见的风寒表证，再就是喘（包括咳嗽）。实际上这是外感风寒的表证加上肺系的寒邪症状，所以这个应该属于太阴肺病，只是在《伤寒论》里把太阴肺病，尤其是肺系的外感病症归于太阳病罢了。

为什么要归于太阳病？

有多个原因：比如膀胱经全身最广泛，所以外感病首先容易侵犯膀胱经而发病，表现为膀胱经的外感表证；再如肺主皮毛、膀胱主一身之表，所以两者的范围常常是重合的；再比如肺为水之上源、膀胱为水之下源，在水液代谢方面，两者密不可分。多个方面造成在外感病、水液代谢病，肺与膀胱不可分割，有时混为一体。

所以，桂枝汤属于太阳经络（尤其是足太阳膀胱经）的方子，而麻黄汤则属于太阴肺经（包括肺脏）的方子。但在《伤寒论》里都归属于"太阳病"的方子，这个可以说清楚吧。

这里出现了典型的太阳经病的症状，如"**项背强几几**"，还是选择桂枝加葛根汤治疗，因为没有汗（寒湿之邪闭塞），所以才加上麻黄来散表寒以发汗祛湿。

注意服用方法是"**覆取微似汗**"，桂枝加葛根汤也是"覆取微似汗"，这是比较典型的祛湿方法，不可大汗。现在有人治风湿关节筋骨痛，用汗蒸、桑拿的方法，可取快于一时，从长期看不见得是一件好事。（如果是短时间内的疼痛病症，汗蒸、桑拿之法倒不失为一种良法。）

笔者的经验用量：

葛根汤：葛根 45 克，桂枝 15 克，白芍 15 克，生姜 15 克，炙甘草 15 克，大枣 40 克，麻黄 6~12 克。水煎服，分 2~3 次喝，不用喝热稀粥，但要温覆取微似汗，要稍微出一点点汗。

葛根、麻黄，笔者在临床上从来没有先煎去上沫过，都是所有药物一起煎，没有见过心烦等不良反应。可能是麻黄都比较陈旧，或者是用量比较小的原因。

药物来源于《神农本草经》。

**麻黄**

味苦，温。主中风伤寒头痛，温疟[①]，发表出汗，去邪热气，止咳逆上气，除寒热，破癥坚积聚。一名龙沙。

中风伤寒头痛：感受风寒之邪引起的头痛。

温疟：当是湿疟。感受寒湿所引发的疟疾。

发表出汗，去邪热气，除寒热：解表药、发汗药。汗出则表解热退。

止咳逆上气：止咳药、平喘药。

破癥坚积聚：寒湿郁结。

麻黄作用的简单整理：散表寒，止咳平喘，散寒结。

**例 1** 某男，50 岁，体力劳动者。肩背沉胀痛至少 5 年，伴有上肢、头项等部位的不适。询其无明显汗出，后背有怕冷感，舌淡红，苔薄白而润，脉浮而力不弱。

辨证：乃太阳伤寒。

处方：葛根汤主之。桂枝 15 克，白芍 15 克，生姜 15 克，炙甘草 15 克，大枣 30 克，葛根 60 克，麻黄 10 克，羌活 10 克，细辛 10 克。

6 剂，明显缓解，共治 1 个月临床治愈。

**例 2** 李某，男，38 岁。患顽固性偏头痛 2 年，久治不愈。主诉：右侧头痛，常

---

① 温疟：当是"湿疟"。

温疟：疟疾的一种。以先热后寒或无寒但热为主症。《金匮要略》记载："温疟者，其脉如平，身无寒但热，骨节疼烦，时呕，白虎加桂枝汤主之。"

湿疟：疟疾的一种。疟疾患者兼受雨露湿邪而致病。《三因极一病证方论》记载："病者寒热，身重，骨节烦疼，胀满，濈濈自汗，善呕。因汗出复浴，湿舍皮肤，及冒雨湿，名曰湿疟。"

连及前额及眉棱骨，伴无汗恶寒，鼻流清涕，心烦，面赤，头目眩晕，睡眠不佳。诊察之时，见病人颈项转动不利，问之，乃答曰：颈项及后背经常有拘急感，头痛甚时拘紧更重。舌淡苔白，脉浮略数。

遂辨为寒邪客于太阳经脉，经气不利之候。治当发汗祛邪，通太阳之气。

处方：葛根汤。麻黄4克，葛根18克，桂枝12克，白芍12克，炙甘草6克，生姜12克，大枣12枚。

麻黄、葛根两药先煎，去上沫，服药后覆取微汗，避风寒。

3剂药后，脊背有热感，继而身有小汗出，头痛、项急随之而减。原方再服，至15剂，头痛、项急诸症皆愈。

[刘渡舟医案《刘渡舟临证验案精选》1996：134]

32. 太阳与阳明合病者，必自下利，葛根汤主之。

33. 太阳与阳明合病，不下利，但呕者，葛根加半夏汤主之。

葛根加半夏汤方

葛根四两　麻黄三两，去节　甘草二两，炙　芍药二两　桂枝二两，去皮　生姜二两，切　半夏半升，洗　大枣十二枚，擘

上八味，以水一斗，先煮葛根、麻黄，减二升，去白沫，内诸药，煮取三升，去滓。温服一升，覆取微似汗。

**解读**

**合病**：就是一起病。两经或三经的病证同时出现。

**并病**：就是一前一后病。一经病证没好，又出现另一经的病证。

- - - - - - - - - - - - - - - - - - - - - - - - - - - - - - - - - - - - - - - - - - - - - - - - - - -

这两个条文合在一起看，类似临床上常见的胃肠型感冒。典型的症状就是上呼吸道症状如咳嗽、流涕等，加上胃肠道症状如恶心、呕吐、腹痛、腹泻等，再加上外感的症状如发热、怕冷、头身痛等。

所以，这里的"太阳病"指的是外感表证，而"阳明病"指的是胃肠道的不适症状，如恶心呕吐、腹痛腹泻等。

其中第32条的"阳明病"应该是指阳明肠腑的寒湿之邪，第33条的"阳明病"应该是指阳明胃腑的寒湿之邪。

从发病的过程看，这两个寒湿之邪应该是太阳伤寒之在表的寒湿之邪入里（阳明

腑）所致，但发病的结果（症状）给医生的感觉是内外（太阳经、阳明腑）同时发病，所以称为合病，其实还是一前一后发病的并病。治疗的关键是祛太阳的寒湿，给予葛根汤治疗，呕吐者加半夏去湿止呕。

这里可以看出来，阳明病也是有寒湿的，这里提到的是阳明腑的寒湿，是太阳经表的寒湿窜入阳明腑了。

**必**：必须。这里是"最大可能"的意思。"我必削你"，这是狠话，但实际行动不见得真有。

**必自下利**：合病的症状里最可能有的症状就是"**下利**"，否则不见得要用葛根汤。因为太阳与阳明合病的情况是很多种的，其他的情况就不一定用葛根汤了。这个"**必**"，其实强调了太阳的寒湿。

这里是太阳经的寒湿影响了阳明腑，治在太阳经，用葛根汤。前面第 28 条是太阳腑的水饮痰湿影响了太阳经、阳明腑，治在太阳腑为主，辅以治疗阳明腑，用桂枝去桂加茯苓白术汤。

------------------------------------------

与外界接触的组织脏器，主要有皮肤（膀胱、肺）、肺气管（肺系）、食道胃肠道（胃家）。其他的比较少。所以，这几个地方出现的病变，有很多可以算作外感病。比如皮肤病，像荨麻疹，比如肺气管病，像气管炎支气管炎，比如食道胃肠道，像急性呕吐、腹泻等，都可以看作表证来处理，可以直接归属于太阳病的范围。这样的思维，似乎是简单了些，容易操作一点，用桂枝汤类、麻黄汤类方子来治疗。这里的葛根汤，也可以看作桂枝汤、麻黄汤的合方。

**本草**

药物来源于《神农本草经》。

**半夏**

味辛，平。主伤寒寒热，心下坚，下气，喉咽肿痛，头眩，胸胀咳逆，肠鸣，止汗。一名地文，一名水玉。生川谷。

半夏：味辛，性平。

伤寒寒热：味辛之性，散痰结水气，小柴胡汤用之，散表里之间的寒湿邪气。

心下坚：心下有水气。

下气：降气之功。

喉咽肿痛：寒性咽痛喉肿，热者不用，行气化痰之功。生者尤良。

头眩：痰浊上逆。

胸胀咳逆：肺中痰浊。

肠鸣：肠中水气。

止汗：寒湿之汗，非热汗。

半夏作用的简单整理：燥湿化痰散寒，降气利咽止呕。

**例1** 某，30余岁。腹泻经年，多方不效。询其怕冷畏寒，不易汗出，下利，大便多稀，甚至有时如水，有时夹有泡沫，时见腹痛，以脐周为主，脉浮不沉。平素易困乏，懒动。

辨证：乃太阳阳明寒湿。

处方：葛根35克，桂枝12克，白芍12克，生姜30克，炙甘草20克，大枣30克，紫苏叶12克，防风12克，茯苓20克，苍术12克，车前子12克。

3剂好转，一周即平。

**例2** 杜某某，男，69岁。胃痛30多年。经常隐隐作痛，项背强，上肢有时发麻，全身发紧，易感冒。苔薄白，脉浮紧。

辨证：乃表邪不解，内迫阳明。

治则：表里双解。

处方：葛根15克，麻黄9克，桂枝6克，白芍6克，生姜6克，甘草6克，大枣3枚。

6剂，水煎服。症状消失，饮酒亦不胃痛。

[ 刘景祺医案《经方验》1987：9]

**34. 太阳病，桂枝证，医反下之，利遂不止，脉促者，表未解也，喘而汗出者，葛根黄芩黄连汤主之。**

葛根黄芩黄连汤方

葛根半斤　甘草二两，炙　黄芩三两　黄连三两

上四味，以水八升，先煮葛根，减二升，内诸药，煮取二升，去滓。分温再服。

"太阳病，桂枝证"，即有恶风寒、汗出的症状，当用桂枝汤类的方子来治疗。但"医反下之，利遂不止"，说明用下法是错误的。这种下利，多数是伤了胃肠的阳气而

致的虚寒下利，脉以沉弱无力为主，治当理中附子法，三阴病篇里到处都是举例。

但这个病人却出现了"脉促"。前文曾有提到，误治之后，寒热病证均可能见到，虚实病证也可能见到。关键是人的体质反应，诊断的关键还是四诊合参。

现在的症状：恶风寒，汗出，喘，下利，脉促。

综合辨证，考虑是外有表寒，内有湿热。

也就是说，这个人本来就存在内部湿热的问题，前医就用了下法，而没有考虑外邪的情况，所以才导致误治。

目前的治疗，一则散外邪，二则清内之湿热，故以葛根黄芩黄连汤主之。

葛根性平偏凉，可以升清治疗下利，也可以解表。黄芩、黄连清热燥湿，以止湿热下利。炙甘草固护胃气且缓解下利之急迫之势。

第 32、33 条，太阳经表寒，阳明腑寒湿。葛根汤主之。

第 34 条，太阳经表寒（化热），阳明腑湿热。葛根芩连汤主之。

**脉促**：脉促，就是脉搏很快。有的是实热，有的则是虚寒，都有可能。这里直接考虑就是"表未解"，表有邪未解而内有湿热熏蒸胁迫，蒸于上则"**喘而汗出**"，迫于下则"**利遂不止**"。

药物源于《神农本草经》。

**黄芩**

味苦，平。主诸热，黄疸，肠澼泄利，逐水，下血闭，恶创，疽蚀，火疡。一名腐肠。生川谷。

黄芩：味苦，性平。

诸热：各种热邪。

黄疸：湿热。

肠澼泄利：湿热。

逐水：湿热下注水肿、腹水。

下血闭：湿热阻于子宫。

恶创，疽蚀，火疡：火邪。

黄芩作用的简单整理：一切火热、湿热，不论上下不论内外。

**黄连**

味苦，寒。主热气目痛，眦伤泣出，明目，肠澼，腹痛下利，妇人阴中肿痛。久服，令人不忘。一名王连。生川谷。

黄连：味苦，性寒。

热气目痛，眦伤泣出，明目：治疗眼睛的热邪。

肠澼，腹痛下利：治疗肠道的湿热。

妇人阴中肿痛：治疗阴部的热邪。

黄连作用的简单整理：眼睛、肠道、阴部的热邪、湿热邪。

**医案**

**例1** 某男，40余岁。以腹痛、腹泻多月求诊。询其大便黏腻而臭，脉力充足，苔腻而偏黄。既往双膝关节冷痛多年，多方治疗无效。

辨证：乃肠道湿热。

处方：葛根芩连汤主之。葛根60克，黄芩12克，黄连12克，白芍30克，麦芽30克，槐米30克，牛膝30克，甘草12克。6剂，水煎服。

6剂后，腹痛腹泻明显好转，双膝冷痛也明显好转。

共服药18剂，肠道症状及膝痛均消失。

**例2** 某男孩，6岁。昨晚受凉，加之吃肉食较多，出现了发热，腹泻，自觉怕冷，无呕吐。询其大便臭秽，有黏液，非水样。舌淡红，苔微黄，脉略数。

辨证：考虑肠道湿热加上外感，加之积食。

治则：外散表寒，内清湿热，兼理积食。

处方：葛根芩连汤主之。葛根25克，黄芩5克，黄连5克，炙甘草15克，紫苏梗5克，紫苏叶5克，麦芽10克，炒山楂10克。2剂，24小时内喝完，多次频服。

2剂后，症状大减，人有精神，腹泻止，体温正常，再与2剂，分两天服完。愈。

**原文**

**35.** 太阳病，头痛，发热，身疼，腰痛，骨节疼痛，恶风，无汗而喘者，麻黄汤主之。

麻黄汤方

麻黄三两，去节　桂枝二两，去皮　甘草一两，炙　杏仁七十个，去皮尖

上四味，以水九升，先煮麻黄，减二升，去上沫，内诸药，煮取二升半，去滓。温服八合，覆取微似汗，不须啜粥，余如桂枝法将息。

**解读**

笔者在第31条分析了麻黄汤不属于太阳膀胱经的方子而应该属于太阴肺病的方

子。但《伤寒论》把大部分外感病都归于太阳病了。

我们要知道：太阴肺病的外感病有些归于太阳病范围，而有些则归于阳明病或者太阳阳明合病，至于太阴肺病的内伤病则大部分见于《金匮要略》，属于杂病范围。

---

麻黄解表散寒，治疗因寒邪收引所造成的关节肌肉疼痛以及身冷无汗的效果是最理想的。除了这些症状之外，还有一个典型症状就是咳嗽或者咳喘。这是肺系的症状无疑，所以用了麻黄、杏仁这一对药，一宣一降则肺气顺畅而咳喘可平。

前面分析桂枝汤的时候说过，桂枝汤的作用点在于肌肉之表，而麻黄汤的作用点在于皮肤之表。桂枝汤作用重点在于补虚，补营卫之虚。这里，麻黄汤的作用重点则在于祛邪，祛除肌表的寒湿之邪。人体的所有气血津液主要来源于中焦脾胃，所以桂枝汤主要用于虚弱之人，是肌表之虚（营卫不足），即所谓的表虚证；而麻黄汤主要用于强壮之人，是皮肤之实（营卫充足），即所谓的表实证。注意两个"表"不完全是同一位置，麻黄汤在皮表，桂枝汤在肌表。

麻黄作用在皮毛腠理，桂枝作用在肌肉。麻黄加桂枝则可以让肌肉皮肤里的营卫之气迅速发挥作用，把寒湿之邪从体表祛除。

仍是"**覆取微似汗**"，但"**不需啜粥**"，因为营卫气血充足。

故总结：麻黄汤用于实证，不可用于虚证。

麻黄汤是在营卫充足的情况下让营卫快速地动起来。寒邪把营卫给束缚住，就像士兵被敌人给捆绑起来了。而桂枝汤则是在营卫不充足的情况下使用的，是把营卫先补充起来，然后抗邪。麻黄汤对面的敌人是正规的大部队、是铁骑，桂枝汤对面的敌人是小股骚扰队伍、是轻骑。

---

麻黄汤作用在肺主皮毛的层面上，主表证，归属于太阳病的范围。但读者一定要记住，肺卫表证，正规的太阳经的风寒实证的正方是葛根汤。

桂枝加葛根汤与葛根汤是对太阳经的表虚、表实而设置的。

桂枝加厚朴杏子汤与麻黄汤是对肺卫表证的表虚、表实而设置的。

桂枝汤是补益脾胃、充实营卫的方子，可以外解经络营卫不足的问题，可以内补脏腑气血津液不足的问题（适当化裁）。

---

笔者用麻黄是相对小心的，一般用6克左右的时候多，也有用到12~15克的情况，再大量基本没用过。因为有人用了麻黄会有心慌的症状出现，也有失眠的症状出现过。如果担心麻黄的不良反应，可以适当配伍，比如加用茯神、熟地黄等，效果还是蛮好的。麻黄10克，茯神15克；麻黄12克，熟地黄30克。

**例1** 某，感冒发热，体温 38.7℃，身痛头痛，无汗，关节痛，咽痛充血，脉浮而紧有力，苔薄白。

辨证：乃太阳伤寒证。

处方：麻黄6克，桂枝10克，杏仁10克，炙甘草10克，薄荷12克。1剂，水煎服。

药后汗出而愈。

按语：薄荷发汗力量较强，故临床上对于外感无汗者，多喜加薄荷。

**例2** 冯某，男，56岁。1969年12月6日。寒冬在果园整枝。因劳累甚，而感受风寒。当晚即发高热，体温达 39.7℃，恶风寒发热，头痛，身痛，腰痛，骨节疼痛，无汗而伴咳喘。舌苔薄白，脉浮紧有力。

辨证：外感风寒，毛窍闭塞，肺气不宣，营卫失和。

诊断：伤寒感冒。

治则：疏风散寒，宣发肺气，调和营卫。

处方：麻黄汤加味。麻黄12克，桂枝10克，杏仁10克，川芎10克，防风6克，炙甘草6克。水煎服。

1剂服药后，温覆衣被，须臾通身出汗而解。

再予桂枝二麻黄一汤2剂。

桂枝12克，制白芍12克，麻黄6克，杏仁10克，防风10克，炙甘草6克，大枣10克，生姜10克，水煎温服。

3日后，病人欣然相告，病已痊愈。

[柳少逸医案《柳少逸医话》2015：1]

**36. 太阳与阳明合病，喘而胸满者，不可下，宜麻黄汤。**

第32、33条是"太阳与阳明合病"，分析是太阳伤寒在表的寒湿入里，进入阳明胃腑、肠腑的原因。那么这里的"阳明"是阳明经还是阳明腑呢？

《伤寒论》是张仲景整理的，被后人传抄、整理，有些条文的顺序可能有点乱。这前后几条都说到"阳明病"，是不是有点早啊，还没开始学习阳明病呢。

**不可下**：这说明什么？单纯的"**喘而胸满**"，常规的治疗是平喘降气，不会用下法。之所以提醒"**不可下**"，笔者认为可能有"便秘"之类的情况存在。因为阳明病最典型的症状就是"不更衣、内实、大便难"，总之就是大便不容易排出来。

这个条文的意思就是：有个病人主要的表现有"喘憋、胸口满满的、大便难"，原因是这次受了点凉，有点头痛怕冷。这就是"**太阳与阳明合病**"。

阳明大便困难可以出现喘憋的症状，因为肺与大肠相表里，肠腑不通则肺气难降，可能出现喘憋。如果阳明胃腑有实邪，比如我们吃多了，胃里胀胀的，打饱嗝，也容易出现喘闷不适，这是胃气上逆造成的。如果我们外感受邪，则肺卫受影响，肺之宣降失常，可以导致喘憋，也容易出现排便困难的情况。当然，引起"喘"的原因还有很多。

根据这个条文就可以看出至少有三个意思在里面。对于第一、第二种情况，没有外感的症状，所以不能称为太阳病。只有第三种情况，才可以称为"**太阳与阳明合病**"，所以这里的"**喘而胸满**"只能解表而"**不可下**"，考虑用麻黄汤治疗。杏子有一定的润肠作用，与本病的外感因素并不相违。"**宜**"，就是"可以考虑"的意思。不是都可以用麻黄汤，有时候桂枝加厚朴杏子汤也是可能用到的。

**医案**

我们看下面的医案，虽然不是用麻黄汤治疗的，但其是麻黄汤类方（小青龙汤）治疗的，还是蛮有启发的。

陈某某，男，64岁，1999年1月6日初诊。素有咳喘宿疾，近3个月来咳嗽喘闷痰多，且增大便秘结一症。大便一周至十余日一行，尚需口服果导片导泻。近1个月来，虽服果导片，亦不能便，常需灌肠或服中药泻下剂方可大便，屡经泻下后觉腹冷下坠，气短难续，而数日后又复便秘。患者深以为苦，邀余诊治。刻诊：大便已6日未行，腹胀纳差，时有嗳气，头晕气短，咳嗽阵作，痰多清稀，舌质淡苔薄白，脉弦滑。

辨证：寒饮内停，肺失宣肃，大肠传导失司。

治则：温肺化饮，肃肺通腑。

处方：小青龙汤加味。麻黄9克，五味子9克，白芍9克，桂枝12克，干姜12克，半夏12克，细辛6克，炙甘草6克，紫菀15克。每日1剂，水煎服。

服3剂咳嗽减轻，大便畅通。继服3剂咳嗽基本控制，饮食如常，大便保持每日1次。嘱其服金匮肾气丸、通宣理肺丸以巩固疗效，并注意多食新鲜蔬菜，至1月23日随访，便秘未作。

原按：仲师所创小青龙汤临床应用甚广。该例便秘缘于寒饮伏肺，肺失宣肃而大肠传导失司，水液耗失而大便燥结，故以小青龙汤温肺化饮。水饮得化，肃降传导复常而大便自通，此为下病上取，腑病治脏之法。考诸先贤，以肺治肠并不少见。《宋人医方三种》首页有《史载之传》一文，其中一案云："蔡元长苦大肠秘，医不能通，堪诊脉已……末紫菀以进，须臾遂通，元长大惊，问其说。曰：大肠，肺之传送，今之秘无他，以肺气浊耳，紫菀清肺气此所以通也。"叶天士也精研开肺气、通大肠之法，后人叶玉堂评《临证指南医案》中一案云"盖肠痹之便闭，较之糙屎坚结，欲便不通者稍缓，故先生但开降上焦肺气，上窍开泄，下窍自通矣，若燥屎坚闭则有三承气、润肠丸、通幽汤及温脾汤之类主之"，叶氏又云："丹溪每治在肺，肺气化则便自通"，此皆辨证施治之典范，故为医者当深究医理，精研诸家，见病知原，方可用药切中病机而游刃有余，不可囿于常法，画框自限。

［张秋英，彭世桥.小青龙汤治愈便秘 1 例.山西中医，1999（4）：11］

**37.** **太阳病，十日以去，脉浮细而嗜卧者，外已解也。设胸满胁痛者，与小柴胡汤。脉但浮者，与麻黄汤。**

小柴胡汤方

柴胡半斤　黄芩　人参　甘草炙　生姜各三两，切　大枣十二枚，擘　半夏半斤，洗

上七味，以水一斗二升，煮取六升，去滓，再煎取三升。温服一升，日三服。

**太阳病，十日以去**：太阳病十多天了，有可能出现各种转归。

**外已解也**：就是说太阳病已经十多天了，没有那些外感的症状了，比如"恶风寒，头痛，关节痛"等都消失了，病人感觉到"**嗜卧**"，只想躺着，没精神。把脉一看，脉浮细。浮仍是表，细则气血津液不足，尤其是阴血不足。大战之后的休养时间，活着的一方肯定是胜利者了，但也疲劳不堪，嗜睡喜卧。试着给温热的稀粥，静养几天就好了。

**胸满胁痛**：外感的症状没有了，但现在还有"**胸满胁痛**"的不适症状，这是外感病没好彻底，部分邪气进入了少阳，所以给予小柴胡汤治疗。

**脉浮**：如果仅仅脉浮，没有嗜卧，没有胸满胁痛，那还是以表证为主。即"**太阳病，十日已去，脉但浮者，与麻黄汤**"，条文当是这个样子的。病人就说了，感冒十多天了，吃了很多药，大部分症状都没了，就是有点身体不舒服、不得劲，到底是怎么个不舒服法，具体说不上来。问其没有流汗，也没有其他特殊的不适，脉也仅仅是浮象，不细也不弱。那就用点麻黄汤散散表寒，少量服用就是了。当然也可能用桂麻合剂，故只说"**与**"不说"**主**"。

**38.** 太阳中风，脉浮紧，发热，恶寒，身疼痛，不汗出而烦躁者，大青龙汤主之。若脉微弱，汗出恶风者，不可服之，服之则厥逆，筋惕肉瞤，此为逆也。

大青龙汤方

麻黄六两，去节　桂枝二两，去皮　甘草二两，炙　杏仁四十枚，去皮尖　生姜三两，切　大枣十枚，擘　石膏如鸡子大，碎

上七味，以水九升，先煮麻黄，减二升，去上沫，内诸药，煮取三升，去滓。温服一升，取微似汗。汗出多者，温粉粉之。一服汗者，停后服。若复服，汗多亡阳遂虚，恶风烦躁，不得<sup>①</sup>眠也。

**39.** 伤寒，脉浮缓，身不疼但重，乍有轻时，无少阴证者，大青龙汤发之。

**太阳中风**：本来是太阳中风的病，也就是原先有恶风寒、汗出等症状，结果再次受寒，出现了后续的一系列症状。

后续的症状是什么？

脉浮紧，发热，恶寒，身疼痛，不汗出而烦躁。

**"脉浮紧，发热，恶寒，身疼痛，不汗出"**，都是感寒所致，是寒邪束缚皮表的表现。这个得用麻黄汤治疗，没问题。

**"烦躁"** 是怎么来的？

**"烦躁"** 是因为在"太阳中风"这个过程中再次感寒而阳气郁滞。正在汗出时，寒邪把它给包裹住了，那个卫阳的热也就散发不出来，所以产生了内热，产生了烦躁。因此，这里才加有"味辛"的生石膏来清热，也要加生姜、大枣（合炙甘草）来补充损伤的津液。麻黄量大一点，就是因为寒邪过甚，能把正在"太阳中风"的过程都给封闭住。

这里不是中风，而是伤寒，且夹有内热，得**"大青龙汤主之"**。并且，赶紧给个提示：这不是中风！**"脉微弱，汗出恶风者"** 才是中风，中风是不可以用大青龙汤的，否则 **"服之则厥逆，筋惕肉瞤"**。

**脉微弱**：是个对照脉，就说明大青龙汤的主要脉象不是微弱的，而应该是有力的。

**烦躁**：烦躁是热象，可以如刚才所言是过甚的外寒将 **"太阳中风"** 封闭而产生了

---

① 不得：南阳方言，意指不能、不让等。如南阳人批评小孩子时常说："若这个事不干完你不得吃饭！"即不能吃饭或不让吃饭。

内热，当然也可以是部分人的体质本身就属热性。这个热多少可以算点正气的范畴，但有点反应过头了，所以应该适当给予安抚，生石膏以清凉解之。

这个方子的主要药物是麻黄，以开解玄府、透汗泻热为主。

麻黄、桂枝、杏仁、炙甘草，乃是麻黄汤的组成，加量麻黄以增加解表的力量，生姜亦主解表且暖里助气血生化，加大枣增加气血津液防止多汗伤之。所以此处相当于仿了桂枝汤的意思，炙甘草、大枣、生姜促进气血津液的生成。石膏清热，且可以防止麻黄过分发汗。

注意服药后要"**取微似汗**"，在所有汗法的治疗中都应该这样要求"遍身染染微似有汗者亦佳，不可令如水流漓"，都要"微似有汗"为好。

服用这个方子后，可能有个别人会出汗较多，一定要及时补救，以前用**温粉**，现在则可以多喝点温热的淡盐水，严重者就要输液补液了。

**温粉**：就是温热的干燥的粉状物，大米粉、小麦粉、龙骨粉、牡蛎粉等都行，一定要温和的，如果是凉的，容易导致寒凉入体。也不能太热，防止烫着。

**一服汗者，停后服**：已经出汗了，就不能再服药了，毕竟麻黄发汗的力量太强，容易伤气血津液。到底伤哪个？看人的体质，最可能的是伤津液，造成阴亏而内热盛，出现"恶风，烦躁，筋惕肉瞤，不得眠"等不良反应。参看第29条。

**筋惕肉瞤**：身体筋肉不由自主地跳动。

再次提醒，对于体质虚弱的人，不能用这个方子，以防止大汗亡阳脱津，出现"坏病"，甚至危及生命。

--------

**脉浮缓**：这是"太阳中风"的脉象。但缓脉还主湿，所以这里的"**脉浮缓**"也主湿邪在表，寒湿之邪在表，以湿邪为主则脉浮缓，以寒邪为主则脉浮紧。不管是寒邪还是湿邪，都是不出汗，或者说是不容易出汗的。

**身不疼但重**：进一步强调此处以湿邪为主，而不以寒邪为主，寒邪为主则体痛："身疼，腰痛，骨节疼痛"。

**乍有轻时**：有时候还是能自我缓解的。湿邪毕竟没有寒邪的收引凝滞明显，所以营卫还有出来透透气的机会。

**无少阴证者**：少阴证可以出现身体沉重懒得动弹，这里也指身体沉重懒得动弹，但是两者的脉象是不一样的，在表为浮在里为沉。还有，太阳表湿为主的身沉懒动，越活动越舒服，而少阴阳虚为主的身沉懒动，越活动越没有精神。所以有的人说，我一干活就把症状忘了——这是实证而不是虚证。

少阴病的身体沉重懒动，是少阴肾阳不足、水湿内停为主，以真武汤、四逆辈为法，是虚寒兼有水湿。

太阳病的身体沉重懒动，是太阳经受寒湿，以表湿为主，大青龙汤为法，是表有寒湿，湿邪多于寒邪。

我们学习方剂、中药的时候，多数都是一种解释思维。其实在临床上，你会发现一个方子可以用在很多的情况之下。比如桂枝汤，如果用于太阳表证，是一种解释，如果用在太阴虚寒又是另一种解释。桂枝这味药，有解表的解释、有温里的解释、有镇逆的解释，相应的方子也就有了不同的解释。所以，学习方剂也好、中药也好，要多看书，多看看前人的解释，每个人的解释可能不一样，看得多了，自然就会发现其中的要点。

 **方剂**

对于以湿邪为主的病证，我们现在用羌活胜湿汤之类的方子更为安全有效。毕竟对于大剂量麻黄的应用还是蛮令人担心的。

**羌活胜湿汤（金·李东垣《内外伤辨惑论》）**

[组成]羌活、独活各一钱，藁本、防风、炙甘草、川芎各五分，蔓荆子三分。

[用法]上咬咀，都作一服，水二盏，煎至一盏，去滓，温服，空心食前。

[现代用法]水煎，食前温服。

[功效]发汗祛风，除湿止痛。

[主治]风湿在表证。头痛身重，肩背疼痛不可回顾，或腰脊疼痛，难以转侧，苔白脉浮。

**医案**

例 1　某男，35岁。肩背沉重麻木疼痛2个月左右，伴有头昏沉，偶有眩晕，右上肢麻木至五指端。舌淡，苔白腻，脉沉。

诊断：痹病。

辨证：寒湿在手太阳经。

治则：祛风寒除湿。

处方：羌活胜湿汤。羌活15克，独活12克，藁本15克，蔓荆子15克，川芎15克，防风12克，白芍15克，桂枝15克，生姜15克，炙甘草15克，大枣40克，细辛10克，炙甘草12克，白附片12克。6剂，水煎服。

6剂后，症减，肩背松弛感，肢体麻木亦见好转，继续调理1个月余，症状消失，临床治愈。

例 2　某女，32岁。患两手臂肿胀，沉重疼痛，难于抬举。经过询问得知，冬天用冷水洗衣物后，自觉寒气刺骨，从此便发现手臂肿痛，沉重酸楚无力，诊脉时颇觉费力。但其人形体盛壮，脉来浮弦，舌质红绛，苔白。

此乃水寒之邪郁遏阳气，以致津液不得流畅，形成气滞水凝的溢饮证。虽然经过多次治疗，但始终没有用发汗之法，所以缠绵而不愈。

处方：麻黄 10 克，桂枝 6 克，生石膏 6 克，杏仁 10 克，生姜 10 克，大枣 10 枚，甘草 6 克。

服药 1 剂，得汗出而解。

[刘渡舟医案《经方临证指南》1993：25]

 牟某，女，33 岁，古镇都人。1961 年 12 月 19 日初诊。素有哮喘史，每因外感辄发。自一周前复发，至今未愈。症见咳喘气促，咳痰黏稠，身疼痛，发热微恶寒，不汗出而烦躁，渴喜冷饮，面赤发热。舌红苔薄黄，脉浮紧。

处方：麻黄 10 克，桂枝 6 克，杏仁 10 克，石膏 30 克，桔梗 10 克，葶苈子 10 克，炙甘草 6 克，生姜 3 片，大枣 4 枚。水煎服。

服药 3 剂，诸证豁然，病去大半。续服 3 剂，病臻痊可。

[牟永昌医案《牟永昌诊籍纂论》2017：14]

**原文**

**40. 伤寒，表不解，心下有水气，干呕，发热而咳，或渴，或利，或噎，或小便不利、少腹满，或喘者，小青龙汤主之。**

小青龙汤方

麻黄去节　芍药　细辛　干姜　甘草炙　桂枝各三两, 去皮　五味子半升　半夏半升, 洗

上八味，以水一斗，先煮麻黄，减二升，去上沫，内诸药，煮取三升，去滓。温服一升。

若渴，去半夏，加瓜蒌根三两；若微利，去麻黄，加荛花如一鸡子，熬令赤色；若噎者，去麻黄，加附子一枚，炮；若小便不利、少腹满者，去麻黄，加茯苓四两；若喘，去麻黄，加杏仁半升，去皮尖。（且荛花不治利，麻黄主喘，今此语反之，疑非仲景意。）

（臣亿等谨按：小青龙汤大要治水。又按《本草》，荛花下十二水，若水去，利则止也。又按，《千金》，形肿者，应内麻黄，乃内杏仁者，以麻黄发其阳故也。以此证之，岂非仲景意也。）

**解读**

**伤寒，表不解**：外有表寒证。

**心下**：一般认为心下指胃腑。但笔者认为，心下指包括胃腑在内的膻中穴下面的如掌大的区域，比胃腑范围大，包括胃腑及胃腑外面等区域，比如胃、肝胆、胰腺、脾脏、横结肠等。

**水气**：即痰湿水饮。因为存在位置的不同、形态的不同，而有不同的称谓，统称为水气。

**干呕**：胃腑受水气的影响而上逆。

**发热而咳**：发热是外有表寒之邪所致。咳嗽：一则肺受寒邪，二则水气上逆动肺。

**或渴**：水气为邪气，津液得不到气化不能上呈。

**或利**：水气进入肠道。

**或噎**：噎（yē），阻塞感。主要指咽喉、食管等区域的阻塞感。这是少阴经所循行的区域。

**或小便不利、少腹满**：膀胱有水气，气化不利。

**或喘**：水气上逆犯心肺。

 **经络**

**足少阴肾经**

**肾足少阴之脉**：起于小趾之下，斜走足心，出于然谷①之下，循内踝之后，别入跟中，以上腨内，出腘内廉，上股内后廉，贯脊属肾，络膀胱。**其直者**：从肾上贯肝、膈，入肺中，循喉咙，挟舌本。**其支者**：从肺出，络心，注胸中。**是动则病**：饥不欲食，面如漆柴②，咳唾则有血，喝喝③而喘，坐而欲起，目䀮④䀮如无所见，心如悬若饥状，气不足则善恐，心惕惕如人将捕之，是为骨厥。是主肾所生病者：口热，舌干，咽肿，上气，嗌干及痛，烦心，心痛，黄疸，肠澼⑤，脊股内后廉痛，痿厥，嗜卧，足下热而痛。

---

① 然谷：舟骨粗隆下方。
② 漆柴：面色发黑无光泽。
③ 喝喝：气喘声。
④ 䀮（máng）：目不明。即视物不清。
⑤ 澼（pì）：指垢腻黏滑似涕似脓的液体。自肠排出，故称肠澼，现称为痢疾。

**解读**

心下有水气，外表有伤寒，内有的气血津液不通畅即气机不畅。表证存在，如怕冷恶寒发热、关节肌肉痛、头身痛等。胃腑水气也存在，如干呕。咳嗽乃是肺受寒或水气上逆动肺。心下的水气可以四窜，窜入咽喉、食管则噎，窜入肺脏则咳、喘，窜入胃腑则干呕、呕吐，窜入肠腑则下利，窜入膀胱腑则小便不利、少腹满，窜入心则心悸、心慌等。水气为邪，津液不化，则口干口渴也可以出现。

对于这种情况，就应该外解表寒、内化水饮痰湿。解表者，以麻黄、桂枝、细辛为主，散水饮者当温之，以干姜、半夏、细辛为主，五味子温肺且敛肺，炙甘草调理中焦，芍药苦以泻水酸以敛肺。细辛既有解表散寒之力，也有温肺化饮之功。从用药看，化水饮的药物主要有半夏、干姜、细辛、五味子，因为水饮主要在胃腑及周围，然后四窜。

**小青龙汤**

解表散寒，温化水饮。

麻黄 10 克，桂枝 10 克，半夏 12 克，干姜 10 克，细辛 10 克，炙甘草 10 克，五味子 10 克，芍药 10 克。

- - - - - - - - - - - - - - - - - - - - - - - - - - - - - - - - - - - - - - - - - - - - -

方后的加减法很重要。《伤寒论》里涉及加减法就 4 个方子，应该仔细琢磨，里面的道理是很多的。

**若渴，去半夏，加瓜蒌根**：渴，这里不是津液不足（苔无或少），而是津液不化（苔腻或滑），可以加天花粉来对症处理，不必去半夏。

**若微利，去麻黄，加荛花**：微利，乃肠道水气过多，加荛花以加快泄水。外表未解，不必去麻黄。

**若噎者，去麻黄，加附子**：咽喉部、食管区（肾所主）有水气，加炮附子温肾，减轻肾水的上窜。没有必要去麻黄，因为表未解。

**若小便不利、少腹满者，去麻黄，加茯苓**：这里没有必要去麻黄，加茯苓利膀胱水即可。

**若喘，去麻黄，加杏仁**：这里也没必要去麻黄，加杏仁降逆止咳平喘即可。

 **原文**

**41. 伤寒，心下有水气，咳而微喘，发热不渴。服汤已渴者，此寒去欲解也。小青龙汤主之。**

**伤寒**：太阳伤寒。

**心下有水气**：以阳明胃腑为主的水饮。

所以，小青龙汤治疗的是外寒内饮，是太阳阳明合病，太阳伤寒阳明水饮，太阳经阳明腑的合病。

第 32、33 条，葛根汤治疗的也是太阳阳明合病，是太阳伤寒阳明寒湿，太阳经阳明腑的合病。与外界接触的组织脏器，主要有皮肤（膀胱、肺）、肺气管（肺系）、食道胃肠道（胃家），所以它们的内在寒湿之邪，可以认为是与外感的寒湿之邪一致的，就可以初步认定为太阳病，辨证后按照太阳病的方法治疗，以桂枝汤类、麻黄汤类的方子来治疗。

**咳而微喘**：既有外感的可能，也有水气上窜动肺的可能。

**发热**：外感。

**不渴**：渴，是津液不化而不上呈。不渴，乃水气已经窜到口舌，浊水也是水，没办法的情况下也得凑合喝。

"**服汤已**"，服用小青龙汤来治疗。"**渴者**"，原先还不渴，现在口渴了，"**此寒去欲解也**"，不是伤津液了，而是水饮得化。水气下降了一个水位，一时半会儿津液又不能及时补充到口舌。

这个口渴有 1 ～ 3 天，因为水饮得化、津液上呈而口渴消失。这种病人现在特多，因为太多的阳虚寒湿盛的病人，用药几天后可能有口渴的情况或者大便稀溏的情况，都是体内寒湿水气得化的表现。

所以，水饮不化，既可能出现"口渴"，也可能出现"口不渴"，两种情况都有。即使"口渴"，多数仅仅需要少量饮水即可，甚至不需要饮水。仅仅有口渴这个感觉，多数人即使饮水也喜欢温热水。

**例1** 某，背痛畏寒经年，多法不效。询胃脘亦不适，有阻塞感，大便亦偏稀。脉弱缓，苔水滑。

辨证：**乃太阳寒湿，阳明胃腑有水气。**

处方：麻黄 6 克，桂枝 12 克，白芍 12 克，杏仁 10 克，茯苓 20 克，干姜 15 克，细辛 10 克，五味子 10 克，半夏 12 克，陈皮 12 克，狗脊 20 克，独活 10 克，羌活 10 克，炙甘草 10 克。6 剂，水煎服。

服药即效，共服药近 1 个月，诸症消失。饮食良好。

**例2** 米某，女，49岁，栖霞县城关农民。1962年2月18日初诊。既往有喘病史，雪后上山拾柴草，感风寒咳喘病遂发，归家当晚咳喘剧，不得平卧，咯痰清稀，胸闷心悸。现已病发3日，查舌淡苔白腻，脉浮数而滑。X线胸透示慢性支气管炎、肺气肿。

处方：麻黄10克，白芍10克，桂枝6克，制半夏10克，细辛3克，干姜3克，五味子6克，炙冬花10克，炙百部10克，炙紫菀10克，葶苈子10克，炙甘草6克，水煎服。

2月25日，服药3剂，诸证悉减，续服3剂，病臻痊可。因素有痰饮顽疾，肺肾亏虚，故嘱服金匮肾气丸，作固本之治。

[牟永昌医案《牟永昌诊籍纂论》2017：12]

**例3** 刘某，女，46岁。1990年12月15日就诊。凤恙饮喘，已有十余年。自冬季复感风寒已有三日，胸脘痞闷，呕恶眩晕，咳呛气急，不得平卧，声如曳锯，恶寒发热，无汗，咳痰多而稀，舌淡苔白滑，脉浮。

辨证：属肺肾素虚，又感外邪，引动浊痰，致肺肃肾纳脾运失常。

治则：解表蠲饮，止咳平喘。

处方：小青龙汤加减。麻黄10克，制杏仁10克，细辛3克，五味子12克，干姜6克，桂枝10克，姜半夏10克，橘红10克，茯苓12克，制白芍10克，炙甘草10克，生姜3片，大枣4枚引。

以水800毫升，先煮麻黄，减100毫升，去上沫，纳诸药，煮取100毫升；复煎煮，亦取100毫升，合煎液分二次，早、晚温服。

12月21日，服药5剂，恶寒发热已除，咳喘缓，无咳呛之象。予以原方加炙紫菀10克，炙冬花10克，炙百部10克，续服，乃紫菀百花汤之伍。

12月29日，续服7剂，咳喘缓，咳痰爽，病人欣然告云，病已基本痊愈。因虑其素有痰饮咳喘之证。嘱服金匮肾气丸，辅以《金匮要略》桔梗汤：桔梗6克，甘草10克，代茶饮，以固疗效。

[柳吉忱医案《柳吉忱诊籍纂论》2016：18]

**42. 太阳病，外证未解，脉浮弱者，当以汗解，宜桂枝汤。**

**外证：**身体外在的表现。

这里指太阳病表证，但太阳病外证不等于太阳病表证。

外证，是外在的表现，可以有里证。比如太阳中风桂枝汤证，没有里证，但有表证，也有外证，这个时候外证与表证是一致的。但第28条也是太阳病，却是太阳病腑病为主，还有外证的表现，那是太阳病外证（外在表现似乎是表证，却不是表证）加太阳病里证（太阳病腑病）。

比如阳明病腑实热证，可以有外证，像"发热"的症状，但"发热"症状不是表证。

**脉浮弱**：说明体质虚弱。

桂枝汤适合体质虚弱的外感病人，无论有汗无汗，都适用。

第37条：太阳病，十日以去，……脉但浮者，与麻黄汤。

这两条要对照着看。

外证未解，脉浮弱者，宜桂枝汤；脉但浮不弱，考虑麻黄汤。

此后还有类似的条文。

所以，这里是"宜桂枝汤"而不是"桂枝汤主之"，因为第28条也有脉浮弱，如果用桂枝汤的话，也是桂枝汤加茯苓、白术。何况原文还要去掉桂枝，因为没有必要往外表输送，用生姜不是解表而是散内在的水气（生姜散胃腑水气）。

**43. 太阳病，下之，微喘者，表未解故也，桂枝加厚朴杏子汤主之。**

桂枝加厚朴杏子汤方

桂枝三两，去皮　甘草二两，炙　生姜三两，切　芍药三两　大枣十二枚，擘　厚朴二两，炙，去皮　杏仁五十枚，去皮尖

上七味，以水七升，微火煮取三升，去滓。温服一升，覆取微似汗。

太阳病，不能用下法，这可以说是定理，不容置疑。

下法容易伤及气血津液，吐法、汗法亦如是。伤及气血津液，一般后续处理首先要想到桂枝汤，因为有外表未解、内有气血津液的损伤。

**微喘**：稍微有点气喘。这是肠道一泻，外寒趁机侵入肺脏的原因，当然是少许侵入，否则就没有表邪而只剩肺寒了。解表用桂枝汤，加杏子厚朴温热降肺平喘。

关键在于，现实中太阳病实在太多了，所以下法的使用当慎之又慎。芦荟制剂、决明子制剂、各种清热解毒胶囊口服液等，基本算是下法的应用范畴。太多的外感病

人就因为用这些药物而出现了咳喘的症状，是外邪内陷的表现。

再看第 15 条。

"太阳病，下之后，其气上冲者，可与桂枝汤，方用前法。若不上冲者，不得与之。"

这个"气上冲"的表现，"微喘"就属于其中的一种。

再看第 21 条。

"太阳病，下之后，脉促，胸满者，桂枝去芍药汤主之。"

这里的"胸满者"，也包含着部分喘的病人。

所以，有些喘是心肺的气不足，用桂枝去芍药汤或者张锡纯的升陷汤治疗。有些喘则是痰阻气逆所致，杏子、厚朴一定要加上。

**升陷汤（《医学衷中参西录》）**

［组成］生黄芪 18 克，知母 9 克，柴胡 4.5 克，桔梗 4.5 克，升麻 3 克。

［功效］益气升陷。

［用法］水煎服。

［主治］胸中大气下陷，气短不足以息，或努力呼吸，有似乎喘；或气息将停，危在顷刻。其兼证，或寒热往来，或咽干作渴，或满闷怔忡，或神昏健忘，其脉象沉迟微弱，关前尤甚。其剧者，或六脉不全，或参伍不调。

［加减］气分虚极下陷者，酌加人参数钱，或再加山萸肉（去净核）数钱，以收敛气分之耗散，使升者不至复陷更佳；若大气下陷过甚，至少腹下坠，或更作疼者，宜将升麻改用钱半，或倍作二钱。

［方义］升陷汤，以黄芪为主者，因黄芪既善补气，又善升气，且其质轻松，中含氧气，与胸中大气有同气相求之妙用，唯其性稍热，故以知母之凉润者济之；柴胡为少阳之药，能引大气之陷者自左上升；升麻为阳明之药，能引大气之陷者自右上升；桔梗为药中之舟楫，能载诸药之力上达胸中，故用之为向导也。至其气分虚极者，酌加人参，所以培气之本也；或更加萸肉，所以防气之涣也。至若少腹下坠或更作疼，其人之大气直陷至九渊，必需升麻之大力者以升提之，故又加升麻五分或倍作二钱也。方中之用意如此，至随时活泼加减，尤在临证者之善变通耳。

刘某某，男，33 岁，1994 年 1 月 25 日初诊。感冒并发肺炎，口服头孢氨苄（先锋 4 号），肌内注射青霉素，身热虽退，但干咳少痰，气促作喘，胸闷，伴头痛，汗出恶风，背部发凉，周身骨节酸痛，阴囊湿冷。舌苔薄白，脉来浮弦。

证属太阳中风，寒邪迫肺，气逆作喘。

法当解肌祛风，温肺理气平喘。

桂枝 10 克，白芍 10 克，生姜 10 克，炙甘草 6 克，大枣 12 克，杏仁 10 克，厚朴 15 克。

服药 7 剂，咳喘缓解，仍有汗出恶风，晨起吐稀白痰。上方桂枝、白芍、生姜增至 12 克。又服 7 剂，咳喘得平，诸症悉除。医院复查，肺炎完全消除。

［刘渡舟医案《刘渡舟临证验案精选》1966：22］

44. 太阳病，外证未解，不可下也，下之为逆，欲解外者，宜桂枝汤。

太阳病外证不完全等同于太阳病表证。第 42 条已经说明。

任何一个病的外证都不能随便用下法治疗，因为有时候外证就是表证，下之则邪易内陷。

为什么要"下"？

说明有"便秘"这个症状。

外感病伴有"便秘"，那这个"便秘"是原有的气虚便秘加新的外感，还是现已有外感，然后气机不降（肺与大肠相表里）而导致的便秘呢？

45. 太阳病，先发汗不解，而复下之，脉浮者不愈。浮为在外，而反下之，故令不愈。今脉浮，故在外，当须解外则愈，宜桂枝汤。

**太阳病，先发汗不解**：太阳病，已发汗了，则气血津液就衰少一些，但病没好，又用了下法，气血津液更伤。这个时候如果脉还是浮的，那就说明折腾了半天，病人没被折腾坏，病还没有入里，还在体表。

里面有气血津液的伤损，外面有表邪未解，故宜用桂枝汤类方子。

**宜**：这个字已经出现在好多处了，就是"商量、考虑"的意思，指一般情况下可以这样用，但是也有特殊的情况。所以这里只是给了个提示、例子。

感冒多属于太阳病的范畴。临床上看，一个简简单单的感冒，由于某些医生不明医理药理而胡乱给药，病人又胡乱服药，结果一周两周甚至一个月两个月不好的比比皆是，甚至转生他病的情况也不少。古今境况，大概如是。如今医药之乱，更胜往昔。仲景老人家，更要"痛夫、哀乎"了。

被胡乱治疗的感冒，经过很久仍没有好的，由于气血津液已损伤，故给予桂枝汤类方，治愈机会特别大。

**46.** 太阳病，脉浮紧，无汗，发热，身疼痛，八九日不解，表证仍在，此当发其汗。服药已微除，其人发烦目瞑，剧者必衄，衄乃解。所以然者，阳气重故也。麻黄汤主之。

**解读**

"脉浮紧，无汗，发热，身疼痛"，这是典型的太阳伤寒，但"表证仍在，此当发其汗"，所以用"麻黄汤主之"。

"麻黄汤主之"当在"服药已微除"之前。类似的句子模式很多，如前面的第41条。

**八九日不解**：不管多少天，"有是证用是药"，一定是这样的。死板教条不是中医，中医必须灵活。

**服药已微除**：表证不适症状有所减轻。

**发烦目瞑，剧者必衄**：服用麻黄汤是对的，但服药后出现了心烦、头晕目眩，甚至鼻出血的情况，这是"阳气重故也"。因为麻黄汤过于燥热，如果能少许出点鼻血，那么这个燥热就可以随着血而除去一部分。这样，外寒被麻黄汤解了，燥热被鼻出血解了，也算皆大欢喜。否则，就应该考虑仿造大青龙汤的意思，加上石膏来清里热了。

太阳麻黄汤证的病人，多数体质壮实，肌表紧凑。受寒之后，外表闭合而内热较容易产生，故在临床上遇到麻黄汤证类的病人，医者常常提前加上石膏、薄荷、连翘、白茅根等药物。笔者较喜欢加薄荷，特别容易汗出而热退。

民间对于高热不退者，有几个刺血退热方法：① 针刺鼻内出血，血出之后即刻退热。鼻为肺窍，鼻出血类似于泄肺中热。② 咽部刮痧、捏痧。咽为肺之门户，道理同上。③ 少商、商阳点刺出血，两穴乃肺经穴位。④ 大椎点刺放血。大椎是多条阳经的会合点。⑤ 大椎、肺脏背部投影区域，刮痧。

**原文**

47. 太阳病，脉浮紧，发热，身无汗，自衄者，愈。

**解读**

这是鼻出血之后，燥热被解了一部分，在人体自愈能力的作用下，将病邪退除了。

第46、47条都是说"衄"，对于一部分病症的解决可能有好处，但按照临床的观点看，这是辨证不够准确而造成的不良反应，只不过被人体强大的自我恢复能力调整好了。

另外，这也可能是太阳温病，温热之邪通过"鼻出血"的方式而外泄，也有自愈的可能。如上面的民间刺血法。就像一个膨大的气球，一点点小针就可以刺破它，"嘭"的一声碎了。人体在高热的时候，不就像个热气球吗？

**原文**

48. 二阳并病。太阳初得病时，发其汗，汗先出不彻，因转属阳明，续自微汗出，不恶寒。若太阳病证不罢者，不可下，下之为逆，如此可小发汗。设面色缘缘正赤者，阳气怫郁在表，当解之熏之。若发汗不彻不足言，阳气怫郁不得越，当汗不汗，其人躁烦，不知痛处，乍在腹中，乍在四肢，按之不可得，其人短气但坐，以汗出不彻故也，更发汗则愈。何以知汗出不彻？以脉涩故知也。

**解读**

并：就是一前一后，按前后顺序发病，先是太阳病没被治好，反而成了阳明病。

**二阳并病**：刚开始得的是太阳病，随即因为失治、误治又成了阳明病。

"**太阳初得病时**"，即刚开始得的是太阳病，"**发其汗**"，用汗法治疗是对的。但"**汗先出不彻**"，指发汗不透彻，结果造成内热盛，"**因转属阳明**"，因此转为阳明病。

所谓"**转属**"，就是一个病没被治好，结果成了另一个病。

**续自微汗出，不恶寒**：转为阳明病之后，因为有阳明内热，所以就继续出汗。但因为刚刚转为阳明病，内热还不是特别严重，所以"**微汗出**"，出汗不是很多。"**不恶寒**"，这是区别太阳病、阳明病的要点。都是微微汗出，太阳病有恶寒（全身症状），但阳明病就没有全身恶寒（偶尔或有"背微恶寒"）。

这是一种情况。

如果"**太阳初得病时，发其汗，汗先出不彻**"，刚刚得太阳病的时候，用了发汗的方法，汗出得不彻底、不透彻。"**若太阳病证不罢者**"，如果仍然有太阳表证的症状存在，比如"**恶寒、恶风**"，那就"**不可下**"，就不能用下法，"**下之为逆**"，用下法就错了。"**如此可小发汗**"，因为津液已经不足了，但太阳之表证仍存在，就只能稍微发发汗。

如果"**太阳初得病时**"，"**设面色缘缘正赤**"，即是刚得太阳病的时候，病人的脸色是通红通红的，这就说明"**阳气怫郁在表**"（怫郁，郁结不舒的意思），就是外寒把卫阳束缚得死死的，就像人被捆绑起来、嘴被塞住而脸憋得通红的一样。这个时候就要帮助卫阳把寒邪这个束缚给"**解之熏之**"，用麻黄汤、大青龙汤、火疗熏法等。若"**发其汗**"，如果已经用了发汗的方法，但"**发汗不彻不足言**"，虽然出了汗但不多，"**阳气怫郁不得越**"（越，消散的意思），卫阳之气还是被束缚得而不能解脱。"**当汗不汗，其人躁烦**"，表解不彻底，卫阳被束缚，内热不得外散，病人就躁动不安、烦躁不眠。"**不知痛处，乍在腹中，乍在四肢，按之不可得**"，说不清楚哪里不舒服，一会儿说肚子不舒服，一会儿说四肢不舒服，按一按也没有具体的痛点。这种病人在门诊还是蛮多的，有些被诊断为焦虑状态、抑郁状态之类的精神心理问题，其实多数都是不典型的感冒，没有头痛，没有鼻塞流涕，没有咳嗽咽痛，就是全身不舒服，但有没有具体的体征。什么原因？这是外邪阻滞，内在正气不甚充足，气血津液到处抗邪的原因（到处补窟窿）。当以桂枝汤为法，可以考虑桂枝麻黄各半汤、桂枝二麻黄一汤、桂枝二越婢一汤等。"**其人短气但坐**"，病人坐在那里大喘气，也不咳嗽。注意，这个可不是西医的心衰。卫表被束缚，肺主卫表皮毛，所以呼吸也就不利索。为什么会出现这些情况？"**以汗出不彻故也**"，发汗不彻底，民间的说法是"汗没发透"。"**更发汗则愈**"，再用解表药适当地发汗就好了。"**何以知汗出不彻**"，怎么知道汗发不透？"**以脉涩故知也**"，脉搏不流畅，说明营卫仍未流通开，卫阳仍被束缚着。这个"**涩**"可不是瘀血。

提醒：如果医者看到病人的面色是红红的，一摸身上还滚烫，并且坐在那里大喘气，这个时候一定要注意鉴别到底是太阳病的外寒郁滞导致的内热不散还是阳明内热炽盛。如果是太阳外寒过甚则解表清热即可，考虑用大青龙汤等治疗；如果是阳明内热，则考虑用白虎汤等治疗。我们不能一看到面色发红、高热不退就说是阳明火旺。

**49.** 脉浮数者，法当汗出而愈。若下之，身重、心悸者，不可发汗，当自汗出乃解。所以然者，尺中脉微，此里虚。须表里实，津液自和，便自汗出愈。

**解读**

**脉浮数者，法当汗出而愈**：脉浮数，多见于太阳伤寒，故用汗法治疗而愈。

**若下之**："若"字，有"如果"的意思，也有"或者"的意思，要分清。这里是"如果"。如果用了下法。为什么会考虑用下法？因为"脉浮数"，所以医者以为是脉洪，以为是内热盛。

**身重、心悸者**：用下法之后，身体出现了沉重、心悸心慌的情况。

**不可发汗**：不能再用发汗的方法治疗。

**当自汗出乃解**：自汗出，是等着机体的自我恢复。一定不要忘了人体有很强大的自我恢复能力。

"自汗出"，说明营卫较为充足，有可能抗邪外出。下法可以伤及气血津液。胡乱施之，伤及机体。没有高明的医生接手之前，还是静等人体自我恢复比较好。"有病不治，常得中医"，不要随便治疗就相当于一个中等的医生给你看病。否认，进一步损伤，就有可能"再逆促命期"。

**所以然者**：之所以要这么做。

**尺中脉微，此里虚**：是因为尺脉是微弱的，是机体内在的气血津液亏虚了。

**须表里实，津液自和，便自汗出愈**：如果乱治之后，气血津液损伤得不太重，那么人体依靠自身的力量可以恢复，气血津液充实则人体自汗出而病愈。

一般误治之后，用桂枝汤类方子解决问题是不错的。喝点热粥，不要温覆、不要再出汗，多数还是可以解决的。

如果外寒仍旧很重，考虑用麻黄汤治疗，那么就要适当加熟地黄、当归之类的补肾养血药物。

"脉数"的原因是什么？是内热，是外寒郁闭过甚而人体正气抗邪难出而产生的热，这是麻黄汤证发热的原理。这个热可以适当地清，但一般情况下不必清，因为"体若燔炭，汗出而散"，关键点还是解表发汗。

**医案**

某女，42岁。感冒后恶寒、身热、咽痛，自服多种清热解毒药物后出现了乏力、心慌、气短等诸多不适，而咽痛、清涕、头痛头昏等症状仍在，脉沉弱无力，舌淡。

辨证：乃外感风寒，误用寒凉，致使内阳虚弱。

治则：温阳解表。

处方：桂枝15克，白芍15克，生姜15克，炙甘草12克，大枣30克，白附片10克，黄芪20克，辛夷12克，蝉蜕10克，荆芥12克，防风10克，紫苏叶10克。

2 剂，水煎服，服热粥。

服完后诸症愈。巩固 2 剂。

 **原文**

**50.** 脉浮紧者，法当身疼痛，宜以汗解之。假令尺中迟者，不可发汗。何以知然，以荣气不足，血少故也。

 **解读**

**脉浮紧**：一般见于伤寒表证。

**法当身疼痛**：一般会出现身体肌肉关节等处疼痛。

**宜以汗解之**：当用汗法治疗。这是正确之法。

**假令尺中迟者**：如果把脉，发现其尺脉迟而无力。

**不可发汗**：就不能随便用汗法。

**何以知然**：怎么知道是这样呢？

**以荣气不足，血少故也**：寸主气，尺主血。尺中迟，说明肾中精血不足。

不管是尺中脉微，还是尺中迟，都是肾中精血不足的表现。如果要发汗，一定要慎重。发汗，透发的是膀胱经的营卫，膀胱与肾相表里，肾为膀胱的底层、支柱、基础，很容易就伤到肾精了。所以，尺脉弱的时候，用汗法一定要谨慎，防止大汗亡阳亡阴。

 **原文**

**51.** 脉浮者，病在表，可发汗，宜麻黄汤。

**52.** 脉浮而数者，可发汗，宜麻黄汤。

 **解读**

**宜**：前面说过，就是可以试用一下。

其实这个条文改为"宜桂枝汤"也是可以的。关键还是"脉浮"，这是表证，就要用解表的麻黄汤、桂枝汤一类的方子治疗。

大家从这两条还能看出其他内容吗？

这里可没有说"太阳病""伤寒"。什么都没说，就两个孤零零的条文。

那么，这里可延伸的地方就太多了。

笔者曾经见过一位老中医，治疗其他的病效果一般，但治疗皮肤病效果很理想。

笔者发现这位老中医治疗皮肤病的方子里都有麻黄之类的解表药，当时心里看不起老先生，觉得千篇一律麻黄制剂，但病人的各种各样的皮肤病经过治疗效果普遍理想。现在想来，是不是从这两条得到的启发呢？

关键点还是在于这个"脉浮"，要判断出是表证。

**53.** 病常自汗出者，此为荣气和。荣气和者，外不谐，以卫气不共荣气谐和故尔。以荣行脉中，卫行脉外。复发其汗，荣卫和则愈。宜桂枝汤。

**54.** 病患脏无他病，时发热、自汗出，而不愈者，此卫气不和也。先其时发汗则愈，宜桂枝汤。

**解读**

先说一下，"荣"即"营"，见第 53、54、95 条等。荣气，即营气。

这两个条文是桂枝汤的延展，脱离了太阳病的范围，不是太阳病了。

汗出，名曰中风，这个没错。见第 2 条。

第 53 条。

只有时时自汗出，没有其他的症状。

汗，首先要体内津液相对充足（津液绝对充足那人体就没病，不充足也可能无汗），否则不可能有汗。所以这里**"自汗出"**可以说明**"营气和"**，就是阴血津液是相对充足的。

那么，为什么还会莫名其妙地出汗呢？

这就考虑是卫气的功能不好了，是卫气与营气不和谐了，是体表经络里的气血津液不和谐了，所以就用桂枝汤来调和一下经络里的营卫和脏腑里的气血津液。

桂枝汤里桂枝、白芍，一放一收，维持着肌表营卫的平衡，称为"调和营卫"。这种调整的能力是天生的，是不容易被控制的，适当的药物加上人体的自我调控能力，病就向好的方向发展。

第 54 条。

病人脏腑没病，却时时出现发热自汗出的现象。既然脏腑没病，那就只能是经络的病了。

经络里有什么？

就是营血卫气。

能出汗，那就没有营气什么事，而是卫气的毛病，所以还是用桂枝汤治疗。

临床上医者不能一看见自汗就用桂枝汤，一定要排除脏腑的病变，考虑是经络的问题、体表的问题的时候才用桂枝汤，否则就是死板教条。

注意："**先其时发汗**"，就是在发病前吃药，效果更理想（提前1~2小时）。

**例1** 某女，外地人。低热多年，体温36.8~37.3℃。全国辗转多家医院（随老公一起打工），多种检查未见异常。自觉低热，全身不适，乏力，偶有关节痛，以至影响饮食，脉缓弱无力。询其汗出不多，稍劳则汗出偏多而气短感。舌淡，苔薄白。

辨证：乃内有脾胃不足，外有营卫失调。

治则：补益脾胃，调和营卫。

处方：桂枝15克，白芍15克，生姜15克，炙甘草15克，大枣30克，黄芪25克，党参15克，白术15克，山药30克，干姜6克，白蔻仁10克。

3剂愈。1年后再发，亲自从外地赶到我处，又3剂得安。

**例2** 王某某，男，16岁，学生。患者手汗不止多年。多方诊治不效。写字时常常汗湿书本、试卷。现双手汗出如流水，手脚凉，余可。舌淡，苔薄白，脉缓。

辨证：内有气血亏虚，外有营卫不足。

治则：内补气血，外调营卫。

处方：桂枝15克，白芍15克，生姜15克，炙甘草15克，大枣40克，生黄芪30克，党参20克，白附片6克。6剂，水煎服。

服药6剂，症状缓解，汗出不是时时出。前后凡5诊，共服药近40剂，病愈。

**55．伤寒，脉浮紧，不发汗，因致衄者，麻黄汤主之。**

这里出现了"衄"，虽然"汗血同源"，但是"衄"绝对不能完全等同于"出汗"。

这个"衄"乃是体表寒邪郁闭过甚，人体抗邪所产生的内热不得宣泄，气分过热造成的血络破损，不是真正的"血热"。这个时候不应该考虑"血"的问题，而应该考虑"气"的问题，即解决外寒的问题为第一，兼及内热的问题，仍用麻黄汤解表散寒、发汗退热。

对于出血，热迫常见，寒迫也常见。很多人不理解其中道理。其实看看冬天手冻裂出血、冬天水管冰冻爆裂，就知道为什么会有寒迫出血了。所以，千万不能一说到出血就是热，就一味地用清热药。

类似的情况，口渴也是，有的是燥热，有的是寒凝。比如人在热带沙漠里口渴，这是燥热所致。但是人在寒冷的冬天口渴，那就属于寒了。

**56. 伤寒，不大便六七日，头痛有热者，与承气汤。其小便清**—云大便青**者，知不在里，仍在表也，当须发汗，若头痛者，必衄。宜桂枝汤。**

**伤寒**：外感寒邪。若有"头痛"，则用麻黄汤的可能性大。

**不大便六七日**：这是里的问题，还是表的问题？

**头痛有热**：这是阳明热邪上蒸，还是太阳表邪未解？

"**伤寒**"有"**头痛**"，当用麻黄汤治疗。这里已经"**不大便六七日**"了，仍"**头痛**"，就要考虑是外寒引起的头痛，还是已经入了阳明，由阳明内热熏蒸所致的头痛呢？（既然是学习六经·三阴三阳辨证，那所有的病症就要在这个范围内考虑，"三生万物"，基本就够了。当然，如果慢慢有所感悟，那就"天高任鸟飞"了，处处是法，随时有方。）

阳明内热是一种邪热，可以通过小便来判断（因为大便不下已经六七天了），如果是"**小便清**"，那肯定是没有内热的；如果是小便黄甚至红，那内热的可能性就比较大。再结合舌象、脉象就可确诊。

如果可以肯定是阳明内热头痛，那就用承气汤类的方子治疗。

如果"**头痛**"，"**不大便六七日**"，"**小便清**"而不黄，那么这个"**头痛**"就可以考虑用桂枝汤类方子治疗，当然，麻黄汤类方也在考虑范围之内。

"**若头痛者，必衄**"，有人认为当删，笔者认为是有缺文，当同第 55 条互参。

此段条文可以理解为三种情况的头痛有热：① 承气汤证；② 桂枝汤证；③ 麻黄汤证。

**57. 伤寒，发汗已解，半日许复烦，脉浮数者，可更发汗，宜桂枝汤。**

**解读**

伤寒当发汗，用麻黄汤，但汗后再次出现不适症状如头痛、恶寒等，这时候就应该考虑用桂枝汤。

"烦"，不是烦躁的烦，而是"以……为烦"。病人没有耐心、忍受不了痛苦，再次头痛发热，就觉得很烦。

汗后病不愈，可能会出现各种变证。因为汗后可能伤及气血津液，所以继续用汗法，当以桂枝汤为主，既可解表又可滋养气血津液。

无论哪一种治疗方法，只要不对路，都有可能伤及气血津液。有的伤阳，有的伤阴，有的伤气，有的伤血，各不相同，每个人的体质、用药的情况等都不同。所以，可能出现各种各样的问题，那就要区别对待，四诊合参，辨证论治。

**原文**

**58.** 凡病，若发汗，若吐，若下，若亡血、亡津液，阴阳自和者，必自愈。

**解读**

**凡病**：不管是什么病。

**若**：或者的意思。

人体有自愈能力，任何疾病都有自愈的可能，现代医学没法治疗的疾病也有自愈的个例。这就给研究疾病开了一个小口，有了研究的门径，有了治愈疾病的可能。绝处仍有生机。

有医者给予汗、吐、下等方法误治的疾病，如果病人体质尚可，还是有可能重新分配气血津液，形成新的平衡。虽然这个平衡比误治前略差些（水平要低），但只要平衡，身体就能觉得舒适一些，慢慢调整，人体也可以自愈。

临床上有些人，西医查体时什么病都没有，但中医一看其气色就知道他有病。但究竟有什么病，病人也说不清楚，就是觉得自己身子虚，容易没精神。这就是低水平面上的平衡。这种病人，桂枝汤、小建中汤、理中汤等倒是可选之方。

**原文**

**59.** 大下之后，复发汗，小便不利者，亡津液故也。勿治之，得小便利，必自愈。

**解读**

"汗、下"后伤津液，小便不利，读者不要误以为是膀胱水气不化。

小便不利仍是自愈过程中所表现的症状。

困了睡觉，饿了吃饭，渴了喝水……多么自然的事情，偏要去讲个道理出来，那就是自找麻烦。

**原文**

**60.** 下之后，复发汗，必振寒、脉微细。所以然者，以内外俱虚故也。

**解读**

不管是"先汗后下"，还是"先下后汗"，都可能损伤人体气血津液。打仗是要花钱的，治病当然需要气血津液了。可是乱治、误治，更能损伤气血津液。没和敌人接触，自己人先干起来了。可怕！

外伤营卫故**振寒**，一阵一阵怕冷，内伤气血津液故**脉微细**，浑身软弱无力，故称**内外俱虚**。

治疗？

用桂枝汤类方。

**原文**

**61.** 下之后，复发汗，昼日烦躁，不得眠，夜而安静，不呕、不渴，无表证，脉沉微，身无大热者，干姜附子汤主之。

干姜附子汤方

干姜一两　附子一枚，生用，去皮，切八片

上二味，以水三升，煮取一升，去滓，顿服。

**解读**

**下之后，复发汗**：一阵折腾（这里指用下法治疗），结果病没治好，反而伤了人的气血津液。

**昼日烦躁，不得眠，夜而安静**：白天烦躁，晚上不烦躁，睡不着。

**不呕、不渴，无表证**：这句话就将三阳病排除了。

**脉沉微**：进一步证实属于三阴病的范围。

**身无大热**：身上有点热，但不是大热。进一步否定三阳病，说明是三阴病范围。

这是个失眠的病人，虽然失眠，但夜间不烦躁，反而白天烦躁，身上稍微有点热感。

此处三阴之病，乃是由于汗下伤阳太过，阳气大虚，导致阴寒过盛。白天虚阳得天阳之助，尚能与阴寒相搏击，故见"**昼日烦躁**"；夜间阴寒愈盛，虚阳无力搏阴，故"**夜而安静**"。

关于烦躁的话题，后面还有很多。

阳气大虚、阴寒过盛，故治疗以干姜、附子辛温大热之品温阳壮阳以祛阴寒。干姜温上、附子温下且走全身，故对于全身之阳有助。（注意：① 附子是生的；② 顿服，一次性服完，以防阴盛阳脱。）

这里讲伤阳，那么伤阴呢？

一妇人，得伤寒数日，咽干，烦渴，脉弦细。医者汗之，其始衄血，继而脐中出血，医者惊骇而遁。予曰：少阴强汗之所致也。盖少阴不当发汗，仲景云："少阴强发汗，必动其血，未知从何道而出，或从口鼻，或从耳目，是为下厥上竭，此为难治。"仲景云无治法，无药方，予投以姜附汤数服，血止。后得微汗愈。

[ 许叔微医案《伤寒九十论》]

**62. 发汗后，身疼痛，脉沉迟者，桂枝加芍药生姜各一两人参三两新加汤主之。**

桂枝加芍药生姜各一两人参三两新加汤方

桂枝三两，去皮　芍药四两　甘草二两，炙　人参三两　大枣擘，十二枚　生姜四两

上六味，以水一斗二升，煮取三升，去滓，温服一升。

本云桂枝汤，今加芍药、生姜、人参。

**发汗后**：发汗之后，病好了，那没事了，该干嘛干嘛去。但是，病没好，那肯定是伤了气血津液。

所有的治疗方法，只要用了之后病没好，就是伤及气血津液了。当然，不是说伤了气血津液就一定是虚证，就一定用桂枝汤类方子。

不是！！！

你看第26条，不就是"大汗出后"，出现了白虎加人参汤证嘛。再看第34条，也是"医反下之"，最后反而是葛根芩连汤证。

所以，一定要"观其脉证，知犯何逆，随证治之"，是要辨证论治的。

**身疼痛**：已经发汗了，多数情况下，表邪都解了，那么这个"身疼痛"一般不考虑为外寒，就是有寒也是一点点。所以，应该考虑是汗后伤气血津液，筋脉关节肌肉等得不到相应的滋养而表现的疼痛。

**脉沉迟**：进一步说明表邪的可能性极小，是气血津液不足而不得流通之象。气血津液太少了，都懒沓沓的，不愿意动弹。

所以，治疗的关键还是大补气血、滋阴补液。

处方在桂枝汤的基础上，加白芍滋阴养血、缓急止痛，加生姜暖胃助气血津液的生化，帮助气血津液快速达到体表以防止有小部分表邪未解，加人参则更为快捷地补充气血津液。

如果是脉浮弱，桂枝汤就可以。这里脉沉迟，乃是气血津液不足以支撑血脉的充实之象。如果脉浮，说明虽然气血津液不足，起码血脉还可以充盈一点，不至于塌陷了。脉沉迟，就是脉塌陷了，加用人参大补元气以防脉脱。

**例1** 某女，46岁。平素体弱，此处受凉感冒，发热，咽痛，自觉是风热感冒，自购清热解毒中成药服用，认为可以抗病毒。咽痛发热好转，却感恶寒，浑身酸痛，精神差，疲乏少力，大便偏稀。舌淡，苔薄润，脉沉弱无力。

诊断：感冒后遗症状。

辨证：气虚外感。

治则：调和营卫，补益气血。

处方：桂枝新加汤。桂枝15克，白芍20克，生姜25克，炙甘草12克，大枣50克，党参15克，红参10克，紫苏叶10克。

2剂，症状大缓，巩固4剂，愈。

**例2** 朱某，男。体羸瘦，素有遗精病，又不自爱惜，喜酒多嗜好，复多斫丧①。平日恶寒特甚，少劳则喘促气上，其阳气虚微肾元亏损也明甚。某冬日赴席邻村，醉酒饱食，深夜始归，不免风寒侵袭。次日感觉不适，不恶寒，微热汗出，身胀，头隐痛。自煎服葱豉生姜汤，病未除，精神不振，口淡不思食，兴而来诊。

切脉微细乏力，参之前证，则属阳虚感冒，极似太少两感证，其与麻黄附子细辛

---

① 斫丧（zhuó sàng）：摧残，伤害。特指因沉溺酒色以致伤害身体。

汤、麻黄附子甘草汤两方，殊不宜阳虚有汗之本证……遂改用桂枝加芍药生姜人参新加汤，又增附子，并损益分量，斯与治合证情。

党参 15 克，桂枝、芍药、甘草各 9 克，生姜 4.5 克，大枣 5 枚，附子 9 克。嘱服 3 帖再论。

复诊：诸症悉已，食亦略思，精神尚属委顿，脉仍微弱。阳气未复，犹宜温补，处以附子汤加巴戟、枸杞、鹿胶、芦巴补肾诸品，调理善后。

[赵守真医案《治验回忆录》1962：5]

**63. 发汗后，不可更行桂枝汤。汗出而喘，无大热者，可与麻黄杏仁甘草石膏汤。**

麻黄杏仁甘草石膏汤方

麻黄四两，去节　杏仁五十个，去皮尖　甘草二两，炙　石膏半斤，碎，绵裹

上四味，以水七升，煮麻黄，减二升，去上沫，内诸药，煮取二升，去滓，温服一升。

本云，黄耳杯。

太阴肺病。

前面第 18 条作"喘家，作桂枝汤，加厚朴杏子佳"条。

由此可推断第 25、26 条可拟改为：

**25. 服桂枝汤，大汗出，脉浮者，与桂枝汤，如前法。**

**26. 服桂枝汤，大汗出，脉洪大者，白虎汤主之。**

第 26 条就是比较典型的发汗过度，出现了类似白虎汤的症状（大汗出，脉洪大有力），但病人没有明显发热的感觉（不完全是指体温），有"喘"，故用麻黄、杏仁宣降肺气以止喘，石膏清内热，甘草调中。

为什么不用桂枝汤加杏子石膏来治疗？是因为桂枝汤是太阳病正方，而这里的喘是太阴肺的问题，所以还是以麻黄汤的路子来治疗比较好。

临床对于喘的辨治是要分脏腑的。

第 35 条麻黄汤之喘，乃是外寒侵袭皮毛这一肺所主之处，故肺受寒而发病。

第 40 条小青龙汤之喘，乃是心下之水气窜入肺脏，肺中有水气所致。

第 63 条则是肺中有热之喘（太阴肺热）。

如果结合第18条、43条，则可以证明麻黄用于实证之喘（麻黄＋杏仁），虚证则不用（只用杏仁）。这下我们对于张仲景的用药规律就有了一点了解。

---

我们再大概说一下膀胱、肺的一些分型。

太阳经病：表寒实证—葛根汤

　　　　　表寒虚证—桂枝加葛根汤

肺卫表证：表寒实证—麻黄汤

　　　　　表寒虚证—桂枝加厚朴杏子汤

肺脏里证：表寒内饮—小青龙汤

　　　　　表寒内热—大青龙汤

　　　　　肺热—麻杏甘石汤

在《伤寒论》里，这些基本都被归于太阳病的范围，笔者列出来只是为了便于记忆和应用。

**医案**

刘某某，男，42岁。开始是感冒发热，自己购药用药，咽痛、发热的症状消失，但增加了咳嗽的症状，且痰黄稠不爽，不易咳出，胸痛，气喘，有汗，疲乏无力，纳差，大便偏干，舌淡红，苔薄而略干，咽部有充血，口干欲饮，扁桃体略大，脉浮滑略数。血分析：白细胞 $8.2 \times 10^9$/L。X线：双肺纹理增粗。

诊断：咳嗽。

辨证：肺热夹痰热。

处方：麻杏石甘汤。麻黄10克，杏仁10克，石膏30克，甘草6克，瓜蒌12克，浙贝母10克。3剂，水煎服，2天内分6～10次喝完。

二诊：症状缓解，胸痛消，气喘顺畅，饮食可。原方再如法服3剂。

三诊：一般情况良好，偶有咳嗽，余症消失。白茅根30克，芦根12克，牛蒡子10克。3剂，代茶饮。

**原文**

**64. 发汗过多，其人叉手自冒心，心下悸欲得按者，桂枝甘草汤主之。**

桂枝甘草汤方

桂枝四两，去皮　甘草二两，炙

上二味，以水三升，煮取一升，去滓，顿服。

**解读**

少阴心病。

汗为心之液。发汗过多则伤心，是心阴为主，还是心阳为主，要看舌脉之象。

现在的症状：病人觉得心脏要跳出来了，需要用手捂着心脏跳动的位置才能舒服些。"心下"，也就是胃上口的贲门区域。

心火以下潜为主，心火下潜则震慑诸阴水而防止其过于上冲。这里心阳已伤，则阴水抬头而冲逆，发为心悸、心慌。故以炙甘草益土填水且甘以缓急，桂枝温助心阳且震慑阴寒水气。

这是少阴心阳不足、少阴肾水上逆之证治。

好在，这里以心阳虚损为主，而肾水则不是很盛。如果肾水过寒过盛，该加什么？

**顿服**：又是一个一次性服完。震慑之性情也。

**医案**

某女，40岁。心悸1周。源于用清热解毒药治疗感冒，用药后感冒症状消失，但出现了心悸，且伴有轻微腹泻。患者曾在某院查心电图、心肌酶等未见异常，用药不效而转求中医。询其平素体质偏弱，遇冷易感冒，食凉则易腹泻。脉缓弱，舌淡，苔薄润。

辨证：乃心阳不足，肺脾气虚证。

处方：桂枝30克，炙甘草29克，生黄芪30克，党参20克，炒白术15克，干姜15克。3剂，水煎服。

服完3剂后，心悸症状消失。再巩固3剂。

**原文**

**65. 发汗后，其人脐下悸者，欲作奔豚，茯苓桂枝甘草大枣汤主之。**

茯苓桂枝甘草大枣汤方

茯苓半斤　桂枝四两，去皮　甘草二两，炙　大枣十五枚，擘

上四味，以甘澜水一斗，先煮茯苓，减二升，内诸药，煮取三升，去滓，温服一升，日三服。

作甘澜水法：取水二斗，置大盆内，以勺扬之，水上有珠子五六千颗相逐，取用之。

**解读**

心下者，心胃之处，阳之位。脐下者，脾肾之处，阴之位。

心下悸，乃心阳伤为主，阴水尚少。脐下悸，乃心阳伤而体内本有阴水之盛，故在桂枝甘草的基础上加茯苓利水、大枣填土。

这里仍是少阴心肾病。

注意茯苓的用量，很大，半斤。桂枝 20 克，炙甘草 10 克，茯苓 40 克，大枣 30 克。

豚，小猪。奔豚，就是形容肚脐眼下方区域突突跳的那个状态。

关于甘澜水。

反复把水在盆里搅动扬起，水属于阴寒之物，反复搅动扬起，是为了增加阳的成分，减少阴寒之气。

"脐下悸"本身就是阳虚而阴寒水盛，故以此法。临床实践看，没有这个必要，因为煮药时就是水反复蒸腾滚动的状态。

目前涉及水气的方子主要有四个：桂枝去桂加茯苓白术汤、大青龙汤、小青龙汤、茯苓桂枝甘草大枣汤。

**医案**

某女，52 岁。一次因为生气上火而出现脐下跳动不安，自觉有气从小腹部上冲，上冲到胃则恶心，上冲到心则心慌气短，甚至有濒死感，有时甚至上冲到头而眩晕发作。每天发作次数不定，少则一次，多则四五次，此处已经发作 1 个月余。既往有过类似病史两次，但以此次发作最久、最频、最严重。舌淡，苔白而水滑，脉沉弦略滑。

辨证：乃阴水过盛而上逆。

处方：苓桂枣甘汤。桂枝 30 克，炙甘草 20 克，茯苓 45 克，大枣 40 克，肉桂 10 克，砂仁 10 克，牡蛎 30 克。4 剂，水煎服。

用药 4 剂后，症状大缓。述有腰痛史。上方加杜仲 30 克，川续断 30 克，淫羊藿 20 克，生白术 30 克。

服药 6 剂，心慌症状消失，腰痛亦大好。巩固 2 周，诸症愈。

**原文**

**66. 发汗后，腹胀满者，厚朴生姜半夏甘草人参汤主之。**

厚朴生姜半夏甘草人参汤方

厚朴半斤，炙，去皮　生姜半斤，切　半夏半升，洗　甘草二两　人参一两

上五味，以水一斗，煮取三升，去滓，温服一升，日三服。

 **解读**

**发汗后**：不管是下法，还是汗法，都容易伤及气血津液。此为诱发因素而已。

**腹胀满**：腹部胀满，腹部胀胀的、满满的。

脾胃是气血生化之源，故发汗也可以伤到脾胃。一个劲地催促一线工人加班加点，结果工人累坏了。脾胃虚则运化不利而见腹部胀满不适。

故治疗以健运脾胃为主。

人参、炙甘草、生姜，健运脾胃。

半夏、厚朴，降气消胀。

这个方子乃是太阴病之方，现在的临床辨证是脾胃气虚气滞。厚朴、生姜的量很多，乃是气滞为主，气虚偏少，且偏于寒性。

 **医案**

某男，56岁。患者因为胃癌行手术治疗，恢复良好。但出院后出现胃脘痞满，偶有嗳气打嗝，但无胃痛，二便尚可。询其饮食，则饮食偏硬不敢吃，以流质为主，但仍胃胀满而不饥。咨询手术医生，告知一切正常，给予某药物仍不适。寻诊中医。脉细弱，舌淡，苔白略厚。

诊断：胃癌术后，胃痞。

辨证：中土不运，兼有脾虚。

治则：运脾消满。

处方：厚朴生姜半夏甘草人参汤。厚朴15克，枳壳12克，半夏15克，生姜12克，党参10克，炙甘草10克，茯苓15克，木香10克，炒山楂10克，佛手10克，生姜10克。6剂，水煎服。

药后，自觉气向下行，矢气频繁，腹胀大减。继续服药1个月左右，症状消失。继续调理，嘱坚持服药3年左右。

 **原文**

**67. 伤寒，若吐、若下后，心下逆满，气上冲胸，起则头眩，脉沉紧，发汗则动经、身为振振摇者，茯苓桂枝白术甘草汤主之。**

茯苓桂枝白术甘草汤方

茯苓<sub>四两</sub> 桂枝<sub>三两，去皮</sub> 白术 甘草<sub>各二两，炙</sub>

上四味，以水六升，煮取三升，去滓，分温三服。

**解读**

伤寒用吐、下之法，非正确之法。

为什么之前的医生会用吐、下之法呢？

这说明可能有"心下满"这个症状。医生以为是痰浊水饮在上而吐之，以为是阳明内结在下而下之。医生没有意识到这个"**伤寒**"需要有表先解表。"有表先解表"这个原则不能丢。

误治之后，"心下满"变成了"**心下逆满**"。逆，就是向上冲，本来仅仅是个胃满，胃以降为顺，而今不下顺反而向上走，就成为"**心下逆满**"了。病人感觉不仅胃里满满的，甚至两胁肋都是胀满的，更甚者"**气上冲胸**"，觉得气都上顶到胸，胸背都是满满的，有喘不过来气的感觉。

这是肝气郁滞上冲吗？

不是。因为"**脉沉紧**"，沉则里、紧则水饮，乃是内有水饮的表现。

也就是说，本来就是"心下有水气"致"心下满"，吐下误治后，中焦更伤，水气更甚，上冲有力。如果一直冲到头，则"**起则头眩**"，稍微活动就会出现头晕目眩、站立不稳。

经过吐、下等法治疗，很多人会出汗。出了一身汗，症状缓解了，这个"**伤寒**"一般就解了。否则，就会因气血津液损伤致寒气入里，与水饮混合。这时候主要矛盾在于"**心下之水饮**"。

不能再发汗了，因为气血津液已经伤了，经脉营卫不得充养，就会出现肌肉震颤抽动（即"**动经**"），甚至全身抖动（即"**身为振振摇**"）的症状。

总的矛盾：心下之水气。

桂枝、炙甘草温助心胃之阳（心胃之间即为心下），茯苓、白术健运脾胃而利水。

我们看第65条的"苓桂甘枣汤"与此条的"苓桂术甘汤"，组成仅仅白术、大枣之别，苓桂甘枣汤作用于下焦、苓桂术甘汤作用于中焦。这里其实就提示白术的作用，大枣填土，那白术就重点作用于"心下"（胃这个区域），并且主要用于驱水饮寒湿。

**医案**

某女，55岁。头晕2年。多方治疗无效，来诊。询其曾住院2次，多种检查无异常。症见：乏力，懒动，头晕时作，甚则恶心呕吐，呕吐物主要是痰涎稀水样物。脉沉弱，舌淡，苔略厚而润。

诊断：眩晕。

辨证：胃中水饮上逆。

治则：利水化饮。

处方：茯苓桂枝白术甘草汤。茯苓 45 克，桂枝 10 克，生白术 30 克，炙甘草 10 克，泽泻 30 克，天麻 12 克，佩兰 20 克，泽兰 15 克，苍术 12 克。3 剂，水煎服。

服药 3 剂，自觉头脑清楚，头晕恶心等症状减轻。再服药 6 剂，症状大减，共服药 21 剂，症状消失而愈。后介绍他人类似者来诊。

**原文**

**68. 发汗，病不解，反恶寒者，虚故也，芍药甘草附子汤主之。**

芍药甘草附子汤方

芍药　甘草各三两，炙　附子一枚，炮，去皮，破八片

上三味，以水五升，煮取一升五合，去滓，分温三服。疑非仲景方。

**解读**

用"**发汗**"的方法，"**病不解**"，病仍不好，"**反恶寒**"，反而出现了恶寒的症状，这是造成了"**虚**"。

哪里虚？

体表虚，是体表的营卫虚了。

人家本来"不恶寒"，经过治疗"反恶寒"，这是卫阳不足了。

之前说过，不管是气血津液哪个不足，都可以见到恶寒、厥逆之类的病证。这里的发汗，既伤了卫阳，也害了营阴。

芍药甘草，酸甘敛阴，防止汗液进一步损伤营阴。附子甘草，辛甘助阳，补助卫阳的不足。

**医案**

**例 1**　张某，男，40 岁，1986 年 8 月 21 日就诊。时值酷暑盛夏，而病者却厚衣加身，仍打寒战。自述因天热贪凉，夜宿树下，晨起即感恶寒头痛，身痛，鼻塞流涕，自认为感冒，遂购复方乙酰水杨酸钠（APC）三片服之，半小时后大汗淋漓，良久方止。自此，觉气短懒言，倦怠乏力，畏寒怕冷，倦卧欲被，动则汗出，半月未愈。舌红苔白，脉迟无力。

辨证：此乃大汗伤阳耗阴所致。

治则：扶阳益阴。

处方：白芍 12 克，炙甘草 10 克，附子 15 克。

服 2 剂，四肢转温，汗出停止，病愈体安。

[随志化医案《河南中医》1988（5）：34]

**例 2** 某女，40 岁左右。最近几个月，经常性小腿肌肉痉挛抽筋，以为是缺钙，服用补钙剂无效，来诊。询问小腿肌肉痉挛一般在夜间发作，尤其是天冷、床凉的时候容易发作。昨晚还发作一次，因为刚入秋，没有暖气，天冷被褥也冷，结果一晚上痉挛抽筋 3 次，基本都没睡。脉沉弱无力，舌淡，苔润。

辨证：乃血虚感寒，阳气亦不足。

处方：芍药 30 克，炙甘草 15 克，白附子 15 克，木瓜 20 克，伸筋草 12 克，当归 12 克。3 剂，水煎服。

服后自觉小腿舒适感，抽筋未发作，再服药 6 剂巩固。

**解读**

其实很多病都属于营卫病，即经络病，体表的病。比如肌肉的问题、神经的问题、血管的问题、关节的问题，芍药甘草附子汤都是不错的选择，尤其是作为复方、合方使用，更是处处可见。

**原文**

**69. 发汗，若下之，病仍不解，烦躁者，茯苓四逆汤主之。**

茯苓四逆汤方

茯苓四两　人参一两　附子一枚，生用，去皮，破八片　甘草二两，炙　干姜一两半

上五味，以水五升，煮取三升，去滓，温服七合，日二服。

**解读**

人体主要的物质就是气血津液精，在此主要讨论气血津液。

本证用发汗的方法治疗，说明其不是伤寒就是中风。外有风寒的病人，如果用了下法，病不但不能好，还会出现风寒之邪入里的情况。寒与水饮同类相求，引动内寒水饮，且下法伤了阳气，病入三阴。故以四逆汤温助三阴、人参大补元气、茯苓利水且可安神定悸。

这个烦躁，一则水气上窜，二则阴寒内盛虚阳外越，三则津液不足（下法之故）。

比第 61 条干姜附子汤的单纯阴寒内盛虚阳外越要复杂一点。

之前好几个条文都是"下后""汗后"出现了其他的情况。临床上，我们既要考虑治病前的状况，也要考虑误治后的状况，尤其是后者更为重要。中医治病，以当下的症状为主，搜寻其他的证据，然后四诊合参、辨证论治。不要想当然地说，"汗法"就是伤津液，"下法"就是引邪入里，关键还是看现在的症状、当下的症状。

### 医案

某男，68 岁，平素体质偏弱，年龄越大体质越差。因为担心健康，患者用了一堆营养品、保健品，乃至药品，可劲地往嘴里送。这不，前几天感冒了，药物吃了一大堆，不但无效，反而出现了疲乏无力、嗜卧懒言、心烦不安的症状。刻诊见畏寒怕冷，纳差不欲食，大便稀溏。脉沉弱无力，尺肤冷，指端略有青紫，舌淡有紫气，苔薄润。

辨证：阳虚阳越。

处方：茯苓四逆汤。白附片 15 克，干姜 20 克，炙甘草 20 克，红参 12 克，茯苓 40 克，党参 20 克，肉桂 10 克，砂仁 10 克，五味子 10 克。4 剂，水煎服，嘱时时饮。

4 剂后症状大缓，自觉体力增加，身体暖和。稍微调整剂量，再服 6 剂，诸症近除。患者信心大增，自谓一堆的保健品不如几副中药好用。以后，患者每到疾病时就来调理几次，身体逐渐硬朗，其他药品保健品等全部舍弃。

### 原文

**70. 发汗后，恶寒者，虚故也；不恶寒，但热者，实也，当和胃气，与调胃承气汤。**《玉函》云：与小承气汤。

### 解读

前部分同第 68 条。

发汗之后，以伤营阴为主，芍药甘草汤主之，再及卫阳，芍药甘草附子汤主之。

发汗之后，燥热内盛，调胃承气汤。

各种可能的"坏病"都有可能，"随证治之"而已。

### 原文

**71. 太阳病，发汗后，大汗出，胃中干，烦躁不得眠，欲得饮水者，少少与饮之，令胃气和则愈。若脉浮，小便不利，微热，消渴者，五苓散主之。**即猪苓散是。

五苓散方

猪苓十八铢，去皮　　泽泻一两六铢　　白术十八铢　　茯苓十八铢　　桂枝半两，去皮

上五味，捣为散，以白饮①和服方寸匕，日三服。多饮暖水，汗出愈。如法将息。

### 解读

饿了吃饭，渴了喝水，困了睡觉，这是最自然、最本能的养生方法。所以，口舌干燥时喝点水，常常能疗愈不少的病。注意，"**少少与饮之**"，一次喝一点，不要猛喝猛灌。

"**发汗后**"，尤其是"**大汗出**"后，既可以伤阴，也可以伤阳，还可以引起内在的燥热等很多情况。这里出现了两种情况：①稍微喝点水即解决了，"**少少与饮之，令胃气和则愈**"；②虽然大汗了，表邪解除了，但体内仍有水饮这种特殊的存在。可以见"**小便不利**"，这是膀胱腑气不利；可以见"**微热**"，可能是有点外感，也可能是膀胱腑的水气进入了膀胱经，进而影响营卫的功能；可以见"**消渴**"，津液不化不能上呈口舌。

所以，此证还是以利膀胱的水气为主，"膀胱者，州都之官，津液藏焉，气化则能出矣"。茯苓、泽泻、猪苓、白术，都是利水药，有一定的健脾力量。桂枝，就是这个"气化"的阵眼。

关于"**小便不利**"的条文，总结一下，不仅是膀胱里有水气，而且是膀胱的津液不足。

其实临床上水气病是比较多见的，毕竟人体70%以上都是水，稍有不慎就会出现水液代谢的紊乱。代谢紊乱产生的废水，一定要排出去。

目前涉及水气代谢的方子有6个：桂枝去桂加茯苓白术汤、大青龙汤、小青龙汤、茯苓桂枝甘草大枣汤、茯苓桂枝白术甘草汤、五苓散。

### 方剂

**五苓散**

［组成］桂枝十二铢，白术十八铢，茯苓十八铢，泽泻三十铢，猪苓十八铢。

［用法］水煎服。（用散效果更好。白饮下，即用大米汤冲下。）

［功效］利水渗湿，温阳化气。

［主治］膀胱气化不利之蓄水证。小便不利，头痛微热，烦渴欲饮，甚则水入即

———————

① 白饮：即大米汤，几乎没有米只有水。

吐；或脐下动悸，吐涎沫而头目眩晕；或短气而咳；或水肿、泄泻。舌苔白，脉浮或浮数。

［方义］方中重用泽泻为君，以其甘淡，直达肾与膀胱，利水渗湿。臣以茯苓、猪苓之淡渗，增强其利水渗湿之力。白术、茯苓相须，佐以白术健脾以运化水湿。《素问·灵兰秘典论》谓："膀胱者，州都之官，津液藏焉，气化则能出矣。"膀胱的气化有赖于阳气的蒸腾，故方中又佐以桂枝温阳化气以助利水，解表散邪以祛表邪。《伤寒论》示人服后当饮暖水，以助发汗，使表邪从汗而解。

 **医案**

某女，7岁。感冒用药后，仍觉发热，测体温37.4℃，纳差不欲食，口干欲饮水，但给水反而喝得很少。舌淡，苔水滑明显，脉浮缓。

诊断：感冒后遗症状。

辨证：太阳经腑同病。

治则：通阳利水。

处方：五苓散。桂枝6克，茯苓12克，泽泻15克，生白术10克，猪苓10克，紫苏梗6克。2剂，水煎服。

当晚服药1剂，次早症状消失，纳食可，剩1剂1天服完，愈。

**原文**

**72.** 发汗已，脉浮数，烦渴者，五苓散主之。

**73.** 伤寒汗出而渴者，五苓散主之。不渴者，茯苓甘草汤主之。

茯苓甘草汤方

茯苓二两　桂枝二两，去皮　甘草一两，炙　生姜三两，切

上四味，以水四升，煮取二升，去滓，分温三服。

**74.** 中风发热六七日，不解而烦，有表里证，渴欲饮水，水入则吐者，名曰水逆，五苓散主之。

**解读**

这几条都是涉及五苓散的。

主要症状就是"**渴**"，烦渴、消渴，很多情况喝水也不解渴。

关于"渴"，《伤寒论》主要考虑两方面：一是热邪伤津，比如第26条的白虎加人参汤；二是水气内停、津液不化，比如第40条小青龙汤和这几条的五苓散等。

第 71 条太阳病，发汗后，大汗出……若脉浮，小便不利，微热，消渴者，五苓散主之。

第 72 条发汗已，脉浮数，烦渴者，五苓散主之。

第 73 条伤寒汗出，而渴者，五苓散主之。（一般断句：伤寒，汗出而渴者，五苓散主之。）

第 74 条中风发热六七日……渴欲饮水，水入则吐者，名曰水逆，五苓散主之。

这几个条文互相参看，不管是伤寒还是中风，都是经过发汗的方法治疗了，正常表邪已经解了。可以从以下三点进行解读：第一，五苓散证里应该是没有表证的，但是可以有外证。外证和表证不完全是一回事儿。第二，五苓散里都有"渴"这个主症，并且渴的明显，喝水都难以解渴，甚至喝水还吐。第三，脉是浮数的。浮，提示在太阳，但不是在太阳经而是在太阳腑。数（shuò），提示内热，不是真正的热而是水气不稳而动的数（shuò），是到处乱窜的数（shuò）。

所以，我们认为五苓散不是太阳经病方，而是太阳腑病方，没有解表的力量。五苓散的适应证主要有：脉浮数，口渴多饮，饮不解渴（个别会出现不能饮水、饮水反吐的现象），小便不利，苔水滑腻。

五苓散以茯苓、白术之甘温利水，猪苓、泽泻之甘寒利水，加桂枝镇水且领入膀胱之腑，气化的力量也要依靠桂枝。

注意五苓散的服法，"**多饮热水，汗出愈**"。部分水寒之气随汗出而解。

第 74 条的水逆之证，乃是膀胱腑之水窜入阳明胃腑。而第 32、33 条乃是太阳经之寒窜入阳明化为水气，故以葛根汤解表为主。第 28 条则是胃腑、膀胱腑区域的水气窜入膀胱经，故予桂枝去桂加茯苓白术汤。五苓散主要是祛除太阳膀胱腑的水气的。胃腑之水主要是心下满，膀胱腑的水主要是小便不利。且因为膀胱主管气化，故可见比较明显的口渴症状，而胃腑之水口渴就不明显。

第 73 条伤寒汗出，而渴者，五苓散主之。不渴者，茯苓甘草汤主之。

胃腑之水不口渴、膀胱腑之水口渴明显。茯苓甘草汤是治疗胃腑之水的，桂枝镇水温心胃之阳，茯苓利水，生姜温胃利湿，炙甘草养胃，作用点在于胃腑。

我们要注意几个利水方子的用法及作用点。

 **医案**

甲申六月，木匠李某亦在永发店出入。其妻患发热恶寒，不药自愈。转而腹痛，渴欲饮水，水入则吐，大小便不通。予曰："脾不转输，故腹满痛，不输于上渴饮而吐，不输于下故二便不通，法宜转输脾土。"投以五苓散，一服痊愈。

[ 易巨荪医案《集思医案》]

**75.** 未持脉时，病人手叉<sup>①</sup>自冒心。师因教试令咳，而不咳者，此必两耳聋无闻也。所以然者，以重发汗，虚，故如此。发汗后，饮水多必喘，以水灌<sup>②</sup>之亦喘。

病人用手护着心脏，这是心跳明显的表现。同第64条。老师有经验，没有把脉而是叫病人咳嗽，病人居然没反应，这就证明其两耳的听力是有问题的。一问才知道，之所以出现这个情况（耳聋、心慌），还是因为发汗太多造成的。

现在临床也可以见到这样的病人，感冒高热发大汗，结果心突突跳，耳朵也听不清楚了。

为什么会出现这种情况？

通过前面的一些条文，我们知道这是"心下有水气"的原因，根本就不是真正的外感病，乃是水气侵入经脉所致，治疗当利水而不是强发汗。

水气过多，不能发汗而应当利水。如果发汗了，水气就可能在体内四处窜动，这个时候不能多喝水更不能猛灌水，否则就可能发为喘促。

现在很多人一见发热就用退热剂，导致大汗淋漓，还要求多喝水甚至多吃水果，结果热没完全退下来，反而会引发支气管炎、肺炎、咽喉炎、鼻炎等本不该发作的疾病。

根据这些条文，我们就可以知道，临床上很多发热乃是外寒引动膀胱腑的水气，水气泛溢的结果。当然也可能是引动胃腑或者其他脏腑的水气，导致水气泛溢。水气泛溢，不见得就是水肿，也可以如第28条所言"头项强痛、翕翕发热、无汗"等类似外感的症状（其实应该叫作外证）。很多人没有水肿，却皮肤紧绷，尤其是下肢的皮肤紧绷，这也可能是水气之故。

徐某某，男，32岁，1982年9月8日诊。患者耳鸣3个月余，曾服小柴胡汤、龙胆泻肝汤、黄连温胆汤、耳聋左慈丸、补中益气汤等皆乏效。刻诊：两耳内有蝉鸣之声，时或如风入耳，听音不清。查体质壮实，饮食、大便正常，小便日数次，色淡不黄，舌质淡红，苔白，脉浮，两耳内未发现异常变化。

---

① 手叉：有作"叉手"。意思一样，见第64条。
② 灌：强行使喝下。

此清窍不畅而致耳鸣。以上病治下，上窍不畅，泻下窍，以利小便之法治之。

试投五苓散加味。

泽泻 30 克，茯苓、白术各 15 克，猪苓 12 克，桂枝、石菖蒲各 9 克。

服一剂后，小便次数增多，耳鸣渐减，连服 5 剂，耳鸣消失。

［吴克纯医案《新中医》1989（5）：47］

**76.** 发汗后，水药不得入口，为逆。若更发汗，必吐下不止。发汗、吐下后，虚烦不得眠，若剧者，必反覆颠倒，心中懊憹，栀子豉汤主之；若少气者，栀子甘草豉汤主之。若呕者，栀子生姜豉汤主之。

栀子豉汤方

栀子十四个，擘　香豉四合，绵裹

上二味，以水四升，先煮栀子，得二升半，内豉，煮取一升半，去滓，分为二服，温进一服。得吐者，止后服。

栀子甘草豉汤方

栀子十四个，擘　甘草二两，炙　香豉四合，绵裹

上三味，以水四升，先煮栀子、甘草，取二升半，内豉，煮取一升半，去滓，分二服，温进一服。得吐者，止后服。

栀子生姜豉汤方

栀子十四个，擘　生姜五两　香豉四合，绵裹

上三味，以水四升，先煮栀子、生姜，取二升半，内豉，煮取一升半，去滓，分二服，温进一服。得吐者，止后服。

**解读**

此段应该分为两段，前段是承前而来，与后段没关系。

**第 76 条（前）发汗后，水药不得入口，为逆。若更发汗，必吐下不止。**

因为体内水气不能随便发汗，否则就可能导致水气窜动而吐下不止等，是承着前面的文字的。五苓散主之。

**第 76 条（后）发汗、吐下后，虚烦不得眠，若剧者，必反覆颠倒，心中懊憹，栀子豉汤主之；若少气者，栀子甘草豉汤主之。若呕者，栀子生姜豉汤主之。**

这后段和前段没关系，应该新起一段。

**发汗：** 没有表邪了。

吐下：没有里邪了，应该是没有内在的实邪了，比如积食、痰浊、瘀血等，都没有了。

排除这些内外的因素，却出现了"**不得眠**""**反覆颠倒，心中懊恼**"等，烦得不行，翻来覆去，就是睡不着，我们称这种病为"**虚烦**"。

"**虚烦**"这个词，是方言土语。胶东人也这么说："虚烦得不行。"就是一天到晚烦，却不知道为什么烦，莫名其妙想发火但似乎又没有什么火可发，安不下心来，也睡不着，躺着也是翻来覆去的。就是这么一种状态，类似于一些人的更年期症状，有些人喝酒了有这种表现，有些人月经来临前也是这些症状。

这是为什么？

没有痰浊瘀血，没有积食外寒，烦也成为"虚"的原因。

烦，是一种热，这个没问题。那么这个热，到底是怎么回事呢？

这种热，似乎没有实际的形迹可循，所以又称为"无形邪热"。似乎没有具体依附于哪个脏腑，但实际是有依附的，那就是三焦。三焦者，有名而无实也，非无实也，乃上中下之空腔，上焦乃包容心肺之空腔、中焦乃包容肝胆脾胃之空腔、下焦乃包容肾膀胱肠道生殖之空腔是也。

"虚烦"不是虚证之烦，反而是实证之烦，是一种实热证。定位在三焦，尤其是上焦。

"虚烦不得眠，若剧者，必反覆颠倒，心中懊恼，栀子豉汤主之"，乃上焦空腔之无形邪热。

"**若少气者，栀子甘草豉汤主之。**"无形邪热伤气也，加炙甘草平和补气。

"**若呕者，栀子生姜豉汤主之。**"无形邪热扰动中焦之胃气，加生姜止呕。

栀子、豆豉清热除烦。

关于方后"**分二服，温进一服，得吐者，止后服**"，这是因为"虚烦"常常与现在所说的"虚证烦热"难以区分，如果"虚证烦热"用了苦寒的栀子，那就不对路，可能出现呕吐甚至腹泻的情况，就应该停药了。"**止后服**"，就是停止"分二服"的后一部分，再辨证论治、处方用药。其实所有方剂都应该这样使用，病人感觉不对路，就应该停药观察。

 **本草**

**栀子**（《神农本草经》）

味苦，寒。主五内邪气，胃中热气，面赤，酒疱皶鼻，白癞赤癞，创疡。一名木丹。生川谷。

栀子：味苦，性寒。

五内邪气：五脏六腑的邪热气都可以清之。

胃中热气，面赤：清胃中热气。

酒疱皶鼻：清肺中热气。

白癞赤癞：清皮肤中热气。

创疡：即疮疡，皮肤中热气。

栀子作用的简单整理：清热，尤其清是中上二焦的邪热。

**淡豆豉**（《名医别录》）

味苦，寒，无毒。主伤寒头痛寒热，瘴气恶毒，烦躁满闷，虚劳喘吸，两脚疼冷。又杀六畜胎子诸毒。

淡豆豉：味苦，性寒。

伤寒头痛寒热：有一定的解表力量。

瘴气恶毒：有一定的辟秽作用。

烦躁满闷：清热除烦。

虚劳喘吸：豆制品，有一定的补益力量。

两脚疼冷：外显寒象，内实热象。

淡豆豉作用的简单整理：清热除烦，有一定的解表、辟秽、补虚力量。

**77. 发汗，若下之，而烦热、胸中窒者，栀子豉汤主之。**

**胸中**：胸的中间。

汗、吐、下诸法，可能伤及人的气血津液。根据感邪的特点和人的体质，邪可能热化也可能寒化，可能成为实证也可能是虚证。

这里的"下之"，可见阳明胃肠腑没有了积食、粪便等积滞，结果还是出现了烦热等症状。这个烦热，就是无形的邪热了，就是没有像阳明腑实证的那种热证。其实这里仍是属于阳明病的范畴。阳明胃腑的邪热上逆，无形邪热在上焦之空腔，扰动心肺。"**烦热、胸中窒**"，胸中烦热，好像有物堵在那里（尤见于胸骨后），好像要窒息一样，喜欢频呼吸或者深吸气。

这种情况可以称为阳明病，阳明胃腑的无形邪热属于脏腑病，不是经络病。

**医案**

女，42岁，胸痛多年，与活动、情绪有关，多次住院效果不理想，考虑冠心病，但冠脉造影没有异常。经人介绍求诊中医。症见：胸痛，尤其是胸骨后为主，心烦，无反酸烧心，无恶心呕吐，二便可。舌淡略红，苔薄偏干，脉略有浮象。

辨证：乃热扰胸膈之虚烦证。

处方：栀子豉汤主之。栀子10克，淡豆豉10克，灯心草2克，淡竹叶4克。

2剂，水煎服。症状消失，再巩固2剂。

**原文**

**78.** **伤寒五六日，大下之后，身热不去，心中结痛者，未欲解也，栀子豉汤主之。**

**解读**

"**大下之后**"，阳明胃肠腑已无实邪，说明"**身热**"肯定不是阳明实热。"**心中结痛**"是胃腑的问题，但胃腑已无实邪。这就是无形之邪热在中焦空腔，扰动胃腑。

"**心中结痛**"，心中即胃之上口，即贲门区域，感觉如结球，但摸着没有实质内容，临床还是比较常见的。

胸，胸的中间，主要是指膻中穴为中心的一片区域。

心中，即心。中医讲当指胃的上口偏上的这一片区域。

心下，则主要是指胃体这一片区域，包括胃腑。

**原文**

**79.** **伤寒，下后，心烦，腹满，卧起不安者，栀子厚朴汤主之。**

栀子厚朴汤方

栀子十四个，擘　厚朴四两，炙，去皮　枳实四枚，水浸，炙令黄

上三味，以水三升半，煮取一升半，去滓，分二服，温进一服，得吐者，止后服。

**解读**

有形之热已去，无形之邪热内陷。腹部胀满，坐也不是躺也不是，走来走去心里还烦躁。

对症处理，栀子清热除烦，厚朴、枳实消腹部胀满。

对症处方是《伤寒论》里常见的一种处方原则。中医也是有对症治疗的，不仅仅对证治疗，既辨证也辨症。

这实际上是阳明肠腑（下焦空腔）的问题。

是无形邪热下陷进入下焦为主的肠腑区域。

曹某某，女，72岁。心烦持续2年，近有逐渐加重之势。西医诊断为神经官能症。现：烦躁不宁，焦虑不安，烦急时欲用棍棒捶打胸腹方略觉舒畅。脐部筑动上冲于心，筑则心烦愈重，并有脘腹胀满如物阻塞之感。伴失眠，惊惕不安，呕恶纳呆，大便不调，溺黄。舌尖红，苔腻，脉弦滑。

辨证：火郁胸膈，下迫胃肠。

治则：宣郁清热，下气除满。

处方：栀子14克，枳实10克，厚朴15克。

7剂药后，心烦减半，心胸霍然畅通，性情渐趋平稳安静，夜能寐，食渐增。又进7剂。复诊时仍有睡眠多梦，口舌干燥，口苦太息，小便黄赤等热未全解之症。转方用柴芩温胆汤合栀子厚朴汤，清化痰热，治疗月余而病除。

［刘渡舟医案《刘渡舟临证验案精选》1996：47］

**80．伤寒，医以丸药大下之，身热不去，微烦者，栀子干姜汤主之。**

栀子干姜汤方

栀子十四个，擘　干姜二两

上二味，以水三升半，煮取一升半，去滓，分二服，温进一服，得吐者，止后服。

大下之后，有形之热已除，无形之邪热稽留，且伤了中焦阳气，故以栀子清无形邪热，干姜温中焦之阳。仍是症证合一的处方原则。

本证属于上热下寒。故治疗以栀子清上，干姜暖中。

**81．凡用栀子汤，病人旧微溏者，不可与服之。**

"旧微溏"乃是脾胃不足之象，栀子苦寒清热，于此不利。这也是前面提到"分二服，温进一服。得吐者，止后服"的进一步说明。

**82．太阳病，发汗，汗出不解，其人仍发热，心下悸，头眩，身𥄲动，振振欲擗** 一作僻**地者，真武汤主之。**

真武汤方

茯苓　芍药　生姜各三两，切　白术二两　附子一枚，炮，去皮，破八片

上五味，以水八升，煮取三升，去滓，温服七合。日三服。

第82条与第67条的条文有类似的地方。

**第67条**　**"伤寒，若吐、若下后，心下逆满，气上冲胸，起则头眩，脉沉紧，发汗则动经，身为振振摇者，茯苓桂枝白术甘草汤主之。"**

第67条是"心下有水气"而误用发汗的方法导致的系列不适症状。

**"太阳病，发汗"**是正法，但汗出不解，是第28条的情况吗？

肯定不是，否则就该用桂枝去桂加茯苓白术汤了。

这里是太阳汗法不当，伤了太阳的底面少阴了（太阳少阴互为表里，是"夫妻"关系），伤了少阴的阳气，少阴肾中阳气不足，其中寒水就出现了上窜之势。或者病人根本就是肾阳虚、寒水盛的体质，医者只注意到了太阳表证而未注意到少阴肾的问题。

**"仍发热"**，是汗出表不解，汗法使用不当伤了阳气，寒邪再次侵袭。或者类似第28条情况，肾中寒水侵入了太阳经。

**"心下悸"**，是少阴肾中之寒水上窜扰胃腑、心脏。

**"头眩"**，乃是寒水上窜至头。

**"身𥄲动，振振欲擗地"**，乃是寒水四窜肌肉筋脉。

治疗重点当温少阴肾阳且利水，兼以解表。附子温肾，茯苓、白术、白芍利水，生姜暖胃亦有祛水之功又可解表。

**例1**　乡里市人姓京，鬻绳为业，谓之京绳子。其子年近三十，初得病，身微

汗，脉弱，恶风。医者误以麻黄汤汗之，汗遂不止，发热，心痛，多惊悸，夜间不得眠卧，谵语，不识人，筋惕肉瞤，振振动摇。医者以镇心惊风药治之。予视之曰：强汗之过也。仲景云：脉微弱，汗出恶风者，不可服青龙汤，服之则筋惕肉瞤，此为逆也。惟真武汤可收之。仲景云：太阳病发汗，汗出不解，其人仍发热，心下悸，身瞤动，振振欲擗地者，真武汤主之。予三投而大病除，次以清心丸、竹叶汤解余毒，数日瘥。

[许叔微医案《伤寒九十论》]

**例2** 刘某，女，52岁，1973年11月7日就诊。患者慢性风湿性心脏病伴二尖瓣关闭不全20余年。心电图示左心室肥大。症见全身浮肿，小便不利，形寒肢冷，自汗出，心悸气短，呼吸喘急，咯吐泡沫痰涎，胸胁支满，不能平卧，眩晕，两颧娇红如妆。舌淡胖嫩，苔白滑，脉微细而代。

证属阳气虚衰，气化失司，水饮内停，上泛心肺所致。

治宜温阳逐饮，化气行水，佐以宁心定悸。

处方：师真武汤合桂苓五味甘草汤加味治之。茯苓15克，炒白术10克，制白芍15克，制附子10克，桂枝12克，五味子12克，泽泻20克，红参10克，丹参10克，炙甘草10克，生姜3片，大枣4枚引。水煎服。

服药5剂，肿始消，呼吸尚平稳，已可平卧。予原方加黄精12克，赤灵芝10克，水煎服。续服10剂，全身水肿消退，呼吸均，可平卧，予以上方制成散剂，每次10克，日三次服。

[柳吉忱医案《柳吉忱诊籍纂论》2016：244]

## 原文

**83. 咽喉干燥者，不可发汗。**

## 解读

咽喉干燥，多见于津液不足或热邪盛者。不可随便用辛温剂发汗。

## 原文

**84. 淋家，不可发汗。发汗必便血。**

## 解读

淋家，指平素患有小便淋沥不尽，尿意频数而尿量短少，小便时阴中作痛的病人。

多见于少阴肾虚夹下焦湿热。如果用辛温发汗，则容易下焦热盛，淋病加重，且大肠也可能受到牵连而热盛出血。

**85.** 疮家，虽身疼痛，不可发汗。汗出则痉。

疮家，久病疮疡的病人。反复不愈，多伤气血，且疮家多有热毒。辛温发汗则伤津液且热盛，且易发作痉病。

**86.** 衄家，不可发汗。汗出必额上陷，脉急紧，直视不能眴—作瞬，不得眠。

**衄家：** 反复鼻出血的病人。反复不愈，多见血虚，也见于内热盛者。辛温发汗则阴液亏而热邪盛，所以可见到额部似乎凹陷，尤其是太阳穴区（津液亏），且脉拘急发紧（热邪盛）。不论是哪个位置的脉都如此，两眼圆瞪甚至不能眨眼（阴亏热盛），甚至不能睡觉。

说说陷脉。一般的资料如下：

陷脉：① 寒邪陷于经脉，使气血凝滞在肌肉腠理之间，久则成瘘疮。《素问·生气通天论》曰："开合不得，寒气从之，乃生大偻，陷脉为瘘。"② 指筋骨肌肉凹陷处的俞穴。《灵枢·小针解》曰："故针陷脉则邪气出，针中脉则浊气出，针太深则邪气反沉。"

"陷脉为瘘"，是指寒气陷入脉中而形成瘘病。

"针陷脉则邪气出"，是指针灸针一陷入脉（浅刺）邪气就排出了，这是表浅病，故浅刺，一般用于头面部病及体表病。

所以，《内经》中的"陷脉"就是"陷入脉中"的意思。① 是寒邪陷入脉中；② 是针灸针陷入脉中（浅刺法）。可推知一般资料解释有误。

所以，笔者认为，这里的"陷脉"不应该是一个词，而应该分开断句，即"**额上陷，脉急紧**"。我们看影视作品里的穷苦人，他们的头部就是"额上陷"，都凹陷了，是精血亏虚之象。

**原文**

**87. 亡血家，不可发汗。发汗则寒栗而振。**

**解读**

亡血家，有出血病史或出血倾向的人，多见血虚、气脱。也不能随便用辛温发汗之法。

**原文**

**88. 汗家，重发汗，必恍惚心乱，小便已阴疼，与禹余粮丸。**

禹余粮丸方

禹余粮四两　人参三两　附子二枚　五味子三合　茯苓三两　干姜三两

上六味，蜜为丸，如梧子大，每服二十丸。

**解读**

阳加于阴谓之汗。久汗多汗之人，阴阳多见不足，气血多见亏虚。大汗之后，伤及心脉而见恍惚心乱，伤及肾脉则见小便已阴痛。

**禹余粮**

味甘寒。主咳逆寒热，烦满下痢赤白，血闭，癥瘕，大热。

功能：涩肠，止血，止带。

主治：久泻，久痢，妇人崩漏带下，便血。

附子、干姜温助阳气，人参、五味子补阴敛液，禹余粮、茯苓安敛心神。

**医案**

黄某，女性，19岁。1963年12月4日初诊。病人久患慢性肾盂肾炎，腰痛，小便后阴痛，上午轻而下午重，持续约半小时自止，阴中灼热而尿色多清白（有时服药后色黄）。过去夏月病情加重而冬令减轻，今年则冬夏均剧。晨起口苦，并吐清水带白泡，白天神疲肢倦，手足冷，夜间寐少梦多，容易感冒，经常鼻塞，月经量少色淡而不易干净，白带多。

投以《古本伤寒论》禹余粮丸方加减。

禹余粮15克，党参15克，五味子10克，云茯苓15克，生甘草30克，白茅根15克，桔梗10克，桑寄生15克，杜仲15克，续断15克。

二诊：连服 2 剂。腰痛及小便后阴痛的症状大为减轻，尿后阴中痛持续时间缩短到 3 分钟左右。守上方再进 14 剂，腰痛全除，尿后阴中痛基本消失，精神、睡眠、饮食、大便均已正常，手足回温，晨起口苦渐除，唯仍有时阴中灼热。

12 月 18 日改方投以禹余粮 24 克，党参 24 克，五味子 10 克，云茯苓 15 克，生甘草 30 克，白茅根 15 克，冬瓜仁 15 克，西瓜子仁 10 克。

患者自服改方后，肾盂肾炎即告痊愈。

［万友生医案《经方治验泌尿疾病》2003：8］

**89.** **病人有寒，复发汗，胃中冷，必吐蛔**—作逆。

病人原来就中焦阳虚，否则也不容易得蛔虫病。如果因受凉治疗需要发汗，就要注意不能盲目。因为过汗伤阳，中焦虚寒更甚，就可导致呕吐发生，连带吐出蛔虫。

**90.** **本发汗，而复下之，此为逆也。若先发汗，治不为逆。本先下之，而反汗之，为逆。若先下之，治不为逆。**

本来该发汗，却用了下法，这是错的。若先发汗，不见得都对，但起码不算错。本来该用下法，却用了发汗之法，这也是错的。若先用下法，也不见得都对，起码不算错。所以，对于表寒里实，一定要分清先发汗还是先下之。

笔者常常跟病人说，感冒大多数是属风寒的。如果感冒辨不清寒热，就按照风寒治，用点生姜红糖水、葱白、大蒜、香菜等。如果治错了也不算太错，因为这些东西不伤脾胃。如果风寒感冒按照风热治，尤其是用所谓"抗病毒"的清热解毒的中成药治疗，伤了脾胃以后会更麻烦。当然，作为医生，感冒一定要分清风寒、风热，才能有的放矢。

**91.** **伤寒，医下之，续得下利清谷不止，身疼痛者，急当救里。后身疼痛，清便**

自调者，急当救表。救里宜四逆汤，救表宜桂枝汤。

 解读

"**伤寒**"本当汗法，却用了下法，出现了"**下利清谷不止**"，食物不消化、大便稀水不止，虽然仍有表寒未解（"**身疼痛**"），这时候治疗也要以"**温脾胃、止下利**"为主。否则中阳不足，饮食不化，则气血津液等就不可能充足，哪里可能充养体表营卫而抗寒邪。故这时候以健脾止利为先，"**宜四逆汤**"。如果身体疼痛（"**后身疼痛**"）而大便是正常的（"**清便自调**"），说明脾胃无明显虚弱，这时候就应该以解表为法，"**宜桂枝汤**"。

后：非为下利之后的后，而是表明另一种情况。

这里讲表寒遇到下利，如果是表寒遇到了便秘呢？

 原文

**92. 病发热，头痛，脉反沉，若不瘥，身体疼痛，当救其里，四逆汤方。**

四逆汤方

甘草二两，炙　干姜一两半　附子一枚，生用，去皮，破八片

上三味，以水三升，煮取一升二合，去滓，分温再服。强人，可大附子一枚、干姜三两。

 解读

反：相反之意。"脉沉"之反乃是"脉浮"，应该是"病发热，头痛，脉当浮反沉者"，也就是说本来是个典型的太阳病，但是一把脉，不对了，脉不浮，反而沉。沉为在里，太阳的"反"乃是少阴。所以，这里可以说是太阳与少阴的合病，简称太少合病。

治疗当用什么方子呢？

选用桂枝加附子汤。如果要算上加减的话，笔者会选用桂枝新加汤加附子，这样更适合。

如果用药后病没有好，"**头痛**"不但继续存在，还有"**身体疼痛**"，这就说明外寒还是存在的，但"**脉反沉**"，体内的气血津液根本就无力量反击外邪反而龟缩了，那么就应该紧急巩固住少阴肾，否则病情会进一步加重。故以四逆汤温肾壮阳为先。（这里我们似乎找到了更好的方子，即桂枝新加汤加附子、干姜。）

第62条"**发汗后，身疼痛，脉沉迟者，桂枝加芍药生姜各一两人参三两新加汤**

主之。"

第 62 条与第 92 条有相似的地方——"身疼痛""脉沉"。当注意区别，第 62 条是已经发汗没有明显的表证了，只是发汗伤及了气血津液造成筋脉不得充养的病。

也有人认为早期用麻黄附子细辛汤，似乎也不错。笔者认为麻黄能不能用在这里的脉沉上，是个问题。这里的脉沉，是沉而无力的可能性大些，是不足之象。麻黄还是不用于虚证为好。

**93. 太阳病，先下而不愈，因复发汗，以此表里俱虚，其人因致冒，冒家汗出自愈。所以然者，汗出表和故也。里未和，然后复下之。**

汗下之法，用之得当则宜，用之不当则害。一般而言，汗法伤表之营卫，下法伤内之气血，故这里也称"**以此表里俱虚**"。总之，其本质就是体内的气血津液不足，这个"**冒**"乃是气血不足的原因。"**冒**"，就是一过性的昏蒙感，类似于现在说的短暂性脑缺血发作或者一过性脑供血不足。因为是一过性的昏蒙感，所以很快就好转了。但是病人常会说"我出了一身冷汗"，这是自主神经调整的结果。中医认为是"**汗出表和**"，是体表的营卫调和的结果。这样看来，似乎中医的营卫和西医的自主神经系统有点关系。

误治之后，可以依靠人体自愈的能力而康复。

**94. 太阳病未解，脉阴阳俱停**—作微，**必先振栗，汗出而解。但阳脉微者，先汗出而解；但阴脉微**—作尺脉实**者，下之而解。若欲下之，宜调胃承气汤。**—云，用大柴胡汤。

根据笔者的理解及临证经验，考虑原条文中有"下之"二字。

"**脉阴阳俱停，下之**"，这提示存在阳明便秘的情况。停，深伏不动的样子，就是这个脉比较难摸，属于伏脉的范畴，这是阳明停滞、气血难运的表现。

外有"**太阳病未解**"，内有阳明便秘不通，常规用法是先解表后通腑。这里先用了下法，结果出现了"**振栗**"，病人寒颤哆嗦了，这是人体正气急救防止"**误下**"进一步加重的结果。正气未衰，营卫得以补充，故汗出而解。"**振栗汗出而解**"，现在称为"战汗"。

这里倒是可以用调胃承气汤通一下大便，那么难运之气血就可以流通起来，有了抗邪的可能，这是其一。其二，也可以考虑用大柴胡汤外以解表内以通里，大剂量的柴胡有双解之功。

柴胡：味苦平。主心腹，去肠胃中结气，饮食积聚，寒热邪气，推陈致新。

**95.** **太阳病，发热、汗出者，此为荣弱卫强，故使汗出，欲救邪风者，宜桂枝汤。**

"荣"即"营"，见第53、54、95条等。荣气，即营气。

体表经络之气血津液称为营卫，卫属阳而营属阴。外邪侵袭人体，受邪时经络的营卫奋起抗邪，卫气亢盛则表现为发热，营气亢盛则表现为汗出，汗出则营气逐渐减少，故这里称为"**荣弱卫强**"，治疗宜桂枝汤调和营卫。

无论发热还是汗出，其目的都是为了祛邪外出。

实际上，对于荣卫本来就是相对减弱了的。这里提出"**荣弱卫强**"，更多的意味着正气的不足、外邪的盛实。

**96.** **伤寒五六日，中风，往来寒热，胸胁苦满，嘿嘿不欲饮食，心烦喜呕，或胸中烦而不呕，或渴，或腹中痛，或胁下痞硬，或心下悸、小便不利，或不渴、身有微热，或咳者，小柴胡汤主之。**

小柴胡汤方

柴胡半斤　黄芩三两　人参三两　半夏半升，洗　甘草炙　生姜各三两，切　大枣十二枚，擘

上七味，以水一斗二升，煮取六升，去滓，再煎，取三升，温服一升。日三服。

若胸中烦而不呕者，去半夏、人参，加瓜蒌实一枚。若渴，去半夏，加人参合前成四两半、瓜蒌根四两。若腹中痛者，去黄芩，加芍药三两。若胁下痞硬，去大枣，加牡蛎四两。若心下悸，小便不利者，去黄芩，加茯苓四两。若不渴，外有微热者，去人参，加桂枝三两，温覆微汗愈。若咳者，去人参、大枣、生姜，加五味子半升、干姜二两。

**97.** **血弱气尽，腠理开，邪气因入，与正气相抟，结于胁下。正邪分争，往来寒**

热，休作有时，嘿嘿不欲饮食，脏腑相连，其痛必下，邪高痛下，故使呕也——云脏腑相连，其病必下，胁膈中痛，**小柴胡汤主之。服柴胡汤已，渴者属阳明，以法治之。**

先看下少阳经相关的循行。

### 足少阳胆经

**胆足少阳之脉**，起于目锐眦，上抵头角，下耳后，循颈行手少阳之前，至肩上，却交出手少阳之后，入缺盆。其支者：从耳后入耳中，出走耳前，至目锐眦后。其支者：别锐眦，下大迎，合于手少阳，抵于频①，下加颊车，下颈，合缺盆。以下胸中，贯膈，络肝，属胆，循胁里，出气街②，绕毛际③，横入髀厌④中。其直者：从缺盆下腋，循胸，过季胁，下合髀厌中。以下循髀阳⑤，出膝外廉，下外辅骨之前，直下抵绝骨⑥之端，下出外踝之前，循足跗上，入小趾次趾之间。其支者：别跗上，入大趾之间，循大趾歧骨⑦内，出其端，还贯爪甲，出三毛⑧。**是动则病：**口苦，善太息⑨，心胁痛，不能转侧，甚则面微有尘⑩，体无膏泽，足外反热，是为阳厥。**是主骨所生病者：**头痛，颔⑪痛，目锐眦痛，缺盆中肿痛，腋下肿，马刀侠瘿⑫，汗出振寒，疟，胸、胁、肋、髀、膝外至胫、绝骨、外髁前及诸节皆痛，小趾次趾不用。

**足少阳之别**，名曰光明⑬。去踝五寸，别走厥阴，下络足跗。实，则厥。虚，则痿躄⑭，坐不能起。取之所别也。

---

① 频（zhuō）：眼眶的下面部分。上颌骨与颧骨构成眼眶的下侧部分。
② 气街：腹股沟区，股动脉搏动处。
③ 毛际：耻骨部阴毛处。
④ 厌：一物压在另一物上。髀厌：髋关节。与"髀枢"义同。
⑤ 髀阳：大腿的外侧。
⑥ 绝骨：腓骨下段低凹处。
⑦ 大趾歧骨：第一、二跖骨。
⑧ 三毛：足大趾背上的短毛。
⑨ 太息：叹气；以呼气为主的深呼吸。
⑩ 面微有尘：面色灰暗，如蒙有尘土。
⑪ 颔（hàn）：下巴颏、下牙床、颌下腺这一区域。
⑫ 马刀侠瘿：马刀：一种贝壳类中药，是说瘰疬肿大类似于马刀。侠，同"挟"，读（xié）时是指用胳膊夹着，倚仗势力或抓住人的弱点强迫人服从，如挟持；读（jiā）时是指从物体两边钳住。瘿：瘿瘤，指甲状腺肿。侠瘿：甲状腺两旁的瘰疬。马刀侠瘿：统称为瘰疬，即淋巴结肿大、淋巴结核之类的病变。其中，腋下的称为马刀，项部的称为侠瘿。
⑬ 光明穴：小腿外侧，外踝尖上 5 寸，腓骨前缘。足少阳胆经的络穴。
⑭ 痿：身体某部分萎缩或失去功能的病。躄（bì）：仆倒，腿瘸。痿躄：四肢痿弱，足不能行。

足少阳之正，绕髀，入毛际，合于厥阴。别者，入季胁之间，循胸里，属胆，散之肝，上贯心，以上挟咽，出颐颔①中，散于面，系目系②，合少阳于外眦也。

足少阳之筋，起于小趾次趾，上结外踝，上循胫外廉，结于膝外廉。其支者：别起外辅骨，上走髀，前者结于伏兔之上，后者结于尻。其直者：上乘䏚③季胁④，上走腋前廉，系于膺乳，结于缺盆。直者：上出腋，贯缺盆，出太阳之前，循耳后，上额角，交巅上，下走颔，上结于頄⑤。支者：结于目眦，为外维⑥。其病：小趾次趾支⑦、转筋，引膝外转筋，膝不可屈伸，腘筋急，前引髀，后引尻，即上乘䏚季胁痛，上引缺盆、膺乳，颈维筋急。从左之右。右目不开。上过右角。并跷脉而行。左络于右。故伤左角。右足不用。命曰维筋相交⑧。

### 手少阳三焦经

三焦手少阳之脉，起于小指次指之端，上出两指之间，循手表腕，出臂外两骨之间，上贯肘，循臑⑨外，上肩，而交出足少阳之后，入缺盆，布膻中，散络心包，下膈，循属三焦。其支者：从膻中，上出缺盆，上项，系耳后，直上出耳上角，以屈下颊至頄。其支者：从耳后入耳中，出走耳前，过客主人，前交颊，至目锐眦。**是动则病**：耳聋浑浑焞焞⑩，嗌⑪肿，喉痹。**是主气所生病者**：汗出，目锐眦痛，颊痛，耳后、肩、臑、肘、臂外皆痛，小指次指不用。

手少阳之别，名曰外关。去腕二寸，外绕臂，注胸中，合心主。实，则肘挛；虚，则不收。取之所别也。

手少阳之正，指天，别于巅，入缺盆，下走三焦，散于胸中也。

手少阳之筋，起于小指次指之端，结于腕，上循臂，结于肘，上绕臑外廉，上肩，

---

① 颐颔（yí hé）：腮颊。《方言》：颔、颐，颔也。南楚谓之颔，秦晋谓之颔。颐，其通语也。

② 目系：亦称眼系。眼球后方与脑相连系的组织。

③ 䏚（miǎo）：在季胁下侠胁两旁虚软处，肾外当䏚。

④ 季胁：相当于侧胸第十一、十二肋软骨部位。《素问·脉要精微论》："尺内两傍，则季胁也，尺外以候肾，尺里以候腹。"

⑤ 頄（qiú）：颧部，面颊，鼻旁。

⑥ 外维：维系目外眦之筋，此筋收缩即可左右盼视。（太阳为目上纲，阳明为目下纲，少阳为目外纲。）

⑦ 支：竖起，伸出。类似一种强直、痉挛状态。

⑧ 维筋相交：维筋相交指维系筋的络脉互为牵连，互有影响的现象。此处是否与神经系统"锥体交叉"极为相似，现代医学中枢神经对周围肢体运动功能的左右交叉支配。

⑨ 臑（nào）：人的上肢或动物的前肢，这里指人的上臂。前臂称为臂，上臂称为臑。

⑩ 焞焞（tūn）：暗弱。浑浑焞焞：听觉失聪，反应迟钝。

⑪ 嗌（yì）：咽喉。

走颈，合手太阳。其支者：当曲颊①入系舌本②。其支者：上曲牙③，循耳前，属目外眦，上乘额④，结于角⑤。**其病**：当所过者即支、转筋，舌卷。

读者记住几个位置：颠顶，目系，耳朵，前胸，胁肋，腹股沟，阴部，尻等。

中风，作为旁注条文是最好的，即不论伤寒还是中风，只要出现了后面的症状，就考虑用小柴胡汤治疗。

少阳之位在胸胁，少阳腑主要涉及的脏腑为胆腑和三焦腑，胸胁之位内在的脏腑则主要是肝胆。

"**血弱气尽，腠理开，邪气因入**"，气血衰弱了，就不能有效地充养到肌表之营卫，结果"**腠理开**"——玄府无力，外在的邪气因之而入，也就是进入了人体的第二道防线——少阳。因为这里出现了"**结于胁下**""**胸胁苦满**""**胁下痞硬**"等少阳部位的症状，所以可以推测病邪到了少阳之位。

其实说第二道防线有点不妥。因为外邪侵入人体，是哪里弱就从哪里进入的。如果太阳经弱那就入太阳经，形成太阳病；如果少阳经弱那就入少阳经，形成少阳病，如果太阴经弱那就入太阴经，形成太阴病。就像两军对垒，肯定是看对方哪里的防线防御力弱，就从哪里进攻。

"**往来寒热**"，冷热交替、忽冷忽热。太阳病是发热恶寒并且必然恶寒，后面的阳明病是只发热不恶寒，所以在太阳病里第6条提出太阳温病、风温之后没有治疗方法，这是因为条文里有"发热而渴，不恶寒"，很多温病很快就化热而属于阳明病的范畴了。也就是说，这个时候的用药应该考虑太阳阳明合病的问题，所以有人认为桂枝加葛根汤是治疗的有效方剂，也有人认为桂枝加瓜蒌汤是有效方剂。当然，温病学派的银翘散、桑菊饮更为合适。

综上可知，少阳病这个"阳"的发热，应该是介乎"恶寒发热"与"不恶寒只发热"之间的一种类型，即寒热往来，一会儿冷一会儿热，而不是只冷或只热。它的根基是由于"**血弱气尽**"，所以补气血的药物要充实一些。太阳中风之肌表营卫（经络之气血）不足，而内在的气血尚基本充足，所以桂枝汤补充一点气血，调和一下营卫就可以了。这里呢，体内的气血已经虚弱了，少有力量提供给体表营卫，故补充体内

---

① 曲颊：下颌骨角。

② 舌本：舌根。

③ 曲牙：同"曲颊"，下颌骨角。

④ 额：原作"颔（hàn）"，指下巴颏、下牙床、颔下腺这一区域。

⑤ 角：额角。

之气血显得尤为重要，故加用人参、炙甘草、大枣来大补气血津液。

少阳胆腑受邪，内藏之相火妄动，形成邪热，扰动于胃则不欲食、上腹痛，甚至呕吐，扰心则心烦、胸中烦，故治疗当清此邪热之相火，以黄芩理之。

外在之风寒邪气（非必受风寒，其他邪气亦可，但最终表现的形式就是寒邪，即表现为恶寒、发热）仍在少阳胸胁之位，故以柴胡外解表、内理气。

"半夏。味辛平。主伤寒寒热，心下坚，下气，喉咽肿痛，头眩胸胀，咳逆肠鸣，止汗。"半夏有降气消痞之功。

生姜者，外可解表，内可降逆止呕。

如果综合来看，少阳病的实质就是外有风寒之邪侵袭，内有胆热之邪火四窜，兼之脾胃的气血津液不足。（故曰半在外半在里，邪气一部分在外边一部分在里面。就如一个人站在门框位置上，一个脚在门外，一个脚在门内，是要把人给推出去。所以，外面的解表向外推，里面的清热防邪盛，再补充点营养好有劲。）

外有风寒：柴胡、生姜。（大剂量柴胡更多的疗效是向下的，也就是作用在胆腑、胃腑的层面上。其实解表的力量不大。）

内有胆热：黄芩。

兼有脾胃虚而上逆：柴胡、半夏、生姜。（大剂量柴胡有退热、降逆两方面的作用。）

兼有气血亏虚：人参、炙甘草、大枣。

综上分析，你觉得这里和桂枝汤像吗？中医学习，关键是思路，单纯记一堆方歌而没有自己的思路，中医的传承就有问题。

一般用量：柴胡 15 克，黄芩 10 克，半夏 15 克，生姜 15 克，党参 15 克，炙甘草 15 克，大枣 30 克。水煎服。

- - - - - - - - - - - - - - - - - - - - - - - - - - - - - - - - - - - - - - - - - - - - - - - -

好，再看加减法。

**若胸中烦而不呕者，去半夏、人参，加瓜蒌实一枚**：乃胆热扰动上焦清气，瓜蒌实化痰清解，防半夏、人参之助火。

**若渴，去半夏，加人参合前成四两半，加瓜蒌根四两**：渴者，胆火伤津液，加人参、瓜蒌根生津液。（人参偏凉，瓜蒌根即天花粉，清热滋阴。）

**若腹中痛者，去黄芩，加芍药三两**：胆火在中，去黄芩之苦寒伤胃，加芍药清热缓急止痛。

**若胁下痞硬，去大枣，加牡蛎四两**：水气结于胁下，加牡蛎软坚且利水。

**若心下悸，小便不利者，去黄芩，加茯苓四两**：乃胃腑、膀胱腑有水，去黄芩之苦寒败胃，加茯苓以利水。

**若不渴，外有微热者，去人参，加桂枝三两，温覆微汗愈**：不渴，津液不伤，故人参可去。外有微热，太阳之表尚在，加桂枝，配伍生姜，以解太阳之表。人参不去更好。

**若咳者，去人参、大枣、生姜，加五味子半升、干姜二两**：此咳，乃是脾胃不足或三焦气化不利，导致水饮内生，水饮射肺的表现，加五味子、干姜温肺敛咳。

第 74 条，"渴"主要见于两方面原因：一是热盛伤津液，多属于阳明病的范畴，用白虎加人参汤为主；二是水气内停津液难化，用小青龙汤、五苓散等。

加减之渴，乃胆火伤津液，仍属于少阳病的范畴，只不过加量人参、瓜蒌根滋养津液。**"服柴胡汤已，渴者，属阳明"**，这个渴就属于阳明病的范畴了。

故目前"渴"有两种解释：一是水气内停津液难化，小青龙汤、五苓散为主；二是津液伤，主要是阳明病热伤津液，白虎加人参汤为法，也可见于少阳胆热伤津液，在小柴胡汤的基础上加天花粉即可，也就是说人参、天花粉是治疗热邪伤津液的药物。

---

抟（tuán），聚在一起的意思。繁体字作"搏"，与"搏（bó）"形似，故常混。《伤寒论》原文中，当都是"抟"。

**往来寒热**：正邪斗争，打得过就是热，打不过就是寒。

**休作有时**：毕竟气血津液亏虚过甚，得休息一会儿。

**嘿嘿**：同"默默"。

**嘿嘿不欲饮食**：就是没有精神，情绪低落，没有胃口，不想吃饭。

**脏腑相连**：即肝、胆、脾、胃是连接在一起的。

**邪高痛下**：邪在胸胁故称"邪高"，胃在胸胁之下位故引起的疼痛称为"痛下"。

**渴者属阳明**：太阳伤寒、中风都不口渴，没到那份上。太阳温病可见口渴，再就是阳明病可见口渴。太阳温病可以参考阳明病的范围治疗，后世之银翘散，确实可以媲美桂枝汤。

---

说说**"去滓再煎"**。

普遍观点认为用"去滓再煎"之法，是取其气味醇和，且有和解少阳枢机之功。

笔者认为，日常中药煎药法，第一煎是取药之气，第二煎是取药之味，第三煎则是渣且没有价值。

而《伤寒论》里多数就是一煎，取其气，作用快捷迅速。少许则是去滓留汁再煎，仍取其气之迅捷却又久煎而作用缓和。某些药物因为蓬散而加水多，也可以倒出来再煎，以减少服用量。

**医案**

**例1** 曾治张太来之妻，寒热间作，口苦咽干，两侧头痛，默不欲食，眼中时有红影动。其家以为雷号，来寓备述。予曰：非也。此少阳腑邪溢于肝经，目为肝窍，热乘肝胆而目昏红也。用小柴胡汤和解少阳，加当归、香附宣通血分，羚羊角泻肝热而廓清目中，不数剂而愈。

[齐秉慧医案《齐氏医案》]

**例2** 娄某，女，36 岁，栖霞县供销社职工。1959 年 11 月 9 日初诊。发热恶寒 5 日，体温高，用西药治疗仍未愈。且时时寒热往来，胸胁苦满，恶心欲吐，心烦，口苦，咽干，目眩，不思饮食，苔薄白，脉弦。查体温 38.6℃。

处方：柴胡 18 克，黄芩 12 克，太子参 10 克，姜半夏 10 克，栀子 10 克，炙甘草 10 克，生姜 3 片，大枣 10 枚，3 剂，水煎服。

11 月 12 日，服药 1 剂，体温正常，诸证豁然若失，续服 2 剂，病臻痊愈。

[牟永昌医案《牟永昌诊籍纂论》2017：1]

 **原文**

**98. 得病六七日，脉迟浮弱，恶风寒，手足温，医二三下之，不能食，而胁下满痛，面目及身黄，颈项强，小便难者，与柴胡汤，后必下重。本渴，饮水而呕者，柴胡汤不中与也，食谷者哕**[①]。

 **解读**

"**得病六七日，脉迟浮弱，恶风寒，手足温**"，这本来就是简单的太阳病中风证，用桂枝汤类的方子就可以解决了。结果误治，"**医二三下之**"，反复地用下法，造成脾胃大伤。"**不能食**"，虽然不能食，却"**胁下满痛**"，这是胆腑亦伤，"**面目及身黄**"，胆液外溢也，"**颈项强、小便难**"，膀胱腑（或经）有水。

综上，这是涉及太阳膀胱、少阳胆、太阴脾胃三者的问题，并且是阳气已衰、气血不足、水饮内停甚至四溢的严重问题。如果用柴胡汤，虽然可以补充一些气血，但仍经不住柴胡黄芩之清之泻，故"**后必下重**"，出现了下利，进一步伤了脾胃。"**本渴，饮水而呕**"，口渴想喝水但喝完即呕吐，吃饭则打嗝嗳气而难以消化，这些都是脾胃大伤、阳气不足、气血衰弱、水饮内停之象。这个时候，不能仅仅想到少阳胆腑的问题，更要紧的应该是脾胃的问题。所以，以理中四逆之法为先。脾胃为后天之本，

---

① 哕：打嗝，呕吐。（本条有"呕"字，所以此处是"打嗝"的意思。）

不是随便说说的，要时时刻刻照看脾胃。

不能因为见到"**面目及身黄**"就认为是湿热，要知道寒湿也是可以出现黄疸的，脾胃大亏也可见黄疸。

《伤寒论》的条文里有很多地方用下法，想是医者见到了"不大便"的情况，误以为是阳明腑实。这里如果有"不大便"，则必是脾胃大伤、阳气不足、气血衰弱而导致的阳明胃肠腑运行缓慢进而造成的结果。千万不要见大便不下即通下、小便不下即利尿。一定要辨证论治，综合分析。

---

《素问·金匮真言论》节录：

东风生于春，病在肝，俞在颈项；南风生于夏，病在心，俞在胸胁；西风生于秋，病在肺，俞在肩背；北风生于冬，病在肾，俞在腰股；中央为土，病在脾，俞在脊。

故春气者，病在头；夏气者，病在脏；秋气者，病在肩背；冬气者，病在四肢。

故春善病鼽衄①，仲夏善病胸胁，长夏善病洞泄②寒中，秋善病风疟③，冬善痹厥④。

故冬不按跷，春不鼽衄，春不病颈项，仲夏不病胸胁；长夏不病洞泄寒中，秋不病风疟，冬不病痹厥、飧泄⑤，而汗出也。

肝之俞在颈项，所以颈项部的病变要考虑与肝有一定的关系。前为颈，后为项。比如甲状腺的问题、颈部肌肉紧张的问题，可以想到肝，肝主筋、肝之俞在颈项等理论。

我们看下这段文字。

东风在春天盛行，容易影响到肝，其中一个反应点就在颈项部。南风在夏季盛行，容易影响到心，主要的反应点在胸胁部，尤其是左侧的胸胁背部。西风在秋季盛行，容易影响到肺，主要的反应点在肩背。北风在冬季盛行，容易影响到肾，得病涉及肾，反应点在腰腿。中央为土，容易影响到脾胃，反应点在后背脊柱区（胃的反射区）。

春天容易引发头面部的病，夏天容易引发心脏方面的病（贪凉则寒克火），秋天引发肩背方面的病，冬天容易引发四肢的病（那时缺少保温条件）。

---

① 鼽：鼻流清涕，即过敏性鼻炎。衄：鼻出血。
② 洞泄：阴盛内寒所致的泄泻。症见心腹痛，大肠切痛，肠鸣食不化，手足厥冷，脚转筋等。
③ 风疟：夏季贪凉受风，复感疟邪，至秋而发。《素问·金匮真言论》："秋善病风疟。""夏暑汗不出者，秋成风疟。"《素问·刺疟》："风疟，疟发则汗出恶风。"《素问·生气通天论》："魄汗未尽，形弱而气烁，穴俞以闭，发为风疟。"证见烦躁、头痛、恶风、自汗、先热后寒等。
④ 痹：关节痛。厥：手足冷。
⑤ 飧泄：症见大便泄泻清稀，并有不消化的食物残渣，肠鸣腹痛，脉弦缓等。

春天容易病鼻炎、鼻出血，仲夏（农历五月）容易得胸胁部位的病（心脏区），长夏（农历六月）容易得寒湿泄泻，秋季容易得疟疾，冬天容易得关节痛手足冷的病。

"而汗出"当放在"故冬不按跷"后面，即"故冬不按跷而汗出……冬不病痹厥、飧泄也。"

冬天过分运动而大汗出，导致阳气不能敛藏，则次年就会惹一身的病。现在的人，冬天普遍不"猫冬"，工作劳累还可以理解，毕竟为了讨生活，但冬天过分地、过量地运动就不对了。

如果冬天过分运动，那么春天就容易得鼻炎、鼻出血、颈项部方面的病，夏天容易得胸胁、寒湿泄泻方面的病，秋天容易得风疟，次年冬天就容易冻手脚、腹泻等。

**99**．**伤寒四五日，身热，恶风，颈项强，胁下满，手足温而渴者，小柴胡汤主之。**

如第 96、97 条分析的那样。外有风寒之邪侵袭，故见"**身热，恶风，颈项强**"，内有胆腑之邪火，故见"**手足温而渴，胁下满**"。故可以认为此证是单独的少阳病，以小柴胡汤治疗，渴者加天花粉。

---

也可以这样理解：

"**伤寒四五日，身热，恶风，颈项强**"，这是太阳伤寒葛根汤的证治。"**手足温而渴**"，这是阳明病的范畴。又见"**胁下满**"这个少阳病的典型症状。这是三阳合病，是三阳合病而治在少阳。

为什么对三阳合病的主要治法落在少阳上呢？我们返回去再看看第 96、97 条的解读应该会明白的。

"**渴**"，好解决。因为此证没有形成阳明里实，仅仅是刚进入阳明病的范围而已，用天花粉基本能解决问题。这里重点要解决的是太阳、少阳的问题。小柴胡汤之柴胡、生姜可以解表，人参、炙甘草、大枣可以补充体内的气血津液从而使肌表经络的营卫得以充足，故小柴胡汤就可以完美地解决少阳、太阳两方面的问题。小柴胡汤中的人参加量，再加天花粉、葛根即可。

苏某某，女性，46 岁，1985 年 8 月 23 日就诊。症见项背强痛，转侧不灵，伴寒热往来，每日一发，寒轻热重，热来大饮不解其渴，不欲饮食已4天。经到某医院门诊，治以葛根汤，连取3剂，汗出甚多，寒热往来未除，项背强痛益增，而求治。查问病史，去年患胆石症，曾到福建某医院进行手术。素体虚衰，月经行期色淡，白带多而清稀，面色无华，脉弦而细，舌质淡，苔薄黄。

证属少阳热重伤津，治宜和解，方用小柴胡汤治之。

处方：柴胡、黄芩各12克，半夏、党参各9克，炙甘草6克，生姜3片，红枣6粒（剖）。

1剂而寒热解，3剂尽，项背强痛除。

[吴光烈医案《福建中医药》1987（5）：15]

**100. 伤寒，阳脉涩，阴脉弦，法当腹中急痛，先与小建中汤，不瘥者，小柴胡汤主之。**

小建中汤方

桂枝三两，去皮　甘草二两，炙　大枣十二枚，擘　芍药六两　生姜三两，切　胶饴一升

上六味，以水七升，煮取三升，去滓，内饴，更上微火消解。温服一升，日三服。

呕家不可用建中汤，以甜故也。

此处的阴阳，到底指什么？

寸尺，浮沉，左右？笔者认为这里更重要的是理解文字内在的思想，明白张仲景先师到底要告诉我们什么。《伤寒》《金匮》乃至《黄帝内经》里面有太多的阴阳，所指不完全一样。

**阳脉涩：** 阳，指浮取。气血津液不足而脉体涩，也可以是受寒而脉浮涩。

**阴脉弦：** 阴，指沉取。弦者气滞也，肝胆也，水饮也，痛症也，阴寒也。

病人受了凉以后，肚子痛，浮取脉涩，沉取脉弦。

如果考虑气血不足为主，伴有少许寒邪，就用小建中汤补养气血、缓急止痛，轻散寒邪。既然是肚子痛，那么此寒以在里为主、在表为辅。

如果考虑是寒气导致气血郁滞为主，就用小柴胡汤外散表寒、内补气血，且可疏理气机。

小建中汤是在桂枝汤的基础上加量芍药，再加饴糖而成，在补养气血津液的基础上，增加缓急止痛的效果。

呕家，胃气上逆也。若有水饮，则小建中汤甘甜碍胃。

- - - - - - - - - - - - - - - - - - - - - - - - - - - - - - - - - - - - - - - - - - - - -

小建中汤和小柴胡汤都可以治疗腹痛。如果从脏腑辨证的角度考虑问题：小建中汤涉及肝脾的问题，小柴胡汤也涉及肝脾的问题。这里其实给了我们一个法门：肝脾用药的比例关系。到底是涉及肝多一些，还是涉及脾多一些。肝脾用药之间的比例关系到底是多少，三七开还是七三开？这就是我们调整药物剂量的一个很好的参考点。大家可以稍微深入地琢磨下，其实道理并不深，只是很多人可能没有想过。

好，看个案例。类似的例子在孩子中特别常见。

**例1** 男孩，8岁。受凉之后脐周痛，反复发作多年，西医诊断为脐周淋巴结炎。临床应用头孢等抗菌药已经无效，转而求诊中医。症见腹痛，以脐周为主，阵发性，天冷或食凉则加重，喜手捂或温覆。脉细缓，舌淡嫩，苔薄润。

乃中土不足，血虚不润肝，太阴厥阴病。小建中汤加味。

桂枝12克，白芍15克，生姜12克，炙甘草12克，大枣30克，饴糖6块（一起煎），连翘6克，木瓜10克，当归10克，干姜6克。3剂，水煎服，分2天喝。

服完1剂，当晚痛止，继续服完余下2剂，再给予4剂巩固。以后每次发病均以此方3～6剂即可，3个月后未再有腹痛发作。

**例2** 孙某，男，42岁，栖霞县委干部。1960年10月12日初诊。既往有十二指肠壶腹部溃疡史，近期参加婚宴，因酒食不节脘痛加剧。症见脘腹冷痛，上冲及胸，喜按喜暖，空腹痛甚，得热饮痛减，四肢欠温，纳呆，腹胀，面色不荣，神疲乏力，大便溏薄。舌淡红薄白苔，脉沉弦而细。

处方：黄芪12克，桂枝10克，白芍20克，白术15克（蜜炙），甘松10克，枳壳6克，炙甘草6克，生姜3片，大枣4枚，饴糖30克，水煎两遍，取汁，兑入饴糖，分二次早晚服。

经治三日，诸证悉减，加赤石脂10克，党参10克，续治一周，病臻痊可。

［牟永昌医案《牟永昌诊籍纂论》2017：58］

**101.** **伤寒中风，有柴胡证，但见一证便是，不必悉具。凡柴胡汤病证而下之，若柴胡证不罢者，复与柴胡汤，必蒸蒸而振，却复发热汗出而解。**

**解读**

**伤寒中风**：这也提示了第96条的"伤寒五六日，中风"是怎么回事了。

**"柴胡一证"**，到底是哪个或者哪些症状？

**"往来寒热"**，分析见前，可以作为单独的一证。

**"胸胁苦满"**，这是少阳之位病证，可以作为一证。

**"嘿嘿不欲饮食，心烦喜呕"**，这应该算作一证，是胆热扰心胃。

所以，"一证"应该就是上面所列病证之一就可以了。

但上面三个真的可以作为独立的一证吗？

其实也不是。比如第98条的"胁下满痛"用了"柴胡汤"，但却"后必下重"。说明还是治错了。所以，说一千道一万，最后还得"观其脉证，知犯何逆，随证治之"，还得四诊合参、辨证论治。中医的学问，是精确中有模糊，模糊中有精确，确实是不太容易，搞得太模糊就失去了精确，搞得太精确就失去了模糊，两难。医者必须在夹缝中寻到一丝灵点，从而成为自己的诊疗方向。

有说"柴胡七证"的，这个说法没问题，但"柴胡七证"中的"但见一证"，这个说法应该不完全对。比如"不欲饮食"就不单单见于少阳病，阳明病、太阴病等均可见到。口苦，可见于阳明病，也可见于少阴病。所以，笔者认为还是"往来寒热""胸胁苦满""嘿嘿不欲饮食，心烦喜呕"及第263条的"口苦咽干目眩"（三个症状连在一起算一证，不能说口苦就是少阳病，这样说就不对），这四条基本可以作为"一证"而用小柴胡汤。注意是基本，不是一定。参考第263条。

柴胡汤证误用下法，仍有柴胡汤的症状，那么还用小柴胡汤治疗是没错的。不过由于下法伤及气血津液，就容易出现"战汗"的情况（如第94条）。

**102.** 伤寒二三日，心中悸而烦者，小建中汤主之。

**解读**

伤寒也好，中风也罢，感受外邪之后气血津液大量外涌体表，体内之气血津液不足，就会造成相应弱的脏器的不适症状。

伤寒，仅仅是个诱因。任何一种情况都有可能成为诱因，比如受寒、饱餐、劳累、生气等。但有时候这些诱因不重要，甚至可以忽略，因为内在气血津液不足才是病之根本，才是治疗的对象。当然，有时候，你又不得不重视诱因。比如生气，对有些病而言是诱因，在治疗的过程中可以忽略，而有的时候就必须考虑加用疏肝理气的方法才行。

这里是"心"的不适症状出现——心烦、心悸，故大量补充气血津液即可。因为治疗此证要首先抗外邪，故以桂枝汤为基础的小建中汤是最好的选择。如果是平素的心悸心烦，那么大补气血就是了，可以考虑其他的方子。

如果肺、脾胃、肝、肾等脏器出现了不适呢？

某女，32 岁。贫血史多年。症见头晕时作，心烦，心悸，入睡困难，动则短气，疲乏无力，饮食后胃脘胀满，懒动。每次受凉或者劳累则症状就会加重。查：面容苍白，舌淡白，苔少，脉沉弱无力。

诊断：虚劳。

辨证：气血亏虚，心失所养。

治则：益气养血，安心健脾。

处方：桂枝 15 克，白芍 20 克，生姜 15 克，炙甘草 15 克，大枣 50 克，黄芪 30 克，红参 12 克，当归 10 克，酸枣仁 12 克，枳壳 10 克。6 剂，水煎服。

服药 6 剂后，体力有所恢复，自觉精神好转，乏力心悸均有缓解。如此调理 2 个月余，贫血基本改善，血红蛋白 10.8 克，症状消失，停药观察。嘱监测血分析，饮食调养。

**原文**

**103.** 太阳病，过经十余日，反二三下之，后四五日，柴胡证仍在者，先与小柴胡。呕不止，心下急—云呕止小安，**郁郁微烦者，为未解也，与大柴胡汤下之则愈。**

大柴胡汤方

柴胡半斤　黄芩三两　芍药三两　半夏半升，洗　生姜五两，切　枳实四枚，炙　大枣十二枚，擘

上七味，以水一斗二升，煮取六升，去滓，再煎，温服一升，日三服。

一方加大黄二两。若不加，恐不为大柴胡汤。

**解读**

第 101 条有"伤寒中风，有柴胡证，但见一证便是，不必悉具。凡柴胡汤病证而下之，若柴胡证不罢者，复与柴胡汤……"与此条同。

**太阳病、十余日**：时间已经够久了，按照常规来讲，很可能转为其他的病了。

**反二三下之**：说明在这"十余日"里，是有便秘存在的。但是，之前的医生没注意太阳病，而仅仅用了下法。这里的"**呕不止**"，以及以后应用枳实、大黄等药物，说明便秘还是存在的。腑气不通，阳明之气不降反上逆，故见"**呕不止**"，这是其一；其二，少阳胆热扰胃，也可以出现"**呕不止**"。

**心下急**："**心下**"即胃脘部为主的区域，"**急**"是急迫的感觉。老是呕吐，那个胃的感觉就是"**心下急**"，仍是阳明腑气不降、少阳胆热扰胃所致。

**郁郁微烦**：这是胆胃之热。

综合来看，本证就是少阳阳明合病，是胆胃有热、腑气不降的原因（胆胃均以降为顺），是属于里实的情况。这个时候应该清胆胃之热、通降腑气，故以大柴胡汤为用。

柴胡、黄芩清胆热降腑气，半夏、生姜止呕，芍药缓急，枳实、大黄通降阳明腑气，大枣固中焦。

注意生姜的剂量为5两，大剂量的生姜用以治疗"呕不止"。

 **医案**

**例1** 某男，50多岁。因冠心病入院，既往有胆囊炎、胆结石病史。入院后经治疗心脏症状稳定，但出现了腹痛、发热的情况，确诊为胆囊炎、胆石症复发。输液3天，仍发热高达39℃以上，且胁腹痛不减，请中医会诊。症见神清，精神可，体温39℃，恶寒发热交替发作，右侧上腹部胀痛，恶心欲呕吐，食纳差，大便偏干，舌偏红，苔黄厚偏干，脉弦滑有力。

诊断：胁痛。

辨证：胆腑郁热。

治则：通利胆腑。

处方：大柴胡汤。柴胡20克，黄芩15克，白芍30克，天花粉20克，枳实15克，大黄10克，郁金15克，川楝子12克。水煎服。

1剂发热退，体温恢复正常，3剂服完，所有症状消失。停中药，继续西医治疗。

**例2** 内兄梁瑞阶，有一姨甥女，患伤寒，往来寒热，心下急，呕不止，大便不通。得病五六日，转而潮热，惟发热之前微有恶寒状，谵语，延予诊视，大柴胡汤二剂痊愈。

李藻香宿学，予少年同砚友也。戊子四月，其庶母患伤寒，午后微恶寒，旋发热，热甚则谵语，口苦渴，心下急，作呕，大便不通。某医拟承气汤，未敢服。延予相商，予曰："此病在少阳之枢，与阳明潮热谵语不恶寒反恶热胃家实不同，承气汤非所宜。"

以大柴胡下之，一服即愈。夫同一下法，柴胡承气有毫厘千里之分。

［易巨荪医案《集思医案》］

**104.** **伤寒十三日不解，胸胁满而呕，日晡所发潮热，已而微利，此本柴胡证，下之以不得利，今反利者，知医以丸药下之，此非其治也。潮热者，实也，先宜服小柴胡汤以解外，后以柴胡加芒硝汤主之。**

柴胡加芒硝汤方

柴胡二两十六铢　黄芩一两　人参一两　甘草一两，炙　生姜一两，切　半夏二十铢，本云，五枚，洗　大枣四枚，擘　芒硝二两

上八味，以水四升，煮取二升，去滓，内芒硝，更煮微沸，分温再服；不解更作。

（臣亿等谨按：《金匮玉函》方中无芒硝。别一方云，以水七升，下芒硝二合、大黄四两、桑螵蛸五枚，煮取一升半，服五合，微下即愈。本云，柴胡再服，以解其外，余二升，加芒硝、大黄、桑螵蛸也。）

**解读**

**伤寒十三日**：到了十三日，任何一种转归都不奇怪了。因为，时间太长了。

**胸胁满而呕**：很典型的少阳病，胆腑犯胃。有太阳病的症状吗？没有。

**日晡所发潮热**：日晡，就是下午3—5时的申时。阳明经气肃降之时，这个时候发潮热，一阵子热起一阵子热退，过会儿又来一阵子，好像潮水起落一样，这是阳明有热的表现，腑气不降的原因。所以，对于这个"日晡所发潮热"只能清热，清解阳明之热比较好的药物有石膏、芒硝、大黄等，石膏清阳明经热，芒硝清阳明腑热。

**微利**：稍微有点腹泻。原因是什么？"知医以丸药下之"，是前面的医生用了可致腹泻的丸药造成的，相当于提前吃了大黄。所以，后面治疗的时候还能用大柴胡汤吗？显然不能，只能用小柴胡汤。

**此本柴胡证，下之以不得利**：本来是柴胡汤的治疗范围，是可以用小柴胡汤或大柴胡汤加点芒硝、石膏之类的来治疗。虽然大柴胡汤属于下剂的一种，但因为大黄等药可以清解内热，反而不容易造成下利的症状。也就是说，服用大柴胡汤可能会导致大便稀，但不至于腹泻严重。

**反利**：本来不该下利，现在反而下利了。为什么？

**知医以丸药下之**：被前医误用了"丸药下之"，伤了人体的气血津液，所以保险起见，"先宜服小柴胡汤"解外，且补充气血津液，然后加点芒硝以清阳明腑热。

这个柴胡加芒硝汤，是小柴胡汤加芒硝，小柴胡汤用了原方三分之一的量，注意后面"臣亿……"等的注释就清楚了。

小柴胡汤一剂的量，先服三分之二，余下的三分之一加点芒硝再服。

本来是大柴胡汤的证型，但是前面的医生先给了"**丸药下之**"，解决了一部分阳明腑实证，但也伤了部分气血，虽然"柴胡证仍在"，也不能再用大柴胡汤了，只能先用点小柴胡汤（三分之二的剂量）和解一下、补补气血，然后剩下的三分之一再加点芒硝清解下阳明，做到少阳太阳同解。加芒硝是因为其冲服即可，是因为方便，不用再折腾。其实一开始小柴胡汤加石膏也没有问题。

一定记住，这里是一剂药量分三份，先服两份，然后加点芒硝冲服剩下的一份。

还要注意一点，"**先宜服小柴胡汤以解外**"，小柴胡汤是可以解外在表证的。再看看第96、97条。了解一下"半在外半在里"的说法。

郑某某，女，29岁。患者因月经来潮忽然中止，初起发热恶寒，继即寒热往来，傍晚发热更甚，并自言乱语，天亮时出汗，汗后热退，又复恶寒。口苦，咽干，目眩，目赤，胸胁苦满，心烦喜呕，不欲饮食，神倦，9天不大便。经某医疗室血液检查：疟原虫阳性。诊为疟疾。按疟疾治疗无效。追询病史，据云：结婚多年，未曾生育。月经不正常，一般都推迟，3～4个月来潮一次，经期甚短，量少，继即恶寒发热，虽经服药治疗，但未能根治。……舌苔白，脉象弦数。

处方：柴胡、黄芩、半夏、党参、生姜各9克，炙甘草6克，大枣6枚，芒硝9克（另冲），加清水2杯，煎取半杯，一次服。

当日上午10时服药，下午4时许通下燥屎，所有症状解除。嘱常服当归流浸膏，月经恢复正常。至今4年未见复发，并生育2个女孩。

[ 除全忠医案《福建中医药》1964（1）：43 ]

**105**. 伤寒十三日，过经，谵语者，以有热也，当以汤下之。若小便利者，大便当硬，而反下利，脉调和者，知医以丸药下之，非其治也。若自下利者，脉当微，厥。今反和者，此为内实也。调胃承气汤主之。

"**伤寒十三日不解**"，前面是由少阳进入阳明，这里却完全进入了阳明，"**时谵**

语"即是明证，时不时地就胡言乱语，说胡话，这个时候用下法清泻阳明即可，"**调胃承气汤主之**"。

阳明病，小便利的话，大便应该是硬结难下的，这里却出现了"**下利**"而"**脉调和**"，一问病人是用了"**丸药下**"，既然脉是调和的，那就观察下再说。所以，"**非其治也**"，暂时不要再治疗了，一般自愈的可能性比较大。非，不要的意思。

小便顺畅，大便当便秘反而下利，这样的话，体内的阳气当是不足的，是"阳虚"而不是"阳热"，是"阳虚"就该"**脉当微**"，脉搏是微弱无力的，肢当"**厥**"，手脚是冰凉的。但现在的情况，"**脉调和**"，脉搏是调和的、是正常的，手脚是暖和的，小便是顺畅的，大便是下利的，这就说明前医给的"**丸药下之**"是正确的，虽然造成了"**大便反下利**"这样不舒服的症状，但总体而言却是正确的。所以，不要再治疗，静观其变，等着看看，多数人是可以自愈了。

**106.** **太阳病不解，热结膀胱，其人如狂，血自下，下者愈。其外不解者，尚未可攻，当先解其外。外解已，但少腹急结者，乃可攻之，宜桃核承气汤。**后云，解外宜桂枝汤。

桃核承气汤方

桃仁五十个，去皮尖 大黄四两 桂枝二两，去皮 甘草二两，炙 芒硝二两

上五味，以水七升，煮取二升半，去滓，内芒硝，更上火微沸，下火。先食温服五合，日三服，当微利。

**解读**

一般而言，有表证先解表，这是治疗常规。

外邪沿太阳经内传入太阳腑膀胱，出现"**其人如狂**""**少腹急结**"等症状。

膀胱，这里不单单指西医的那个解剖的膀胱，也包括了整个盆腔，这里的神经血管特别多。我们看肥胖的人的大肚子，小腹部里面油脂很多，肚满肠肥，脑袋就不太好使。

**太阳病不解**：外感的症状一直没有好，那么日久之后，外邪就可能沿着膀胱经进入膀胱腑所在的位置，出现"**少腹急结**"，小肚子特别不舒服，有撑积坠胀的感觉，但是小便却是顺畅的，这就说明不是"气"的问题就是"血"的问题了。这是古人的一种归类法，是这个外邪造成了膀胱腑周围瘀血的堆积，从而造成"**其人如狂**"。西医有研究肠脑（腹脑）的理论，认为肠道细胞（神经）与脑细胞（神经）有很多相似

的地方，仔细看看肠道和脑的解剖图，是不是很相似？所以肠腑有病的时候，常常会出现脑神经的问题，现在很多所谓的精神类疾病如果用通大便活瘀血的方法治疗往往有效。大家再看看中医的经络循行，太阳经是经过"心"和"脑"的。"心、脑"理论与西医的理论也有暗合的地方。

**血自下**：哪里下？应该是肠道，大便下血。膀胱下血，还真是难以见到自愈的。

桃核承气汤，以调胃承气汤清肠道之热，即清了膀胱经之热（西医讲实际上是盆腔神经、血管等），桃仁活血以改善局部的血液循环，桂枝温通血脉有点活血的意思。

看来西医的某些方面还是可以给中医参考的。这里的膀胱就不是解剖上的膀胱，而是指西医的盆腔的神经血管等，是下腹部这个范围。

桃核承气汤：桃仁 50 个，大黄 2 两，桂枝 2 两，炙甘草 2 两，芒硝 2 两。

先煮前四味，最后准备倒药的时候冲入芒硝。空腹吃，每日三次，一般会有点轻微腹泻。

**先食**：就是在吃饭之前，即空腹。

 **医案**

李某，年二十余。先患外感，请医杂治，证屡变，医者却走。其人不远数十里踵门求诊。审视面色微黄，少腹满，身无寒热，坐片刻即怒目注人，手拳紧握，伸张如欲击人状，有倾即止，嗣复如初。脉沉涩，舌苔黄暗，底面露鲜红色。诊毕，主人促疏方，并询病因，答曰：病已入血，前医但知用气分药，宜其不效。《内经》言："血在上善忘，血在下如狂。"此证即《伤寒论》"热结膀胱，其人如狂也。"当用桃核承气汤，即疏方授之。一剂知，二剂已。嗣以逍遥散加丹、栀、生地调理安。

[ 萧琢如医案《遯园医案》]

福建谢宽，寄居粤城，癸未三月，其妻患腹痛，杂药乱投，月余不效。延余诊视，六脉滞涩，少腹满痛，拒按，大小便流通。断为瘀血作痛。投以桃仁承气汤，二服痊愈。盖拒按本属实症，大便通，知不关燥屎，小便通知非蓄水，其为瘀血无疑。

[ 易巨荪医案《集思医案》]

 **原文**

**107. 伤寒八九日，下之，胸满，烦，惊，小便不利，谵语，一身尽重，不可转侧者，柴胡加龙骨牡蛎汤主之。**

柴胡加龙骨牡蛎汤方

柴胡四两　龙骨　黄芩　生姜切　铅丹　人参　桂枝去皮　茯苓各一两半　半夏二合半，洗　大黄二两　牡蛎一两半，熬　大枣六枚，擘

上十二味，以水八升，煮取四升，内大黄，切如棋子，更煮一两沸，去滓，温服一升。

本云柴胡汤，今加龙骨等。

**解读**

**伤寒八九日下之**：又误治了。时间一长，病久了，什么症状都可能出现，所以，一个不小心就有可能误治。

目前的症状有：胸满，心烦，惊恐害怕，小便不利，谵语，一身尽重，不可转侧。

这是下法伤了气血津液，邪热内陷，入了少阳和阳明了。入了少阳则"**胸满，烦，惊**"，乃胆热扰心；入了阳明则"**谵语**"。

那么"**小便不利**"到底是津液不足还是痰湿水饮太多呢？"**一身尽重，不可转侧**"给予了提示。重，这是湿邪的表现，而非津液不足的表现。身体沉重感，乃是体表或者体内有湿邪。

综合来看，就是少阳三焦湿邪化热，扰了阳明，动了心脏。

治疗以小柴胡汤清三焦热、补充气血津液，大黄清阳明，龙骨、牡蛎、铅丹镇静安神，桂枝、茯苓通利水湿。

柴胡加龙骨牡蛎汤：

柴胡 4 两，黄芩 1.5 两，半夏 2.5 合，生姜 1.5 两，人参 1.5 两，大枣 6 枚，龙骨 1.5 两，牡蛎 1.5 两，铅丹 1.5 两，桂枝 1.5 两，茯苓 1.5 两，大黄 2 两。

和解清热，镇静安神。

**医案**

**例1**　梅某某，女，42 岁。长期失眠四年多……源于产后吵闹……初诊：患者形体肥胖，肤色晦暗不华，眼泡浮肿，睡眼惺忪红筋攀附，精神颓唐近于呆滞，一经追询病史则娓娓不绝，情绪无常，时而大笑，时而抽泣。自谓胸胁满闷，喜太息，肌肉颤动，头昏身重，难以转侧，大便稍硬，饮食略减。脉细弦，舌苔白薄微腻……窃思罹病于恚怒之后，肝气怫郁胆气不宁，肝胆内寄之相火妄升，心神受扰，魂不守舍，神不安宅，失眠由此而生，肝失疏泄，脾失健运，水湿不化，湿被郁火煎熬而成痰，痰随气升而扰乱神明，故成此顽疾，宗柴胡加龙骨牡蛎汤以观进退。

柴胡 9 克，龙骨 15 克，牡蛎 15 克，大黄 6 克，桂枝 6 克，辰砂拌茯神 10 克，竹沥拌半夏 9 克，赭石 15 克，党参 9 克，远志 9 克，生姜 3 片，红枣 3 枚。5 剂。

二诊：患者五日后欣喜来告曰："此方服完 3 剂后夜晚即可入睡二三小时，胸胁觉畅，情绪较前安定，服完 5 剂后已能入睡四五小时，头昏减轻，白天精神充沛。"脉舌变化不大，前方既效，无庸更张。原方加酸枣仁 9 克，续进 5 剂。

三诊：两眼泡浮肿见消，两眼红筋亦退，面色转润，精神益沛，已能安静入寐。但若受惊动易醒，脉已和缓，诸症皆已见愈，投悦脾养心以资巩固。

[ 胡国珍医案《中医杂志》1984（11）：22 ]

 例2　杨某，男，38 岁，某厂技术员，1974 年 10 月 9 日就诊。精神抑郁，表情呆钝，神思迷惘，凝眸少瞬，言语无序，纳谷不馨，忧惕易惊。舌红苔薄白而腻，脉象弦细。

证属忧思积郁，心脾受损，痰气郁滞，蒙蔽神明，发为癫病。

治宜调达枢机，豁痰开窍，理气散结，师柴胡加龙骨牡蛎汤意。

处方：柴胡 9 克，黄芩 9 克，半夏 9 克，云茯苓 12 克，龙骨、牡蛎各 30 克（先入），大黄 15 克，桂枝 9 克，朱砂 1.5 克（冲），郁金 12 克，大枣 10 克，生姜 10 克，水煎服。

二诊：服药 4 剂，诸症悉减。呆钝轻，迷惘减，凝视除，惊惕失，言语有序，纳谷渐馨，舌红苔白，脉象弦细。守方继服。

三诊：续服 6 剂，已能确切回答问题，诸证若失。唯多梦易惊，健忘乏力之症尚存。脉象濡缓，左关略弦，舌红苔白。予柏子养心丸、磁朱丸善后。

随访：患者神采奕奕，笑语风生。自述药后诸证消失，照常工作，癫病至今未发。

[ 柳吉忱医案《柳吉忱诊籍纂论》2016：72 ]

　原文

**108.** 伤寒，腹满，谵语，寸口脉浮而紧，此肝乘脾也，名曰纵，刺期门。

**109.** 伤寒，发热，啬啬恶寒，大渴欲饮水，其腹必满，自汗出，小便利，其病欲解，此肝乘肺也，名曰横，刺期门。

　解读

期门穴，肝经募穴。当乳头直下，第 6 肋间隙。足厥阴肝经、足太阳膀胱经、阴维脉的交会穴。

期，邀约、会合之意。门，出入之处。人体气血的运行，始于云门，终于期门，经历十二时辰，恰好一周。故名此穴为期门。为肝经藏血之要穴。女子月经有规律，亦如期也，故治疗月经病。

期门者，肝肺之过渡穴，肝升而肺降，故为调肝利肺之要穴。也就是说，这个穴位可以外解表邪，内调气机。故张仲景用之多多。

---

**"伤寒""脉浮而紧"**：这是表有寒邪郁闭。

**"腹满，谵语"**：这是内有热邪亢盛。

外有表寒，内有邪热，这不就是大青龙汤证吗？（可以加枳实、厚朴的）

前面给了汤剂，这里给了针刺处方。

---

**伤寒，发热，啬啬恶寒**：仍是外有寒邪郁闭。

**大渴欲饮水，其腹必满**：腹满，大渴，这不是内热是什么？仍旧是大青龙汤证。

**自汗出**：内热很强势，把外寒给祛散了。

**小便利**：说明津液没有伤，虽然有内热，但津液还是好好的，那么气血也问题不大。气血津液都还行，正气比较充足，那么抗邪的力量还是蛮足的。

**刺期门**：应放在"自汗出"之前。

---

肝乘脾名曰纵、肝乘肺名曰横，当是旁注条文，属后人加的。

有些旁注、嵌注，对于原文有帮助理解的作用，有些可能就有点扯了。就像我们的注解，不是每一条每一处都对，也是自己结合临床的理解。

**110.** **太阳病二日，反躁，凡熨其背，而大汗出，大热入胃**一作二日内烧瓦熨背，大汗出，火气入胃，**胃中水竭，躁烦，必发谵语；十余日，振栗，自下利者，此为欲解也。故其汗，从腰以下不得汗，欲小便不得，反呕，欲失溲，足下恶风，大便硬，小便当数，而反不数及不多；大便已，头卓然而痛，其人足心必热，谷气下流故也。**

**解读**

**"太阳病二日"**，一般而言是可能到少阳的，**"躁"**乃阳明病范围，故曰**"反"**。也就是说，这里已经到了阳明病的范围了，即使有太阳外感病，也不能用**"熨其背"**这种火疗之法。这在太阳病的前几条已经有了。

**凡**：凡是，指一切**"熨其背"**的火疗方法。

这种火疗的方法，有可能导致热气内侵，从而造成内火过盛的阳明病，出现**"胃中水竭""躁烦""谵语"**等症状。

这种情况也是不能用发汗的方法治疗的。阳明内热本就伤津液，发汗又伤津液，结果出现了"**欲小便不得**""**腰以下不得汗**""**足下恶风**""**大便硬**"等，小便不利、腰以下无汗、足下恶风、大便硬，这些都是津液不足的表现。这里尤其注意的是"**足下恶风**"，很多时候我们看到这个单一症状会想到肾阳虚，但一定要知道还有一种情况是津液不足的，可能还存在着内火过盛。也就是说，不管是什么原因造成了气血津液运送不到"**足下**"，都会出现"**恶风**"，不管是气虚、血虚、津液亏虚，还是气滞、瘀血、痰阻、寒凝、燥热等，都可能造成"**恶风**""**恶寒**"等不适。

**欲失溲**：小便似乎控制不住想尿的意思，但实际上没有尿。这是尿道失去津液的滋润而被刺激的原因。

**反呕**：乃是胃中津液不足的表现。

**大便已，头卓然而痛**：乃是津液不上承之故。卓然，很明显、突出。就是头很痛很痛。

**足心热**：这也是津液不足所致。

不矛盾的，"**足心热**"与"**足下恶风**"可以并见。

临床上此类病人特别多，嗓子痛，赶紧吃点清热解毒片；感冒了，赶紧吃点抗感冒口服液；大便不通了，赶紧吃点通便胶囊；发烧了，赶紧来个退热片……

一堆一堆这样的病人，要么伤了阳气，要么伤了津液，要么阴阳俱损。折腾来折腾去，最后一身伤，医生没有特好的招。本来还挺好的一个房子，就是点小毛病，你东一锤西一棒地砸个稀巴烂，后面的人怎么整修？

你看，这个病人到底有多少不适的症状。

口渴，欲呕，烦躁，谵语，腰以上大汗淋漓，腰以下没汗，想小便却尿不出来。不小便但时时有要尿裤子的感觉，脚部恶风，脚心发热，大便发硬，大便后还很痛。

笔者小时候就是个小病孩。别人没感冒我就感冒了，别人感冒好了我还病着。并且，我还特容易发热，特容易疲乏无力，整天蔫头耷脑的。一发热，我就吃退热片或者打退热针，结果就是一身大汗，更疲乏无力了，热是退了，但自己感觉手脚心滚烫，家人摸着则手脚冰凉，有时候想吐不想吃饭，至于大小便则没有印象了。有一次，我发烧，再退烧，最后都出现幻觉了，距离感特别不真实，物体的大小也特别不真实，近的远的乱了，大的小的乱了，整个一塌糊涂的感觉。那时候没有输液的情况，所以津亏时时发生。现在有输液治疗了，所以津亏内热的孩子就少，而阳气不足的多，有些症状也感觉不到。笔者还记得一个特别典型的症状，特别容易头痛，尤其是大小便后，虽然不记得大小便情况如何，但便后的头痛还真是"**卓然而痛**"，那种痛很奇怪，不是特别痛，也不是波动感，更不是烧灼感，就是觉得脑袋里面糊里糊涂、空洞得很的那种痛，有脑仁痛的那种意思。

所以，这个条文如果在以前，可能很多人会有体会。现在津亏的人少，阳虚的人多。疲乏无力感的人多了，类似这么典型的津亏表现的人反而少了。

笔者的身体是由于后来打坐，加上中医的学习、临床，才慢慢好起来的。到现在为止，笔者还是较为怕冷。我小时候，除了发热、手足滚烫之外，就整天怕冷，不管吃苹果、西红柿等，一吃就拉肚子，并且不能坐普通的凳面，否则就极易腹泻，必须有坐垫。

所以，疾病，真的是医生最好的老师。自己得了感冒、腹泻这些小病，不去体会体会，用点中药，反而吃一把西药，这样的中医不算真中医。

**111.** 太阳病中风，以火劫发汗，邪风被火热，血气流溢，失其常度，两阳相熏灼，其身发黄。阳盛则欲衄，阴虚小便难。阴阳俱虚竭，身体则枯燥，但头汗出，剂<sup>①</sup>颈而还，腹满微喘，口干咽烂，或不大便，久则谵语，甚者至哕，手足躁扰，捻衣摸床。小便利者，其人可治。

这是告诉我们，太阳中风病不要随便用火疗之法，否则就容易造成内热炽盛、灼伤津液，出现一系列病症。

**太阳病中风**：桂枝汤主之。桂枝汤是很平和的药剂。

**火劫发汗**：各种火疗之法强迫性发汗，导致内热盛，伤津液。

**身发黄**：不是黄疸的黄，而是津液不足、皮肤不得滋养的那个黄。

**头汗出，剂颈而还**：是内热上蒸、下面津液不足的表现。

**"腹满微喘""口干咽烂""不大便""谵语""哕""手足躁扰""捻衣摸床"**：这些都是内热炽盛、津液耗损的表现，甚至已经影响到心神，影响到脑。

**小便利**：说明津液伤损的还不严重，人还有救。以前的人没法输液，所以只要伤了津液，就有点难办，因为补津液太难了。现在有了输液，结果液输多了，阳气反而被遏制、消耗了。

至于治疗，按照阳明病的方法执行即可。

---

① 剂：同"齐"。

**112.** 伤寒，脉浮，医以火迫劫之，亡阳，必惊狂，卧起不安者，桂枝去芍药加蜀漆牡蛎龙骨救逆汤主之。

桂枝去芍药加蜀漆牡蛎龙骨救逆汤方

桂枝三两，去皮　甘草二两，炙　生姜三两，切　大枣十二枚，擘　牡蛎五两，熬　蜀漆三两，洗去腥　龙骨四两

上七味，以水一斗二升，先煮蜀漆，减二升；内诸药，煮取三升，去滓，温服一升。

本云桂枝汤，今去芍药，加蜀漆牡蛎龙骨。

前条说中风不能过分用火疗之法，这里说的伤寒也同理，否则会导致怪病纷现。

"**火迫劫**"乃是伤了津液了，结果出现了"**惊狂**""**卧起不安**"。第21条有个方子是桂枝去芍药汤：太阳病，下之后，脉促，胸满者，桂枝去芍药汤主之。一个火伤津液，一个下伤津液。结果都是伤了"心"，心不得养而发为"脉促胸满"，这是相对轻的，重的话就是这里（参合了火热之邪及痰湿水饮之邪），"**惊狂，卧起不安**"。所以仍以桂枝去芍药汤来补养心阳心血。心之气血津液补充完善，再加龙骨牡蛎镇逆安神，蜀漆祛痰化饮。

**惊狂**：受惊之后哇哇乱叫。

**卧起不安**：坐也不是躺也不是，走来走去的，心里很烦躁。

**例1**　某女，40多岁。因为受惊而发病，当时症状比较轻，没当回事，后来越来越重，容易心慌，尤其有点响声之类的惊吓就易慌，一慌就心里蹦蹦蹦似地乱跳，甚至感觉跳到嗓子眼里了。且失眠多梦，还净是噩梦，次日则头痛，纳差，不爱吃饭，时时烦躁，家人都以为其到了更年期。舌淡，苔白腻，脉弱无力。

辨证：乃心阳不足，寒饮上逆。

治则：温助心阳，降逆化浊。

处方：桂枝20克，炙甘草12克，生姜15克，大枣30克，生龙骨30克，生牡蛎30克，半夏15克，茯苓30克，砂仁10克。

**例2**　王某，女，26岁。旁观修理电线而受惊吓，出现惊悸，心慌，失眠，头痛，纳差，恶心，时有喉中痰鸣，每有声响则心惊变色，躁烦而骂人不能自控，逐渐消瘦，

由两人扶持来诊。苔白腻，脉弦滑寸浮。

此寒饮郁久上犯，治以温化降逆。

处方：桂枝 10 克，生姜 10 克，炙甘草 6 克，大枣 4 枚，半夏 12 克，茯苓 12 克，生牡蛎 15 克，生龙骨 15 克。

服 3 剂，心慌、喉中痰鸣减轻。服 6 剂，纳增，睡眠好转。再服 10 剂，诸症皆消。

[胡希恕医案《经方传真》1994：50]

**113.** **形作伤寒，其脉不弦紧而弱。弱者必渴，被火必谵语。弱者，发热，脉浮，解之当汗出愈。**

**形作伤寒**：从症状表现上看是伤寒证，有恶寒怕冷、无汗等症状。

**脉不弦紧而弱**：脉是弱的，而不是弦紧的。不是实证，而是虚证。

**弱者必渴**：必，不是"一定"的意思，而是"最大可能、如果"的意思。如果脉弱且口渴，那就是津液亏虚了。

**被火必谵语**：用火疗的方法，最容易出现谵语等症状，是内热过盛的表现。

**弱者，发热，脉浮**：如果脉是弱的、浮的，即脉浮弱，再加上"**形作伤寒**"，有发热、恶寒、无汗、口渴等症状，那就基本归属于太阳中风，应"**解之当汗出愈**"，考虑用桂枝汤类的方子治疗。桂枝新加汤就是个不错的选择。

**114.** **太阳病，以火熏之，不得汗，其人必躁，到经不解，必清血，名为火邪。**

太阳病，用"**火熏**"之法，只要操作得当，有时是可以的，比如轻微的太阳伤寒，大椎穴艾灸一下，还是蛮好的。

但"**不得汗**"，病人"**火熏**"半天，却没有汗。

没有汗出，这是为什么？

第一，如麻黄汤、大青龙汤证，外寒太严重了，艾灸劲力不足，结果内热散不出来，"**其人必躁**"，这个人就因为内热盛而躁动不安、烦躁，甚至如狂、发怒等，"**必清血**"，就是容易大便带血，燥热总得有个地方出来，要么大便下血，要么鼻出血。

第二，津液太亏，没有津液了，所以"**不得汗**"。津亏且内燥更严重，外有寒内有津亏。

第三，热盛。

三方面的问题，能不严重吗？

这种状态，称为"**火邪**"，火气太盛了。

"**躁**""**清血**"，这主要是伤了哪里？是伤了阳明胃肠腑。邪入阳明胃腑则躁，入阳明肠腑则便血。

**115.** **脉浮，热甚，而反灸之，此为实。实以虚治，因火而动，必咽燥、吐血。**

上一条主要是火热之邪入了阳明胃肠腑。这条则是火热之邪入了肺系。

**脉浮，热甚**：外有表寒，内有热盛。仿大青龙汤证治疗。

**而反灸之**：艾灸是热力内透的。古人做艾条比我们认真。现在的艾条，内透之力很浅。笔者做过实验，市面上的普通艾条，内透之力有 3 厘米就不错了，但笔者自己做的艾条，内透之力可以达到 10 厘米以上。因此，用现在的艾条艾灸，不见得会出现条文所说的反应，但古人做的艾条，如果用错了真的是"内攻有力"，导致邪热内盛。

**因火而动**：火邪盛，火邪摇动。

**必咽燥、吐血**：咽喉干燥。这个"**吐血**"，是从嘴里吐出来的意思，其实就是"咳血"，是肺系的问题，而不是胃腑的"吐血"，属于土语方言。本条所言是肺系为邪热所伤。

**116.** **微数之脉，慎不可灸。因火为邪，则为烦逆，追虚逐实，血散脉中；火气虽微，内攻有力，焦骨伤筋，血难复也。脉浮，宜以汗解，用火灸之，邪无从出，因火而盛，病从腰以下，必重而痹，名火逆也。欲自解者，必当先烦，烦①乃有汗而解。何以知之？脉浮，故知汗出解。**

---

① 烦：有版本无"烦"字。

解读

**微数之脉，慎不可灸**：稍微"数"一点的脉，都不要随便用灸法。微，不是脉微，而是稍微的意思。因为后面提到了"**脉浮**"，而"脉微"是很难浮起来的。

**因火为邪，则为烦逆**：火热内迫就成了火热之邪，造成人体热盛而烦躁。如果是体虚，则火邪更伤阴血津液，且"**壮火食气**"；如果是体实，则火邪与正常的内热狼狈为奸，火气更盛。所以说，本证的治疗需要"**追虚逐实**"。

**火气虽微，内攻有力，焦骨伤筋，血难复也**：艾灸之火，看起来不起眼，但如果有艾灸炭火掉到皮肤上，则很容易烫灼起疱，且古之艾条是真材实料，火热之气是蛮旺盛的。火热最主要是伤津液。肝主筋、肾主骨，都要津液阴血的滋养，这下倒好，火热之邪直接损伤了筋骨，则津液更难恢复，更何况津液阴血恢复起来本来就比较慢。

**脉浮，宜以汗解**：脉现浮象，结合症状，考虑外感病，应该用解表发汗之法。"用火灸之"也行，但体内稍微有点火热之邪，就因为艾灸之力容易加甚邪热，导致"**邪无从出**"，邪热出不来，结果"**因火而盛**"，火热之邪太盛了，伤及肝肾之阴津，"**从腰以下，必重而痹**"，津液大亏，腰腿则又沉又痛。

**欲自解者，必当先烦，烦乃有汗而解**：想病症自愈的人，一般是首先出现烦躁症状的人。烦躁乃内热，内热也有抗邪的力量。然后是有汗出，有汗出说明津液还可以，没有亏损得太严重，否则没有汗出。这种情况下，有可能因为战汗而病症"自解"。

--------

这几条都提示了火疗之法不可随便使用，都有伤阴助热之弊。后面也有类似的条文。

熨、火熏、灸、烧针等都是火疗之法，随便使用极可能出现各种各样的变症、坏病。

第114条，火邪内攻，主要殃及阳明腑，入阳明胃腑则躁，入阳明肠腑则便血。

第115条，火邪内攻，主要殃及肺系，而见咽燥、咳血。

第116条，火邪内攻，主要殃及肾脏，双腿无力而痛。

任何一种方法，只要大行其道，就一定有一部分人得益，但也有相当一部分人会受损。不管是艾灸治法、输液治法，还是手术治法等，都是如此。

原文

**117.** 烧针令其汗，针处被寒，核起而赤者，必发奔豚，气从少腹上冲心者，灸其核上各一壮，与桂枝加桂汤，更加桂二两也。

桂枝加桂汤方

桂枝五两，去皮　芍药三两　生姜三两，切　甘草二两，灸　大枣十二枚，擘上五味，以水七升，煮取三升，去滓，温服一升。

本云桂枝汤，今加桂满五两。所以加桂者，以能泄奔豚气也。

 **解读**

**烧针令其汗**：伤损心阳。关键点就在心阳上，而不是肾水上。

《伤寒论》里有很多误治的条文。因为误治造成五脏六腑气血津液损伤，但到底损伤哪里、损伤什么，要看误治采用的方法，还有病人的体质。比如用大黄误下，最容易伤某脏腑的阳气，但部分人是阴虚体质，反而更伤阴液。这是本书反复说过的问题。

**针处被寒**：针灸处受凉，寒邪入里。寒邪引动肾中水气从而诱发奔豚产生。

**核起而赤者**："烧针之热"与"针处被寒"互相搏结。其实就是局部没处理好，感染了。

**必发奔豚**：心阳不足，加之外寒诱引，肾水乘机上乱，表现为"**气从少腹上冲心**"。豚，小猪。小猪稍有惊动即奔跑四窜。此病多源于惊吓，发作时自觉胸腹内气窜如小猪到处奔跑，不得安定。

**灸其核上各一壮**：在"核起"的地方艾灸，可祛寒也。

桂枝加桂汤

桂枝五两　白芍三两　生姜三两　甘草炙，二两　大枣十二枚

解表散寒，温助心阳，降逆平冲。

桂枝汤补养气血津液，桂枝加量以助心阳而降逆镇寒水。

 **医案**

**例1**　某男，50余岁。体质素弱，胃肠功能差，稍有饮食不注意，即胃脘胀痛或腹泻，每受凉则易感冒，且时时自觉肚脐下跳动感，有时甚至这种跳动感能上窜到胃脘、心脏或者咽喉，伤到胃脘则恶心腹胀加重，上到心脏则心慌压气，上到咽喉则气短或咳嗽，多种检查未见明显异常。脉沉弱无力，舌淡，苔少而润。

辨证：乃心脾肾诸阳气不足所致。

治则：温脾暖胃，温补心肾。

处方：桂枝加桂汤合附子理中汤。桂枝30克，白芍15克，生姜15克，炙甘草30克，大枣40克，白附片15克，党参20克，炒白术15克，干姜25克，茯苓45克，淫羊藿15克。6剂，水煎服，每天分3~5次喝。

6剂后，患者全身乏力感大为好转，体力增加，且肚脐下跳动感明显减少。如是调理2个月，诸症消失，体重亦有增加。嘱其以后有不适，不要输液，尽量服用中药。

后此人坚持中医调治，身体大为改观。

**例2** 宋某，女，35岁，栖霞臧家庄人。1956年8月20日初诊。主诉：1个月前，天冷夜行心里害怕，逐发心口痛，剧时气从少腹，上冲至咽，伴两胁痛，呼吸亦痛，呼声不断，号叫不住，发作四五天，亦可自已，每月一二次。于昨天病作而来诊，查腹部、胃脘无包块。舌淡白薄苔，脉沉微紧。

处方：桂枝60克，杭白芍12克，肉桂6克，甘草12克，大枣12枚（去核），生姜6片，水煎服。

8月29日，服药4剂，而告病愈。

[ 牟永昌医案《牟永昌诊籍纂论》2017：94 ]

**118. 火逆，下之，因烧针，烦躁者，桂枝甘草龙骨牡蛎汤主之。**

桂枝甘草龙骨牡蛎汤方

桂枝一两，去皮　甘草二两，炙　牡蛎二两，熬　龙骨二两

上四味，以水五升，煮取二升半，去滓，温服八合，日三服。

**解读**

各种乱七八糟的方法导致心阳不足，出现了烦躁，这个时候用的就是桂枝甘草龙骨牡蛎汤。

第118条，"……烦躁者，桂枝甘草龙骨牡蛎汤主之"，这是上焦心阳不足导致的烦躁。

第29条，"……咽中干，烦躁，吐逆者，作甘草干姜汤与之……"，这是中焦脾胃之阳虚导致的烦躁。

第61条，"……昼日烦躁不得眠，夜而安静，不呕不渴无表证，脉沉微，身无大热者，干姜附子汤主之"，这是肾阳不足导致的烦躁。

三个阳虚证型的烦躁，上焦之心、中焦之脾胃、下焦之肾，齐活。上焦用桂枝、中焦用干姜、下焦用附子。

**医案**

史某，女，40岁。栖霞观里农民，1962年11月16日初诊。患者2周前外感风寒，服用安乃近、银翘解毒丸，大汗出而病愈可。其后出现心悸不宁，心烦少寐，头晕目眩，胸闷气短，自汗出、大便干诸症。舌淡红，少苔，脉濡缓。

处方：桂枝 10 克，龙骨 10 克，牡蛎 10 克，当归 10 克，生地黄 15 克，党参 10 克，白术 10 克，茯苓 10 克，石菖蒲 10 克，柴胡 6 克，天冬 10 克，炙甘草 10 克，水煎服。

1 月 20 日服药 3 剂，诸症得解，诸候得除。

[牟永昌医案《牟永昌诊籍纂论》2017：41]

**原文**

**119.** **太阳伤寒者，加温针必惊也。**

**解读**

太阳伤寒者，多是体质强壮的人易得，外寒甚而内不虚，在外寒的压迫下，内实往往容易化热以抗邪。这个时候用温针等火疗之法，可能导致内热更甚而出现惊狂等病症，如前第 111 条所列诸症。

**原文**

**120.** **太阳病，当恶寒发热，今自汗出，反不恶寒发热，关上脉细数者，以医吐之过也。一二日吐之者，腹中饥，口不能食；三四日吐之者，不喜糜粥，欲食冷食，朝食暮吐。以医吐之所致也。此为小逆。**

**解读**

汗、吐、下，乃古人常用之祛邪法。

吐法，常常是吐完之后，伴随着一身汗出，部分人的外感症状就好转了。这是胃气上逆，部分气血津液充实到体表营卫而祛除了表邪，所以没有了"**恶寒发热**"等表邪的表现。这算好事。

吐后见"**脉细数**"，这是因为吐法伤了一部分气血津液。如果适可而止，那没有问题，人体有自我恢复的能力。但如果反复用吐法，就可能导致"坏病"出现。

吐一天两天，胃还可耐受，只是出现了"**腹中饥，口不能食**"，这说明脾胃之气有所伤损。吐三天四天，那么胃气大伤，就会出现"**不喜糜粥**"，连稀烂的米粥都不想喝了，"**欲食冷食**"，反而想吃点凉食，这是伤阴产生了虚热，"**朝食暮吐**"，但消化不了，且胃连吐出来的力量都很小了，早上吃的东西晚上才吐出来，胃的力量极弱。

"**脉细数**"的时候"**此为小逆**"，到了"**朝食暮吐**"就是"大逆"了。

所以，汗、吐、下三法都不能随便乱用。

**原文**

**121.** 太阳病，吐之。但太阳病当恶寒，今反不恶寒、不欲近衣，此为吐之内烦也。

**解读**

吐者易汗，可解表，部分表邪可以被解除，故"**反不恶寒**"。

吐之不当，则易伤津液，阴液不足而生"**内烦**"，故"**不欲近衣**"。

**原文**

**122.** 病人脉数，数为热，当消谷引食，而反吐者，此以发汗，令阳气微，膈气虚，脉乃数也。数为客热，不能消谷，以胃中虚冷，故吐也。

**解读**

脉数主热，这是对的。但要区分是实热还是虚热。

实热，"**当消谷引食**"，吃得多且消化得快；虚热则"**不能消谷**"，称为"**客热**"，易出现"**反吐**"等症状，食物也不容易消化。

发汗伤津液，也伤阳气，这跟人的体质有关。这里是"**发汗**"导致"**阳气微，膈气虚**"，中焦脾胃阳虚。"**脉乃数也**"，脉虽然是数（shuò）的，但不是"实热"而是"**客热**"，是虚热，是假热，是"**胃中虚冷**"。

治疗用什么？理中汤加半夏。

**原文**

**123.** 太阳病，过经十余日，心下温温欲吐，而胸中痛，大便反溏，腹微满，郁郁微烦。先此时自极吐下者，与调胃承气汤。若不尔者，不可与。但欲呕，胸中痛，微溏者，此非柴胡汤证，以呕，故知极吐下也。

**解读**

病人受凉多日之后，出现了"**心下温温欲吐**""**胸中痛**""**大便溏**""**腹微满**""**郁郁微烦**"等症状而求诊，这应该是属于柴胡汤证的范畴。

但是一问病人，原先不是这些症状，是用了药物"**自极吐下**"之后出现的。

那么，原先的症状是什么呢？

"**大便反溏**"，大便反而稀了，这就说明原先大便是干燥的。

所以，原先的症状是：心下温温欲吐，胸中痛，大便秘结，腹微满，郁郁微烦。

这是阳明热证啊，所以"**与调胃承气汤**"。

这里进一步提示我们，第101条所谓的"但见一证便是，不必悉具"的"一证"也不是绝对的。

如果是"**但欲呕，胸中痛，微溏者**"，这是柴胡汤证吗？不是！这是阳明胃腑的问题，当用小半夏汤加茯苓来治疗。

**原文**

**124.** 太阳病六七日，表证仍在，脉微而沉，反不结胸，其人发狂者，以热在下焦，少腹当硬满，小便自利者，下血乃愈。所以然者，以太阳随经，瘀热在里故也。抵当汤主之。

抵当汤方

水蛭熬　虻虫各三十个，去翅足，熬　桃仁二十个，去皮尖　大黄三两，酒洗

上四味，以水五升，煮取三升，去滓，温服一升，不下更服。

**解读**

见第106条，互参。

得太阳病那么多天了，表证仍在，脉却"**微而沉**"，病人表现为"**发狂**""**少腹硬满**""**小便利**"，小便利说明膀胱的气化功能没有问题。但少腹硬满，考虑为太阳血分的问题。第106条的"**少腹硬满**"实际上是盆腔神经血管等的问题，也可以说是三焦里面下焦的问题，所以可以诊断为下焦血瘀证。

常规来讲，"**脉微而沉**"应该是肾中虚寒证，但是考虑到"**少腹硬满**"，那么这个"**沉**"主里，"**微**"则提示"**硬满**"的结滞比较严重。道路都给堵死了，脉根本就反应不起来。

这里也提示大家一句，脉微不见得都是虚证，有时候恰恰是大大的实证，大实有羸状嘛。所以，一定要四诊合参。

常见的"**脉微而沉**"多数是内虚不足所致，所以在太阳表证的情况下有"**脉微而沉**"，很容易想到表邪内陷而形成"结胸证"。但这里没有结胸证，所以，说明表邪没有内陷，即使有表邪，也是极轻微的，因为已经"**太阳病六七日**"了。这也是后面用抵当汤治疗的时候，没有顾及表证的原因，仅仅是下血破血排瘀。且营卫是相对充实的，有抵抗的能力，否则不能坚持"**六七日**"而"**表证仍在**"。一旦瘀血破解，则

太阳经气流通，那点轻微的表邪自然就解了。

下焦腹腔盆腔部位的病变，最好通过大便、小便的方式排出去（女子特殊，月经白带也可以排病）。这里"**小便自利**"指小便是顺畅的，而人却发狂了，那么只能考虑从大便来排邪了。这与第106条也是一样的。

为什么会"**发狂**"？

因为太阳经经过"心""脑"，前面说过，这是瘀血阻于下焦所致。

抵当汤

水蛭30个，虻虫30个，桃仁20个，酒大黄3两。

水煎服。

水蛭、虻虫、桃仁都是活血破血药，对于血液瘀滞有良好效果，大黄活血更排大便，使瘀血从肠道而下。

抵当（地方土语方言），是水蛭的别名。抵当汤，即水蛭汤。

仇景莫子仪病伤寒七八日，脉微而沉，身黄发狂，小腹胀满，脐下如冰，小便反利。医见发狂，以为热毒蓄伏心经，以铁粉、牛黄等药，欲止其狂躁。予诊之曰：非其治也，此瘀血证尔。仲景云：阳病身黄，脉沉结，小腹硬，小便不利，为无血，小便自利，其人如狂者，血证也。可用抵当汤。再投，而下血几数升，狂止，得汗而解。经云：血在下则狂，在上则忘。太阳膀胱经也，随经而蓄于膀胱，故脐下胀，自阑门会渗入大肠，若大便黑者，此其验也。

［许叔微医案《伤寒九十论》］

**125.** **太阳病，身黄，脉沉结，少腹硬，小便不利者，为无血也。小便自利，其人如狂者，血证谛也，抵当汤主之。**

第111条有"身发黄"，那个"黄"不是黄疸的黄，而是津液不足、皮肤不得滋养的黄。这里的"黄"，确是黄疸的一种，是瘀血阻滞不得流通而反溢肌表的一种表现。

通过小便的利与不利来区分到底是不是"血证"。但是在临床实践中，这条却不是很好用，很多小便不利也见于瘀血证。

**太阳病**：有过外感的症状。这里指曾经有过外感的症状，不是当下的症状，算是既往史。当下有外感症状的话，单纯用活血破血通下药，是容易引邪入里的。

**身黄**：黄疸。瘀血阻滞气机，湿邪外溢肌表。

**脉沉结**：结，是结滞的意思，类似于涩。脉沉结，就是脉搏沉而有点郁滞、涩滞的感觉。当然，个别人可能见到结代促的结，脉搏跳动之中偶有停止。

**少腹硬**：注意鉴别这里的少腹硬，到底是气滞、水停，还是瘀血导致的。

**小便不利者，为无血也**：小便不利，不是气滞就是水停，所以这里不要考虑瘀血。无血，不是"没有精血"，而是指"不是瘀血证"。

**小便自利**：小便很顺畅，那肯定没有气滞、水停。前列腺的病，很多是肝经气滞导致的，厥阴肝经是经过前阴区的，所以理气药是治疗前列腺病的首选药，比如四逆散之类的。当然，有的前列腺病也兼夹着水停、瘀血等，也有肾虚型、湿热型的，还是要具体问题具体分析。

**其人如狂者**：瘀血顺着足太阳膀胱经、足厥阴肝经，进入心、脑，扰动神明而导致发狂。

**血证谛也**：谛，确实的意思。确实就是瘀血证。

抵当汤与桃核承气汤，都是针对下焦瘀血者，且都有精神类症状，所以不易区别。一般而言，如果是热大于瘀，其人大便秘结而干燥难下的，用桃核承气汤，如果瘀大于热，大便虽硬，但排解反而容易，大便色黑的，用抵当汤。另外，如果先用抵当汤已经取效，恐多服伤及正气，也可改用桃核承气汤治疗。

 **医案**

丁某某，男，49岁，1977年6月13日诊治。患者半年前患传染性黄疸型肝炎。黄疸消退后，形瘦面黄，身黄如熏，查黄疸指数在正常范围，服补益气血药多剂无效。症见两眼暗黑，肌肤微热，五心烦热，失眠多怒，腹满食少，大便不畅，小便自利，时黄时清。脉沉涩，舌瘦有瘀斑。

辨证：此瘀热于内。

治则：化瘀泻热。

处方：水蛭、桃仁、大黄各90克，虻虫30克，共为细末，蜂蜜为丸。每服3克，日3次。

初服泻下黑便，饮食增加，心烦止。续服夜能入眠，身黄渐去，药尽病愈。

[ 唐祖寅医案《上海中医药杂志》1981（5）：27]

**原文**

**126.** 伤寒有热，少腹满，应小便不利，今反利者，为有血也，当下之，不可余药，宜抵当丸。

抵当丸方

水蛭二十个，熬　虻虫二十个，去翅足，熬　桃仁二十五个，去皮尖　大黄三两

上四味，捣分四丸，以水一升，煮一丸，取七合服之，晬时当下血，若不下者，更服。

**解读**

伤寒之后有热，同时有少腹满、小便利，这个"**少腹满**"不是前面五苓散证涉及的问题，而是后面这个瘀血的问题，就该用抵当丸治疗。

少腹满也好、硬也好，主要考虑三点：一瘀血，二水停（寒饮），三气滞。

伤寒发热，少腹满，多数见于五苓散证，因为有表邪存在。现在小便反利，小便是顺畅的，排除了膀胱水气，那就考虑是膀胱有瘀血，用抵当丸治疗。因为没有"如狂、发狂"的症状，所以缓治即可，不用急治。丸治缓，汤治急。

抵当丸就是抵当汤的丸剂。服用方便，治疗不太急的瘀血证。

**晬时**：即 24 小时。（晬 zuì）

服药后，24 小时内当有"下血"，即大便黑且稀的情况，如果没有，那就加量。

 **原文**

**127.** 太阳病，小便利者，以饮水多，必心下悸；小便少者，必苦里急也。

**解读**

太阳病，对于水液的代谢是有影响的，毕竟膀胱是水腑。所以，即使"**小便利**"也不能多喝水，否则水液不化反而为邪，停于心下则心下悸。如果"**小便少**"那就更麻烦了，膀胱里有水了，"**必苦里急**"。

**原文**

**128.** 问曰：病有结胸、有脏结，其状何如？答曰：按之痛，寸脉浮、关脉沉，名曰结胸也。

**129.** 何谓脏结？答曰：如结胸状，饮食如故，时时下利，寸脉浮、关脉小细沉

紧，名曰脏结。舌上白苔滑者，难治。

**130.** 脏结无阳证，不往来寒热—云寒而不热，其人反静，舌上苔滑者，不可攻也。

结胸，胸结。脏结，结脏。

病及胸之位，故"**寸脉浮**"。病结心下胃腑，故"**关脉沉**"。"**按之痛**"，心下胃腑痛也，乃病在胃腑，牵及胸膺之位。

"**脏结**"，当为脾脏之结，与胃腑相应，是邪结于脾脏进而牵及胸膺之位，故"**时时下利**"而胸胁疼痛，但"**饮食如故**"，饮食与平时一样，说明胃腑暂时不病。"**寸脉浮**"，即病涉胸胁，"**关脉小细沉紧**"，乃脾脏有寒湿。"**舌上白苔滑**"，脾之寒甚也，故曰"**难治**"。"**脏结**"，脾脏结寒，故曰"**无阳证**"，虽有胸胁疼痛但不是少阳病，故"**不往来寒热**"，无寒热往来而只是寒且无热象，"**其人反静**"，病人安安静静地、不躁动，乃寒湿之故，"**不可攻也**"，不可用攻下之法，而当温补、温散之方。

这里要求我们分清心下痛（可以牵及胸胁）的病因，到底是在脾脏还是在胃腑，是寒湿还是湿热，是太阳病还是少阳病。脏结主要是脾脏寒湿，而结胸主要是胃腑湿热，都是比较重的病证。

结胸症状：心下按之痛，寸脉浮，关脉沉。

脏结症状：如结胸状，饮食如故，时时下利，寸脉浮，关脉小细沉紧。

**131.** 病发于阳，而反下之，热入因作结胸；病发于阴，而反下之—作汗出，因作痞也。所以成结胸者，以下之太早故也。结胸者，项亦强，如柔痉状，下之则和，宜**大陷胸丸**。

大陷胸丸方

大黄半斤　葶苈子半升，熬　芒硝半升　杏仁半升，去皮尖，熬黑

上四味，捣筛二味，内杏仁、芒硝，合研如脂，和散，取如弹丸一枚，别捣甘遂末一钱匕，白蜜二合、水二升，煮取一升，温顿服之。一宿乃下，如不下，更服，取下为效。禁如药法。

热入多作结胸，阴入多作痞。与前面的观点一致：结胸，乃胃腑湿热重症，可以上窜到胸胁膺背等部位。

这里结胸的表现：心下痛，按之亦痛，后项强硬，但有汗出（**如柔痓状**），可能胸胁等部位亦痛。

注意，这里又一个"**项强**"的症状。目前"项强"涉及三方面的问题，即太阳经的问题、厥阴肝的问题和结胸的问题。颈项不舒服，就直接考虑太阳经的问题，那就不太够了。

"**病发于阳**"，病位多在表，故下法可能导致在上在外的邪气进入上焦、中焦的位置而作结胸病。"**病发于阴**"，病位多在内，故下法多伤及中焦甚至下焦，故多见于痞证。

- - - - - - - - - - - - - - - - - - - - - - - - - - - - - - - - - - - - - - - - - - - -

大陷胸丸

大黄半斤　芒硝半升　葶苈子半升　杏仁半升　甘遂末一钱匕　白蜜二合

大黄、芒硝，清胃肠之热。葶苈子、杏仁、甘遂，清降上焦之水湿。综合而看，这是清理了中上二焦的水湿热之邪气，通过肠道排出体外。

现在一般都用汤剂。葶苈子、杏仁、芒硝、大黄、蜂蜜、水，一起煎，一遍即可，去滓后，再加甘遂末冲服。一般而言，水、蜜比例为4∶1。加蜂蜜的目的，主要是缓解胃肠道的刺激症状，毕竟一堆的通泻药对胃肠道还是有不少刺激的。这里不是为了所谓的甘缓以使其留恋上焦。要知道这个汤药服下后，很快就会出现腹泻，且蜂蜜本身也有润下的作用。甘遂用粉末，一次用量0.3~0.5克，最多1克左右，每天用量不建议超过1.5克（顿服），此药冲服泻下的力量很大；也可以水煎，用到10克左右没有问题，但泻下的力量很弱，甚至没有。

 **医案**

罗某，嗜茶，体硕胖，面目光亮。冬季感寒，服药不效，反胸中硬痛，呼吸不利，项背拘急，俯仰为难。脉弦劲有力，苔白厚而腻。

乃伏饮踞于胸膈，风寒之邪又入里化热，热与水居于上，乃大陷胸丸证。

大黄6克，芒硝6克，葶苈子9克，杏仁9克，水二碗，蜜半碗，煎成多半碗，加甘遂末1克。

服1剂，大便泻下两次，而胸中顿爽。又服1剂，泻下4次。病愈。

［刘渡舟医案《新编伤寒论类方》1984：81］

**原文**

**132.** 结胸证，其脉浮大者，不可下，下之则死。

**133.** **结胸证悉具，烦躁者亦死。**

如果真是内结了，脉反而不浮，应该偏沉，不是大而是偏小细。第128、129条之"寸脉浮"是表部位的，脉象总体来说应该是"**脉沉**""**脉小细沉紧**"。

所以，这里虽然结胸了，但"**脉浮大**"，说明内结不甚，正气还可以托住邪气（相持阶段，甚至正气略有优势）。所以"不可过早下之"（伤正气），否则病情易加重。

"**烦躁者亦死**"，这说明用下法的时机太晚了。

这两条从脉和症两方面告诉我们，对于下法，使用不能过早也不能过晚，否则都易出现"坏病"。

**134.** **太阳病，脉浮而动数，浮则为风，数则为热，动则为痛，数则为虚，头痛，发热，微盗汗出，而反恶寒者，表未解也。医反下之，动数变迟，膈内拒痛**—云头痛即**眩，胃中空虚，客气动膈，短气躁烦，心中懊憹，阳气内陷，心下因硬，则为结胸，大陷胸汤主之。若不结胸，但头汗出，余处无汗，剂颈而还，小便不利，身必发黄。**

大陷胸汤方

大黄六两，去皮　芒硝一升　甘遂一钱匕

上三味，以水六升，先煮大黄，取二升，去滓，内芒硝，煮一两沸，内甘遂末，温服一升，得快利，止后服。

"**太阳病，脉浮而动数……头痛，发热，微盗汗出，而反恶寒者**"，乃"**表未解也**"，此为太阳中风，用桂枝汤类方治疗。注意此处有伤阴化热的存在，要加麦冬、天花粉、人参之类的药物。"**动**"，这里是"动作"的动而不是"动脉"的动。"动脉"指脉来滑数有力，应指跳突如豆，主要集中在关部。"动作"的动，指脉搏跳动不稳定，有摇摆扭曲的意思。

既然是"**表未解**"，那当然不能用下法。"**医反下之**"，医者给用了下法，结果表邪有可能入里，出现"**动数变迟**"，变为迟脉，"**膈内拒痛**"，胸膈内疼痛不敢呼吸，一呼吸就痛，拒绝说话，不敢大喘气。"**短气躁烦，心中懊憹**"，不敢大喘气，只敢微微喘气，似乎是气短，其实是不敢喘，只敢微微喘，心烦气躁，恼怒不已。"**阳气内**

陷，心下因硬"，这是表邪内陷了，与内邪相结合，出现了"**心下硬**"等症状，现在属于结胸病的范围了。

目前的症状：头痛，头眩，膈内拒痛，短气不敢呼吸，躁烦，心中懊恼，心下硬，脉迟。

给予大陷胸汤治疗。大黄、芒硝、甘遂，清胃肠之水湿热邪。

如果仅仅有头汗出、身发黄、小便不利，而没有心下硬、膈内拒痛等症状，这是湿热熏蒸的结果，病症相对缓和，可以使用大陷胸丸来治疗。

何某，男，3岁，1938年诊于重庆。病发热气急，呕吐频频，迷睡昏沉，咬牙面青，角弓反张，手足抽搐，胃脘坚硬如石，病情险恶。其父母惊恐万状，手足无措，曾抱孩至医院请求急诊。经化验检查，诊断为脑膜炎，必须住院医治。因所需费用太多，一时无法筹措，故服中药。乃书一大陷胸汤：

制甘遂0.9克，大黄4.5克，芒硝4.5克（冲）。

前后连进3剂（制甘遂加至1.5克，大黄、芒硝各加至6克），服后下粪水及痰涎其多，抽搐止，呼吸平，病有转机。续与甘寒生津之剂而告愈。

［张挚甫医案《哈尔滨中医》1960（11）：56］

**原文**

**135**. 伤寒六七日，结胸，热实，脉沉而紧，心下痛，按之石硬者，大陷胸汤主之。

**解读**

这里并非误治，而是病症如此。按照自然规律，伤寒六七日的时间，外邪早该解了，但此时出现了其他病症，那就是入里了。

脉沉紧，心下痛，按之石硬，诊断为热实结胸，用大陷胸汤主之。比较局限的位置，即胃腑及周边。

**136**. 伤寒十余日，热结在里。复往来寒热者，与大柴胡汤；但结胸，无大热者，此为水结在胸胁也，但头微汗出者，大陷胸汤主之。

**"伤寒十余日"**的结果是**"热结在里"**，有没有外寒不好说，但一定有里热。

这里列举了两种情况。

一是**"往来寒热"**。这是少阳证的典型症状，但别忘了，还有**"热结在里"**，乃少阳阳明病，所以该用大柴胡汤治疗。

二是**"但结胸，无大热"**。有结胸的症状，但外无大热的表现，也就是说表邪不重甚至没有了，所以**"此为水结在胸胁"**，内热与水邪搏结形成**"结胸"**，除了胸胁不适的症状外，还有**"头微汗出"**，头面部微微出汗，这是湿热上蒸，可以给予大陷胸汤治疗，**"大陷胸汤主之"**。

大陷胸汤：大黄、芒硝、甘遂。

大柴胡汤：柴胡、黄芩、半夏、生姜、大枣、大黄、枳实、芍药。

大柴胡汤有表里双解之力，清阳明胃腑少阳胆腑之热，没有明显的排水之功。而大陷胸汤则无解表之力，清热也主要清阳明胃肠之热，主攻排水而已。

**137.** 太阳病，重发汗，而复下之，不大便五六日，舌上燥而渴，日晡所小有潮热—云日晡所发心胸大烦，**从心下至少腹硬满而痛，不可近者，大陷胸汤主之。**

**太阳病，重发汗**：过于发汗，或者重复发汗，最容易造成的就是津伤燥热。

**而复下之**：复，又、再。为什么要用下法？因为津伤燥热形成了便秘。但用了下法却没起到一定的效果。

**不大便五六日**：五六日没有大便了。

**舌上燥而渴**：口干舌燥。

**日晡所小有潮热**：这是阳明经气肃降之时发潮热，热一潮一潮的，这是阳明有热的表现，是腑气不降的原因。所以对于这个"日晡所发潮热"，只能清热，清解阳明之热比较好的药物像石膏、芒硝、大黄等，石膏清阳明经热，芒硝清阳明腑热。

如果只有上述的症状，那么仍旧是阳明的问题，增液承气汤就是个不错的选择。

**从心下至少腹硬满而痛，不可近**：从心下到少腹，全部都是硬满的、疼痛的、不敢触碰的，这是阳明胃腑至肠腑的病变（包括胃肠腑的系膜），属于结胸的范围（命名为"结腹"也不是不行），是胃腑水湿热邪下窜的结果，仍用大陷胸汤清热排水。

**方剂**

**增液承气汤**

［组成］玄参、麦冬、细生地黄、大黄、芒硝。

［用法］水煎服。

［功效］滋阴增液，泻热通便。

［主治］热结阴亏证。燥屎不行，下之不通，脘腹胀满，口干唇燥，舌红苔黄，脉细数。

［方义］本方主治热结阴亏，燥屎不行之证。温热之邪，最易伤津耗液，热结胃肠，津液被灼，肠腑失调，传导失常，故燥屎不行。燥屎不行，邪热愈盛，阴津渐竭，故肠中燥屎虽用下法而不通，此即《温病条辨》"津液不足，无水舟停"之证。口干舌燥，舌红苔黄，乃热伤津亏之证。根据以上病机，治当滋阴增液，泄热通便。方中重用玄参为君，滋阴泄热通便，麦冬、生地黄为臣，滋阴生津，君臣相合，即增液汤，功能滋阴清热，增液通便；大黄、芒硝泄热通便、软坚润燥。

《历代名医良方注释》："温病热结阴亏，燥屎不行者，下法宜慎。此乃津液不足，无水舟停，间服增液汤（生地、玄参、麦冬），即有增水行舟之效；再不下者，然后再与增液承气汤缓缓服之，增液通便，邪正兼顾。方中生地、玄参、麦冬甘寒、咸寒，滋阴增液；配伍大黄、芒硝苦寒、咸寒，泄热通便，合为滋阴增液，泄热通便之剂。"

 **原文**

**138.小结胸病，正在心下，按之则痛，脉浮滑者，小陷胸汤主之。**

小陷胸汤方

黄连一两 半夏半升，洗 瓜蒌实大者一枚

上三味，以水六升，先煮瓜蒌，取三升，去滓，内诸药，煮取二升，去滓，分温三服。

 **解读**

结胸之病，以胃腑为主，其中水湿热邪四窜，主要是上窜胸膺项背、下窜肠腑。

如果仅仅是心下痛，按之亦痛，且脉是浮滑的，这个水湿热邪还没有结实，如第132条，那么就不能用大下之法。但这里是水湿热邪，故以黄连清热、半夏、瓜蒌祛水湿痰热，现在叫作痰热而已。

注意这个"**脉浮滑**"，滑说明有水湿热邪，浮脉说明没有结实，不是表证。

**方剂**

**小陷胸汤**

［组成］黄连1两，半夏半升，瓜蒌实1枚。

［用法］水煎服。

［功效］清热化痰，宽胸散结。

［主治］痰热互结之结胸证。胸脘痞闷，按之则痛，或心胸闷痛，或咳痰黄稠，舌红苔黄腻，脉滑数。

［方义］痰热互结心下或胸膈，气郁不通，故胃脘或心胸痞闷，按之则痛。治宜清热涤痰，宽胸散结。方中全瓜蒌甘寒，清热涤痰，宽胸散结，用时先煮，意在"以缓治上"，而通胸膈之痹。臣以黄连苦寒泄热除痞，半夏辛温化痰散结。

**医案**

女，46岁。胃脘痛5年多，隐痛为主，偶有反酸烧心的症状，平素饮食一般，二便尚可。胃镜提示萎缩性胃炎。一直担心癌变，但多种方法效果不理想。症见胃区隐痛，略有胀闷感。舌淡红，苔黄腻，脉滑而有力。

诊断：胃痛，痰热阻滞。

治则：清热涤痰，疏解气机。

处方：小陷胸汤加味。黄连10克，姜半夏12克，瓜蒌15克，佛手10克，麦芽12克，炒枳壳10克。4剂，水煎服。

4剂服完，症状大缓，自觉胃口大开。舌淡，苔薄略腻，脉略滑，但力量较前明显减弱。乃湿邪阻滞。

苍术10克，厚朴10克，枳壳10克，陈皮10克，炙甘草12克，白扁豆12克，薏苡仁12克，佛手10克，麦芽12克，炒白术12克。6剂，水煎服。

如此调理3个月余，复查胃镜示浅表性胃炎，临床治愈。

**原文**

**139. 太阳病二三日，不能卧，但欲起，心下必结，脉微弱者，此本有寒分也。反下之，若利止，必作结胸，未止者，四日复下之，此作协热利也。**

**解读**

太阳病二三日：时间比较短，一般脱离不了三阳病的范围。

不能卧，但欲起：躺不下来，躺着难受，坐起来能好受点。

心下必结：应该是心下有个"结"，有什么东西结滞在那里，病人自己能感觉到有个东西堵在心下区域。（医生的推断，病人的感觉）

脉微弱者：脉很微弱，说明这个"结"不是很紧凑，是松散的，否则脉就该是"沉紧"象。这也是体质虚弱的表现。

此本有寒分也：寒分，就是寒饮。这里就是寒饮，而不是真正的结胸证。

反下之：寒饮当温化，这里反而用了下法。

本来就是中焦阳虚（**脉微弱**），寒饮内停导致的阴邪上逆而引起的"**心下结**""**不能卧但欲起**"的痰饮证。本该温化的，结果却用了下法。

寒饮用下法会进一步伤阳，且寒饮进一步加重，应该会出现下利不止的。

若利止：假设下利停止了，那寒饮更出不来了，盘踞心下，形成结胸病，寒实结胸。

未止者，四日复下之：一直下利未停止，前面用了寒性下药，这里又改用热性下药，仍旧未好转。这个时候，就要"观其脉证"了。既有寒又有热的下利证，寒热错杂于肠腑，可以用甘草泻心汤试试。

 **原文**

**140.** 太阳病，下之，其脉促—作纵，不结胸者，此为欲解也。脉浮者，必结胸。脉紧者，必咽痛。脉弦者，必两胁拘急。脉细数者，头痛未止。脉沉紧者，必欲呕。脉沉滑者，协热利。脉浮滑者，必下血。

**解读**

"太阳病下之""脉促"，说明人体尚有抗邪之力，外邪未内入，故不结胸。第21、34条等均见"脉促"。

"太阳病下之""脉浮"，结合第128条，浮乃表部位，故称"必结胸"。

"太阳病下之"，寒入里也，"脉紧"，紧则寒也，浮则上也，故见咽痛，乃咽部有寒。

"太阳病下之"，寒可入里也，"脉弦"，弦脉乃少阳正脉，乃入了少阳之地，故"两胁拘急"。

"太阳病下之""脉细数"，乃下之阴液不足，加之外寒，故头痛不止。

"**太阳病下之**"，寒入里，里阳伤，"**脉沉紧**"，沉乃里证、寒证、饮证，紧乃寒证，考虑为里寒之证，故可见"**必欲呕**"。这里似乎也可反证前面的"脉紧"是脉浮紧的省略。

"**太阳病下之**""**脉沉滑**"，沉者里也，滑者湿也热也，乃肠道湿热之证，故"**协热利**"。

"**太阳病下之**""**脉浮滑**"，浮则上也、肺也，滑则痰湿热也，乃肺中痰热流于大肠，故"**必下血**"。

必，不是"一定"，而是"有可能"。

这条说明"**太阳病**"不加仔细辨别，随便"**下之**"，可能导致种种"**坏病**"。这些"**坏病**"的治疗遵循"**观其脉证，知犯何逆，随证治之**"的原则。

有表证，就用下法，是很容易引邪入里的。

**141**. 病在阳，应以汗解之，反以冷水潠①之，若灌②之，其热被劫不得去，弥更益烦，肉上粟起，意欲饮水，反不渴者，服文蛤散；若不瘥者，与五苓散。寒实结胸，无热证者，与三物小陷胸汤，白散亦可服。<small>一云与三物小白散。</small>

文蛤散方

文蛤<small>五两</small>

上一味为散，以沸汤和一方寸匕服，汤用五合。

五苓散方

猪苓<small>十八铢，去黑皮</small>　白术<small>十八铢</small>　泽泻<small>一两六铢</small>　茯苓<small>十八铢</small>　桂枝<small>半两，去皮</small>

上五味为散，更于臼中治之，白饮和方寸匕服之，日三服，多饮暖水，汗出愈。

白散方

桔梗<small>三分</small>　巴豆<small>一分，去皮心，熬黑，研如脂</small>　贝母<small>三分</small>

上三味为散，内巴豆，更于臼中杵之，以白饮和服。强人半钱匕，羸者减之。病在膈上必吐，在膈下必利，不利进热粥一杯，利过不止，进冷粥一杯。身热皮粟不解，欲引衣自覆，若以水潠之、洗之，益令热却不得出，当汗而不汗则烦，假令汗出已，腹中痛，与芍药三两如上法。

---

① 潠（xùn）：嘴含水喷出。这里指用冷水喷浇。
② 灌：强行使喝下。

**解读**

**病在阳，应以汗解之**：阳者，表也。病在表、在外，应该用汗法表解之。

**反以冷水潠之，若灌之**：反而用冷水喷浇，或者强行让病人喝水。

**其热被劫不得去**：外寒郁滞，内热更不容易散去。

**弥更益烦**：内热盛而不能外散，所以更加烦躁。

**肉上粟起**：鸡皮疙瘩都起来了。这是外寒。

外寒内热，首先想到用大青龙汤。

**意欲饮水，反不渴者**：想喝点水，但水到嘴边又觉得不是很渴。这说明里面有水饮。

这里笔者想到了小青龙加石膏汤。

**服文蛤散**：这里给了文蛤散。文蛤，味咸而鲜，有清热滋润的作用，煮沸的文蛤散相当于很淡的淡盐水，解渴作用还是不错的。

**文蛤**

文蛤（wén gé），又称为蛤蜊（gé lí）。地方名花蛤、黄蛤、海蛤。

性味：味咸，性微寒。

归经：入肺、胃、肾经。

功效：清肺化痰，软坚散结，利水消肿，制酸止痛，敛疮收湿。

主治：痰热咳嗽，瘿瘤，痰核，胁痛，湿热水肿，淋浊带下，胃痛反酸，臁疮湿疹。

《神农本草经》：文蛤，主恶疮，蚀五痔。

**若不瘥者，与五苓散**：病还没好，仍"意欲饮水""肉上粟起"，那就用五苓散，可起到一定的利水作用。因为前面已经用"水潠、水灌"的方法了，防止水饮在内，用五苓散温化之。

**寒实结胸，无热证者**：前面讲的结胸多数是水湿热型，这里提到了寒实结胸。所以，结胸有热型也有寒型。

**与三物小白散**：这几个字是对的，"与三物小陷胸汤"是错的。

桔梗、巴豆、贝母，都是色白的，都是散剂，用量都很小，所以称为"三物小白散"。

白饮：大米汤水，没有米只有水的那种。

**三物小白散**

组成：桔梗3分，贝母3分，巴豆1分。

用法：研末，强人半钱匕，羸者减之。白饮和服，即用大米汤水送服粉剂。

功效：泻下寒饮，开胸散结。

方义：三物白散君以辛烈巴豆，攻寒逐水，斩关夺门；伴以贝母，开胸散结；使以桔梗，为之舟楫，以载巴豆搜逐胸邪，使之悉尽无余。用白饮和服，恐峻药伤正，以护胃气也。少量频服，使药力相济，以尽余邪也。

郑某某，七十余岁。素嗜酒，并有慢性气管炎，咳嗽痰多，其中痰湿恒盛。时在初春某日，大吃酒肉饭后，即入床眠睡，翌日不起，至晚出现昏糊，询之瞪目不知答。因其不发热、不气急，第二天始邀余诊。两手脉滑大有力，满口痰涎粘连，舌苔厚腻浊垢，呼之不应，问之不答，两目呆瞪直视，瞳孔反应正常，按压其胸腹部，则患者蹙眉，大便不行，小便自遗。因作寒实结胸论治。用桔梗白散五分，嘱服三回，以温开水调和，缓缓灌服。二次药后，呕吐黏腻胶痰，旋即发出长叹息呻吟声。三次药后，腹中鸣响，得泻下两次，患者始觉胸痛、发热、口渴欲索饮，继以小陷胸汤两剂而愈。

[《江苏中医》1961（8）：16]

**142.** 太阳与少阳并病，头项强痛，或眩冒，时如结胸，心下痞硬者，当刺大椎第一间、肺俞、肝俞，慎不可发汗。发汗则谵语。脉弦，五日谵语不止，当刺期门。

"**头项强痛**"，最常见于太阳病，但也见于厥阴病，见第98条，"肝之俞在颈项"。

"**眩冒**"，最常见于少阳病，"口苦、咽干、目眩"。

其实做临床的医者就知道，"**头项强痛，或眩冒**"多数是颈椎病，即椎动脉型颈椎病。

"**时如结胸**"，有不少颈椎病者伴有胸闷如结的症状，觉得胸闷憋胀，胸部绷紧不适，当然不是心慌，多数伴有胸椎的退行性变。

"**心下痞硬者**"，胃脘区有痞满感、胀满感、紧绷感。按压胃区一般不会有压痛，除非他有胃病。不是真的心下的问题，而是颈椎、胸椎的问题。

这个病人，一开始可能就是头有些不舒服，慢慢颈项也不舒服，然后头晕、手麻、胸胁胀满、胃区痞满硬等不适症状也出现了，甚至有些人感觉像感冒的症状，但吃感冒药不好用。

说是"**太阳与少阳并病**"也行，说是"**合病**"也没有问题。总之，是太阳少阳病，用柴胡桂枝汤化裁。

这里给予了针灸处方：大椎穴、肺俞穴、肝俞穴。一则局部取穴，这几个穴位是主要的阳性反应点；二则大椎通太阳经，肺俞穴通太阴肺，肝俞穴通厥阴肝，可以有一定的解表宣肺理肝的作用，与太阳少阳病是相符的。大椎，颈椎区。肺俞、肝俞，都在胸椎区。这些地方的不适，可以引起胸腹部的不适症状。

"**慎不可发汗**"，不要用汗法治疗。此证虽然有太阳病的部分，但是也有少阳病的部分，所以只能和解，用柴胡桂枝汤化裁，不能"温服、温覆"而发汗。属于太阳病的部分，说它是里证也有点道理，肯定不是外感表证。所以，这里不用汗法。桂枝汤不能称为汗剂，桂枝汤外可以解表，内可以补益脾胃温助气血，且对肌肉层面有疏解的作用。桂枝把士兵送到肌表前线，白芍把伤员从肌表前线运回后方。所以，桂枝汤疏解肌表的作用在此。

"**发汗则谵语**"，不是真正的表证。如果用发汗的方式治疗容易伤津液而出现"谵语"等内热的表现。

"**脉弦，五日谵语不止，当刺期门**"，脉弦，这是厥阴、少阳的问题。谵语，一般多认为是阳明，太阳、厥阴也可以见到，因为它们都经过"心或脑"。这里是厥阴肝的问题，所以"当刺期门"。

"肝之俞在颈项"，"眩冒"不是少阳的问题就是厥阴肝的问题。发汗之后，伤阴液，多数是厥阴肝的阴亏而内热，发为谵语也就不难理解了。

> 常见颈椎病分型如下：
>
> 1. 颈型颈椎病：表现为颈部肌肉僵硬、疼痛。
>
> 2. 神经根型颈椎病：主要表现为颈部疼痛，同时伴有双上肢或单侧上肢麻木。颈部活动时引起疼痛、麻木加剧，甚至影响睡眠，夜间疼痛明显。
>
> 3. 椎动脉型颈椎病：主要表现为头晕、头昏，其特点为头部转动时，可突然出现头部眩晕症状。
>
> 4. 交感神经型颈椎病：主要表现为心慌、胸闷、四肢无力、出汗，无交感神经刺激表现。
>
> 5. 脊髓型颈椎病：表现为双下肢无力，踩棉花感。
>
> 6. 混合型颈椎病：表现为颈部疼痛、双上肢麻木、心慌、胸闷、耳鸣、头痛、头晕症状。

期门穴，肝经募穴。当乳头直下，第6肋间隙。足厥阴肝经、足太阳膀胱经、阴维脉的交会穴。

期，邀约、会合之意。门，出入之处。人体气血的运行，始于云门，终于期门，经历十二时辰恰好一周。故名此穴为期门，为肝经藏血之要穴。女子月经有规律，亦如期也，故治疗月经病。

期门者，肝肺之过渡穴，肝升而肺降，故为调肝利肺之要穴。也就是说，这个穴位可以外解表邪，内调气机。故张仲景用之多多。

苏某某，女，46岁，1985年8月23日就诊。症见项背强痛，转侧不灵，伴寒热往来，每日一发，寒轻热重，热来大饮不解其渴，不欲饮食已4天。经到某医院门诊，治以葛根汤连取3剂，汗出甚多，寒热往来未除，项背强痛益增，而求治。查问病史，患者去年患胆石症曾到福建某医院进行手术。素体虚衰，月经行期色淡，白带多而清稀，面色无华，脉弦而细，舌质淡，苔薄黄。

证属少阳热重伤津，治宜和解，方用小柴胡汤治之。

柴胡、黄芩各12克，半夏、党参各9克，炙甘草6克，生姜3片，红枣6粒（剖）。

1剂而寒热解，3剂尽，项背强痛除。

［吴光烈医案《福建中医药》1987（5）：15］

**143.** 妇人中风，发热恶寒，经水适来，得之七八日，热除，而脉迟，身凉，胸胁下满，如结胸状，谵语者，此为热入血室也，当刺期门，随其实而取之。

**144.** 妇人中风七八日，续①得寒热，发作有时，经水适断者，此为热入血室，其血必结，故使如疟状，发作有时，小柴胡汤主之。

**145.** 妇人伤寒，发热，经水适来，昼日明了，暮则谵语，如见鬼状者，此为热入血室。无犯胃气及上二焦，必自愈。

妇人与男子的区别主要就是妇人有"血室"。

这个"血室"到底是什么？

其实就是子宫，经期带血的子宫，叫"血室"。子宫是归厥阴肝经所主的。

---

① 续：接着。

其实，与前面太阳血瘀狂证一样，此处理解为以盆腔的神经血管及子宫等为主的下腹部这个区域更好，这里多有瘀血，一者血管丰富，二者体位最低。这样其含义能扩展一点，毕竟男子也有"谵语""如疟状""如见鬼状"等症状。

妇人经水适来也好，适断也罢，都发生在"血室"较为空虚的时候。这个时候"内外邪气"都容易侵入这个位置，发为"谵语，如见鬼状"，其至"如狂""发狂"的情况。

这里说的是外邪（外感为主），而前面桃核承气汤、抵当汤、抵当丸等主要是内邪（瘀血为主）。

---

第 143 条。

**"妇人中风，发热恶寒"**，有外感表证了。**"经水适来"**，经水一来，血室空虚，外邪容易侵入，**"得之七八日"**，正好是月经期结束。**"热除"**，邪热随血而泻尽，**"而脉迟，身凉"**，按道理讲既然邪热解了，那病就应该好了，脉象、体征都符合病愈的表现。但是，因为血室的原因，这里出现了**"胸胁下满，如结胸状"**的症状，胸胁部像被捆束起来一样，又胀又闷，似憋气，感觉有什么堵在里面，这属于厥阴少阳的问题。**"热除，脉迟，身凉"**。因此，这里不是少阳病，而是厥阴病，加之**"谵语"**，厥阴病无疑，乃**"热入血室"**，称为**"厥阴中风"**可能比较合适。

治疗还是**"刺期门"**，疏解厥阴肝经之邪热，小柴胡汤也是合适的。

---

第 144 条。

**"妇人中风七八日"**，太阳中风已经七八天了，**"续得寒热，发作有时"**，原先是恶寒发热同时有，现在是一会儿发热一会儿恶寒，一阵一阵地，好像得了疟疾一样，**"如疟状"**。

这个病发生在**"经水适断"**的时候，乃是血室暂时空虚而邪气进入的结果。此处有虚象，治疗以**"小柴胡汤主之"**，而不是"刺期门"，因为要补虚啊。

**"其血必结"**，说明有瘀血象，适当加点活血药，乃至破血药。

笔者曾接诊过一例皮肤病患者。这个皮肤病有个特点，就是沿着带脉断断续续绕路一圈，其他的地方没有。笔者考虑用小柴胡汤。舌象对证，但脉是涩的，推断病久了，伴随瘀血，笔者就在小柴胡汤的基础上加上桃仁、红花。结果一服得效，两周病愈。困扰病人多年的皮肤病就这么好了。

太阳病有瘀血证，少阳病怎么可能没有瘀血证呢？

---

第 145 条。

前两条是"妇人中风"，这里是"妇人伤寒"。

不管是中风也好，伤寒也罢，关键还是看人体感邪之后的反应。这个反应才是四诊需要的资料，才是诊病治病的依据。

"**伤寒，发热**"，外感症状。

"**经水适来**"，内有空虚之象。

"**昼日明了，暮则谵语，如见鬼状**"，白天好人一个，啥事没有，一到晚上就坏了，胡言乱语。这里不能认为是阳明病，而是"**热入血室**"，是厥阴病范围。

病人受凉了，也发热了，月经刚好来了。结果，热是退了（跟着月经血而外泄了），"**昼日明了**"，白天一点事没有，"**暮则谵语**"，一到晚上就和遇到鬼了一样，胡言乱语，甚至有幻觉。这个时候，别乱治，最多"**刺期门**"，先观察，因为病人有可能随着月经结束而病愈。所以说"**无犯胃气及上二焦**"，不要说是中焦阳明的问题、上焦心的问题，都不是，是厥阴肝的问题。要治，也是"**刺期门**"或"**小柴胡汤主之**"。

如果能够保持三焦通利而不伤损气血津液，则任何疾病都有自愈的可能。《汉书·艺文志》说"有病不治，常得中医"，有了病与其被庸医误治，还不如不治疗。《伤寒论》里面，一堆堆的误治乱治，可见张仲景对于当时医生的水平持多么怀疑的态度。

对于精神类疾病，目前可以考虑到太阳血瘀证（桃核承气汤、抵当汤、抵当丸）、少阳厥阴热入血室证（刺期门、小柴胡汤）、阳明热证（三承气汤）。

二十年前，曾治某校一女工，外感恰值月经来潮，寒热交作，心烦胸满，瞑目谵语，小腹疼痛。迁延六七日，曾服中药数剂，均未见效。我认为热入血室证，拟小柴胡汤，用柴胡 12 克。时有人怀疑柴胡使用过量，劝病人勿服。病家犹豫不决，复来询我。我说：寒热往来，心烦胸满，非柴胡不解。并用陈修园《时方妙用》：柴胡"少用四钱，多用八钱"一句相慰，力主大胆服用，病家始欣然而去。只服一剂，诸症均除。

[ 俞长荣医案《伤寒论汇要分析》1964：91 ]

**146.** **伤寒六七日，发热，微恶寒，支节烦疼，微呕，心下支结，外证未去者，柴胡桂枝汤主之。**

柴胡桂枝汤方

桂枝去皮 黄芩一两半 人参一两半 甘草一两,炙 半夏二合半,洗 芍药一两半 大枣六枚,擘 生姜一两半,切 柴胡四两

上九味,以水七升,煮取三升,去滓,温服一升。

本云人参汤,作如桂枝法,加半夏、柴胡、黄芩,复如柴胡法。今用人参作半剂。

**伤寒六七日**:伤寒这么久了,什么情况都有可能发生。

**发热,微恶寒,肢节烦疼**:有发热、微微恶寒的症状,这是表证。关节里面有点烦闷的感觉,且疼痛,这些都是表证。太阳经桂枝汤,肺卫麻黄汤,虚证桂枝汤,实证麻黄汤。这里用了桂枝汤,说明是内虚。

**微呕,心下支结**:刺激了胃腑,出现了微微欲呕吐的症状,心下胃区似乎有阻塞结滞感,甚至胃胀牵及两胁,表现为轻度的、小范围的胸胁苦满。

所以,可以用桂枝汤合小柴胡汤来治疗。桂枝汤外可解表,内可调理脾胃、补益气血,小柴胡汤可以疏解气机、降逆和胃。

这其实是太阳阳明合病,而不是少阳病。

于某,男,42岁,1972年9月13日就诊。感冒发热3天。现寒热交作,头痛目眩,四肢酸楚,心烦恶心,胃脘痞满,不思饮食。口干,舌淡红白苔,脉弦。

辨证:外感风寒,营卫失和,邪犯少阳。

诊断:伤风感冒。

治则:解肌和营,调达气机,和解表里。

处方:予以柴桂汤化裁。柴胡20克,黄芩10克,桂枝12克,白芍12克,党参10克,姜半夏10克,白芷10克,炙甘草10克,姜、枣各10克。水煎服。

药服2剂,汗出热息,诸症悉除。以原方去白芷,柴胡减半量,予2剂善后。

［柳少逸医案《柳少逸医话》2015:2］

**147. 伤寒五六日,已发汗,而复下之,胸胁满、微结,小便不利,渴而不呕,但头汗出,往来寒热,心烦者,此为未解也,柴胡桂枝干姜汤主之。**

柴胡桂枝干姜汤方

柴胡半斤　桂枝三两，去皮　干姜二两　瓜蒌根四两　黄芩三两　牡蛎二两，熬　甘草二两，炙

上七味，以水一斗二升，煮取六升，去滓，再煎，取三升，温服一升。日三服，初服微烦，复服汗出便愈。

## 解读

这里又是一个误治案例。

**已发汗，而复下之**：发汗、复下，可伤及气血津液，从而产生各种变证、坏病。

**胸胁满，往来寒热，心烦**：乃少阳病范畴。

**"小便不利""渴"**：出现这些症状，原因不是水饮就是伤津液。这里是水饮。水饮哪里来的？一，病前就有；二，下法伤脾阳。

**微结**：胸胁部不适感，是胸胁苦满的轻证。

**但头汗出**：只有头部出汗。头为诸阳之会。第111条"但头汗出"乃是误治造成的阳明内热上蒸。第134条"但头汗出"乃是胃腑湿热熏蒸所致。这里的"但头汗出"呢？其实所有的"但头汗出"或多或少与湿邪有关，这里也不例外。

通过以上分析，这里是水饮之邪在少阳，也可以理解为少阳蓄水证。

乱用下法，可以伤及阳气而水饮内停，也可以伤及津液而造成阴液不足，两者同时存在，并不矛盾。舌象上可见舌红绛而苔水滑。就像一块地，北头是干燥缺水的，而南头则是多水湿涝的，我在农村还真见过这种地。

**柴胡桂枝干姜汤**

组成：柴胡8两，黄芩3两，桂枝3两，干姜2两，天花粉4两，牡蛎2两，炙甘草2两。

用法：水煎服。

功效：和解少阳，温化水饮。

方义：柴胡、黄芩清少阳之热，桂枝、干姜、炙甘草温助中阳以散水邪，天花粉则滋补阴液以止渴，牡蛎利水且止渴。

## 医案

李某某，女，24岁。患者因发热身痛，胸胁不利，不敢喘气……门诊治疗不效入院，经治疗效差，请会诊……西医诊断风湿热。

患者神清合作，自诉寒热身痛、腰膝关节疼痛已两周。发热以午后为甚，凡觉左

胸前悸动数下，旋即体温升高。时感胸胁满闷，目眩烦心，咽干口苦，不呕而渴，小便微黄不利，发热时汗出限于头部。脉象弦数，舌苔白，中心微黄，舌边红而舌面少津。病在半表半里，表未解而水饮内结。拟用柴胡桂枝干姜汤治之。

处方：柴胡10克，桂枝3克，干姜2克，天花粉5克，黄芩4克，牡蛎3克，生甘草2克。2剂，水煎服，日两次。

患者于当日下午五时许服药，正值恶寒发热之际。药后自觉微烦，继而汗出热解。次日即感身痛大减，午后体温37.5℃，唯先感两手发凉，胸闷，时有鼻塞，家属见其口唇呈绀色。午后照例服第2剂汤药。忽于午夜11时许恶寒，继而寒战，测体温为40.5℃。旋即大汗、口渴，汗出蒸蒸直至达旦，身始凉而手亦温，口唇转红，神倦欲眠。测得体温37.2℃。自此壮热遂除，复查心电图、血象亦趋正常。仅偶感鼻塞，微感胸闷，遂于上方略加瓜蒌皮10克、郁金6克，数剂而愈。

[符友丰医案《黑龙江中医药》1993（3）：25]

**原文**

**148.** 伤寒五六日，头汗出，微恶寒，手足冷，心下满，口不欲食，大便硬，脉细者，此为阳微结。必有表，复有里也。脉沉，亦在里也。汗出，为阳微。假令纯阴结，不得复有外证，悉入在里。此为半在里半在外也。脉虽沉紧，不得为少阴病。所以然者，阴不得有汗，今头汗出，故知非少阴也，可与小柴胡汤。设不了了者，得屎而解。

**解读**

头汗出、微恶寒、手足冷、心下满、口不欲食、大便硬、脉细，这是目前的主要不适症状。

**伤寒，微恶寒**：这是表证未解的表现。

**手足冷，心下满，口不欲食**：这是脾阳不足，中焦气血虚弱，胃降不利的表现。

**脉细**：也是气血不足之象。

故"**大便硬**"，非为热实，而是气血不足之秘结。"**头汗出**"，气血不足，外寒袭表，头面之阳气基本充足，尚可以抗邪（头面为阳）。

"**阳微结**"，即阳微而结，是阳气不足而大便秘结，是气血虚弱的意思，不是少阴病的阳气亏虚。

"**必有表，复有里也。脉沉，亦在里也**"，里证表证都存在，脉沉主里证。表证，微恶寒。里证，手足冷、心下满、口不欲食、大便硬。

"**汗出，为阳微**"，头汗出主要的原因是阳气微弱，是中阳不足，清阳不升，加之要抗外邪的表现。

"**假令纯阴结，不得复有外证，悉入在里**"，单纯的阴性病变，只有里证而没有外证。

"**此为半在里半在外也**"，既有太阳表证存在，也有太阴里证存在。假设一个房子，有院子。房门的病，就属于三阴病的范围；而院门的病，就属于三阳病的范围。院门外的病，属于太阳病；院门里的病，属于阳明病；而院门轴的病，属于少阳病。所以，少阳病，属于"半在里半在外"的病。

"**脉虽沉紧，不得为少阴病**"，不是少阴阳虚，而是太阴阳虚。"**所以然者，阴不得有汗，今头汗出，故知非少阴也**"，三阴病无"汗出"这种阳证。

所以此处治疗以补养气血为主，以祛邪为辅。给予小柴胡汤，不是用小柴胡汤的原方，而是化裁方。小柴胡汤也可以疏解气机、降逆和胃。可以加上理中汤来温补中焦，去掉黄芩之清热。这样，就可以温通中焦，"**大便硬**""**阳微结**""**得屎而愈**"，大便得下而病愈。小柴胡汤去黄芩加干姜桂枝也蛮好的。

**149.** **伤寒五六日，呕而发热者，柴胡汤证具，而以他药下之，柴胡证仍在者，复与柴胡汤。此虽已下之，不为逆，必蒸蒸而振，却发热汗出而解。若心下满而硬痛者，此为结胸也，大陷胸汤主之。但满而不痛者，此为痞，柴胡不中与之，宜半夏泻心汤。**

半夏泻心汤方

半夏半升，洗　黄芩　干姜　人参　甘草各三两，炙　黄连一两　大枣十二枚，擘

上七味，以水一斗，煮取六升，去滓，再煎，取三升，温服一升，日三服。（一方用半夏一升）

**伤寒五六日**：伤寒多日，任何病症都有可能产生。这里再次举了例子。

**呕而发热**：伤寒之后，出现了呕吐、发热的症状，是太阳病、少阳病，还是阳明病？呕吐，是阳明胃的症状，不是少阳的症状。

**柴胡汤证具**：还有其他的柴胡汤证的症状存在（这时才可以用小柴胡汤）。

**而以他药下之**：这里还是错治了，用了下法。为什么用下法？真的就是医生太笨了吗？是因为有呕吐的症状，医生以为是阳明胃腑的问题，所以才用了下法。下法也

是治疗呕吐的方法之一。

"**柴胡证仍在**"，经过一番治疗，仍旧是"**呕而发热**"，仍旧是"**柴胡证仍在**"，那就还"**与柴胡汤**"。因为下法毕竟伤及部分气血津液，所以用药之后，"**蒸蒸而振**"，"**却发热汗出而解**"，通过战汗的方式来愈病。

**蒸蒸而振**：先是蒸蒸发热，然后打寒战。

"**却**"，回转。"**却发热**"，然后再发热。

---

**若心下满而硬痛**：这是结胸病。

单纯的"**满**"，只能说胃腑有问题，可能是水、湿、热、气滞等。但是"**硬痛**"就很说明问题，硬痛是"结个"了，是聚集在一起不容易分开了，也就是"结胸病"，"**大陷胸汤主之**"。

---

痛者，不通也。"**但满而不痛者**"，此处不痛，说明尚未完全不通，即没有明显的"**结**"象，故称"**此为痞**"。痞，是没有完全结滞；痛，是结滞比较严重。仍是水湿热邪阻滞，但没有"**结**"象，故不用通下之法，而以和解之法，"**宜半夏泻心汤**"。

**半夏泻心汤**

组成：半夏半升，干姜三两，黄芩三两，黄连一两，人参三两，炙甘草三两，大枣十二枚。

用法：水煎服。

功效：调和寒热，降逆消痞。

主治：寒热错杂之痞证。心下痞，但满而不痛，或呕吐，肠鸣下利，舌苔腻而微黄。

方义：半夏、干姜之辛温以开散水湿之邪，黄芩、黄连之苦以降泻热邪，人参、炙甘草、大枣以补养脾胃气血津液。辛开苦降，流通中焦气机，则痞塞得通而病症得除。

用半夏泻心汤治疗胃病是常用之法。

某男，54岁。平素饮酒多，久患胃病，胃镜示浅表慢性萎缩性胃炎，平素以胃区痞满为主，因为几乎不痛，也没当回事儿。近因听说萎缩性胃炎容易转为胃癌而惶惶。求诊中医。症见胃区痞满，偶有轻微疼痛，饮食尚可，大便大致正常略有偏稀。脉弱，舌淡红，苔白略腻略厚。

诊为胃痞，乃寒热错杂之半夏泻心汤证。

姜半夏 15 克，干姜 20 克，黄芩 6 克，黄连 6 克，党参 20 克，炙甘草 12 克，大枣 30 克，砂仁 10 克，炒枳壳 12 克，炒麦芽 12 克，补骨脂 12 克，吴茱萸 4 克。6 剂，水煎服。

服药 6 剂，痞满大为减缓，食纳较前增多。如是坚持治疗 3 个月，中间换用香砂六君子汤、黄芪建中汤等，后复查胃镜检查未见异常，临床治愈。

**150.** 太阳少阳并病，而反下之，成结胸，心下硬，下利不止，水浆不下，其人心烦。

阳明病用下法，而太阳病、少阳病就不适合了，误治而成结胸病。

心下硬、水浆不下、心烦，乃阳明水湿热邪结滞。下利不止，既可以是下法伤及脾阳而下利，也可以是邪热侵入阳明肠腑而成协热利，治疗之法随之不同。第一种情况比较麻烦，既要考虑阳明胃热，也要考虑太阴虚寒。第二种情况就比较简单了，直接用大陷胸汤。

**151.** 脉浮而紧，而复下之，紧反入里，则作痞。按之自濡，但气痞耳。

**脉浮而紧**：乃伤寒表证。

**而复下之**：反复地用下法。

**紧反入里**：紧，寒邪也。寒邪进入体内。

**则作痞**：形成了痞证。

**按之自濡**：虽然觉得心下胃脘区痞闷不舒，但按着是软软的，不硬。

**但气痞耳**：是气痞。

治疗，还是以半夏泻心汤为主。

**152.** 太阳中风，下利，呕逆，表解者，乃可攻之，其人漐漐汗出，发作有时，头痛。**心下痞硬满，引胁下痛，干呕，短气，汗出，不恶寒者，此表解里未和也，十枣汤主之。**

十枣汤方

芫花<sub>熬</sub>　甘遂　大戟

上三味，等分，各别捣为散。以水一升半，先煮大枣肥者十枚，取八合，去滓，内药末。强人服一钱匕，羸人服半钱，温服之。平旦服。若下少病不除者，明日更服，加半钱；得快下利后，糜粥自养。

### 解读

这其实就是胸水的发病过程。

早期表现为**"太阳中风""漐漐汗出，发作有时，头痛"**，见于中风证，再加上**"下利，呕逆"**，那就是桂枝加葛根汤加半夏的治疗范围了。

早期的胸水可不就常常被诊断为普通的感冒嘛。

有了这些**"太阳中风"**的表证，还有一堆的里证，所以就要先解表。**"表解者，乃可攻之"**，即使有这几个字，也是放在"头痛"后面的。

"表解后"，现在剩下的症状就是"心下痞硬满，引胁下痛，干呕，短气，汗出，不恶寒"。

**心下痞硬满**：摸着心下胃脘区胀满而硬，病人觉得局部堵得慌。

**引胁下痛**：牵引着胁下疼痛，早期是哪边有水哪边痛，后来当水多了也就不痛了。此处属于痰饮之悬饮。

**干呕**：胃腑受水气干扰。

**短气，汗出**：胸胁有水饮，影响呼吸，呼吸不利而汗出，非表证所致。

所以，早期的治疗按照"太阳中风"执行，后期的治疗则按照"悬饮"执行。

**十枣汤**

组成：甘遂、大戟、芫花、大枣。

用法：甘遂、大戟、芫花等份，研末备用。用大枣煎水送服药末。每次 0.5 ~ 1.5 克，先从小量试用，逐渐加量，下利为度。早上空腹服。

功效：攻逐水饮。

主治：悬饮，咳唾胸胁引痛，心下痞硬，干呕短气，头痛目眩，胸背掣痛不得息，舌苔白滑，脉沉弦；水肿，一身悉肿，尤以身半以下肿甚，腹胀喘满，二便不利。

### 医案

**例1**　徐某，女。因咳嗽少痰，左侧胸痛，呼吸困难，发冷发热6天入院。入院前 3 天上述症状加剧。营养、精神差。舌苔厚腻，脉弦滑。呼吸较急促，在左胸前第 2 肋间隙以下语颤消失，叩呈浊音，呼吸音消失。X 线透视积液上缘达前第 2 肋间，心脏稍向右移位。穿刺抽液 50 毫升，黄色半透明，李凡他氏试验（++），未找到结核菌；红细胞沉降率 40 毫米 / 小时。

根据上述情况合乎中医所说的悬饮（渗出性胸膜炎），其病属实证，因此，以祛逐饮邪法，用十枣汤。

大戟、芫花、甘遂各 0.9 克。研成极细粉末，肥大红枣 10 个，破后煎汁，在上午 10 时空腹吞服。

药后 1 小时腹中雷鸣，约 2 小时即大便稀水 5 次。依法隔日 1 剂，投 3 剂后，体温正常，胸畅，胸痛减半，左前三肋以下仍呈浊音，呼吸音减低，X 线胸透复查，积液降至第三肋间以下。继服原方 4 剂，体征消失，红细胞沉降率 5 毫米 / 小时，X 线胸透示积液完全吸收。住院 26 天病愈出院。

[张志雄医案《解放军医学杂志》1965（2）：150]

**例2** 柳某，男，48 岁，寺口人，1961 年 11 月 20 日初诊。既往有慢性肝炎史，近 1 个月来腹大胀满如鼓，按之如囊裹水，青筋暴露，叩呈浊音，面色萎黄，小便少，大便溏，舌淡苔白腻，脉缓。肝功能各项指标均超出正常范围。

处方：甘遂、大戟、芫花各 1.5 克研细末。先煮大枣 10 枚，于晨卯时（5—7 时）冲服，每日一次。

服药两天，腹水消退殆尽。为固疗效，予以《外台秘要》之茯苓饮调之。

处方：茯苓 15 克，党参 12 克，炒白术 10 克，枳实 6 克，橘皮 6 克，生姜 10 克。水煎服。

[牟永昌医案《牟永昌诊籍纂论》2017：82]

水的问题，是《伤寒论》常见的问题，大部分属于中医里面津液的范畴。津液代谢障碍，如果少了，就是津液不足，即通常所说的阴虚，余下的大部分都是代谢的紊乱，从而出现痰湿水饮的问题，因为部位、具体性质的不同而有区别。气血呢？气多了的时候少，所以顶多是气滞气郁。大部分情况下病人都是气虚不足的，所以补气也是中医的特色之一。血，主要的特点就是流通，所以流通不利就是血瘀，再就是血少，即血虚证。

**原文**

**153.** 太阳病，医发汗，遂发热恶寒，因复下之，心下痞，表里俱虚，阴阳气并竭，无阳则阴独，复加烧针，因胸烦，面色青黄，肤瞤者，难治；今色微黄，手足温者，易愈。

**解读**

"**太阳病**""**医发汗**"，这是正确的方法。但是发汗的方式不多，"**遂发热恶寒**"，发汗太多了，比如桂枝新加汤证、桂枝加附子汤证的相关条文等。

"**因复下之**"，又用了下法，"**心下痞**"，导致心下痞闷，那就按照心下痞治。

"**复加烧针**"，又用了烧针的方法。"**因胸烦**"，又出现了胸闷心烦的症状。

不管是哪种误治，不管是什么症状，一切都按照目前的症状去考虑，四诊合参，"观其脉证，知犯何逆，随证治之。"有是症，用是药，有是证，用是方。

"**面色青黄，肤瞤者，难治**"，发汗伤了卫阳，下法倒是水湿内停，烧针则伤了津液，内外均伤，是为难治。

"**今色微黄，手足温者，易愈**"，色微黄，脾虚，手足温，脾阳尚可，故易愈。

**原文**

**154.** 心下痞，按之濡，其脉关上浮者，大黄黄连泻心汤主之。

大黄黄连泻心汤方

大黄二两　黄连一两

上二味，以麻沸汤二升渍之，须臾绞去滓，分温再服。

（臣亿等看详：大黄黄连泻心汤，诸本皆二味；又后附子泻心汤，用大黄、黄连、黄芩、附子，恐是前方中亦有黄芩，后但加附子也。故后云附子泻心汤，本云加附子也。）

**解读**

**心下痞，按之濡**：濡，软也。心下痞满，局部按压却是濡软的。这说明不是虚证，就是湿邪。

**关上**：即关脉，而不是寸脉。一般三部是说寸口、关上、尺中。

**其脉关上浮者**：关脉表现为浮象。不是关脉显示浮象，也不是寸脉显浮象。关脉取中，现在是浮，说明有一点热邪在中焦。

心下痞满，按之濡软，关脉浮象就说明心下胃脘区域有水湿热邪存在。故把大黄、黄连用沸汤浸渍去胃中湿热。

一般认为，中药第一煎是取药之气，第二煎是取药之味，第三煎是渣而没有价值。所以，在《伤寒论》里多数就是一煎，取其气，作用快捷迅速。少许则有去滓二煎，是取其味，作用较为缓和。而这里用沸汤浸渍则气、味均为极少，稍微清热除湿，防止伤了脾胃。

**麻沸汤**：指刚要沸腾的开水。里面的小水珠如麻子大。

王某某，女，42 岁，1994 年 3 月 28 日初诊。心下痞满，按之不痛，不欲饮食，小便短赤，大便偏干，心烦，口干，头晕耳鸣。西医诊为自主神经功能紊乱。其舌质红，苔白滑，脉来沉弦小数。

此乃无形邪热痞于心下之证，与大黄黄连泻心汤以泄热消痞。

大黄 3 克，黄连 10 克，沸水浸泡片刻，去滓而饮。

服 3 剂后，则心下痞满诸证爽然而愈。

[刘渡舟医案《刘渡舟临证验案精选》1996：96]

**155.** **心下痞，而复恶寒汗出者，附子泻心汤主之。**

附子泻心汤方

大黄二两　黄连一两　黄芩一两　附子一枚，炮，去皮破，别煮取汁

上四味，切三味，以麻沸汤二升渍之，须臾绞去滓，内附子汁，分温再服。

"**恶寒汗出**"，这是卫阳不足，与第 20 条有类似之处。"**心下痞**"如前。故内外合治，附子充卫阳，黄芩、黄连、大黄清胃中水湿热邪。

附子是正常煎服，大黄、黄连、黄芩则是沸汤浸渍。

罗某，男，31 岁，1991 年 4 月 24 日下午 4 时初诊。患者既往有慢性胃炎及十二指肠溃疡病史。入院前 1 天因进食不当，突感胃脘嘈杂，脘痞不适，心悸，恶心呕吐，始为胃内容物，继则呕血，共呕吐 7 次（为咖啡色液及鲜红血）共约 1000 毫升，大便下血，色紫黑如柏油样。此刻患者眩晕欲仆，面色苍白。拟诊为"上消化道出血"急

诊入院。立即给氨甲苯酸、垂体后叶素、卡巴克洛、升压药等治疗，并输血400毫升，于晚11时血压稳定。望日，自感胸脘痞闷，干呕不止，又呕吐3次约200毫升，为咖啡色液体，并排柏油样稀便2次。症见消瘦，神疲，胸闷，面色浮红，汗出，形寒肢冷，口干口苦，口唇干裂，舌质红绛，苔黄腻而糙，脉细数。

证属阳明积热，虚火上炎，络血外溢，又呕血后，虚阳外越，气虚不摄，形成上热自热、下寒自寒现象。

现呕血仍未止，急以泻心汤釜底抽薪，清泄阳明积热，下降无形之气，配附子以温阳固脱。

处方：附子、大黄、黄芩各10克，黄连6克。

连服3剂，药后呕血即止，精神好转，胸闷消失，大便一次转黄，食欲增进。药合病机，拟上方去大黄，加党参、炒白芍、麦冬、白豆蔻各10克，山药30克，以益气养阴、温中健脾。连服12剂，元气渐振，食欲正常，大便隐血试验转阴，诸症消失，共住院20天，痊愈出院。

［姜琴医案《陕西中医》1992（9）：411］

 **原文**

**156.** 本以下之，故心下痞，与泻心汤，痞不解，其人渴而口燥烦，小便不利者，五苓散主之。一方云，忍之一日乃愈。

**解读**

"**心下痞**"，与"**泻心汤**"，即用大黄黄连泻心汤治疗。热邪去了，但水湿之邪没去，所以部分人仍然出现"**痞不解**"，心下仍有痞满不适感，即"心下有水气"。"其人渴而口燥烦，小便不利"，病人除了心下痞满不适外，还有口渴、躁烦、小便不利等症状，这是胃腑、膀胱腑水气内停之象，"**五苓散主之**"。

**原文**

**157.** 伤寒，汗出，解之后，胃中不和，心下痞硬，干噫①食臭，胁下有水气，腹中雷鸣，下利者，生姜泻心汤主之。

生姜泻心汤方

生姜四两，切　甘草三两，炙　人参三两　干姜一两　黄芩三两　半夏半升，洗　黄连一

———

① 噫（ài）：同"嗳"，嗳气。饱食或积食后，胃里的气体从嘴里出来并发出声音。

两　大枣十二枚，擘

上八味，以水一斗，煮取六升，去滓，再煎，取三升，温服一升，日三服。

附子泻心汤，本云加附子。半夏泻心汤，甘草泻心汤，同体别名耳。生姜泻心汤，本云理中人参黄芩汤[①]，去桂枝、术，加黄连，并泻肝法。

 **解读**

噫：读yī，出气，乃文言叹词；读ài，指饱食或积食后，胃里的气体从嘴里出来并发出声音。

哕：打嗝，呕吐。

- - - - - - - - - - - - - - - - - - - - - - - - - - - - - - - - - - - - - - - - - - - - - - - - - -

**伤寒，汗出，解之后**：外寒只是诱因。外寒已经解除，但病人仍未病愈，反而把原先的"病根"给引出来了。

现在的症状是：胃中不和，心下痞硬，干噫食臭，胁下有水气，腹中雷鸣，下利。

**胃中不和，心下痞硬**："胃中""心下"都出现了，说明不是一个地方。心下的范围大点，包括胃脘及胃脘外区域。胃中不舒服，胃脘及周边都是痞满而硬的，这是水湿热邪。

**干噫食臭**：打嗝，并且口气很重、很臭秽。这是积食不化，乃脾胃健运力量不足。

**胁下有水气，腹中雷鸣**：其实就是肠鸣音，肚子里咕噜咕噜地响，肠鸣音亢进。中医认为这是肠腑中有水气。最常见的位置就是结肠脾曲那个位置，在左胁肋下。

**下利**：腹泻，肠腑有水气。

所以，这里是脾胃虚弱，水湿热邪混杂的状态，造成了气机升降的紊乱，给予生姜泻心汤。

**生姜泻心汤**

组成：生姜四两，人参三两，炙甘草三两，大枣十二枚，半夏半升，干姜一两，黄芩三两，黄连一两。

用法：水煎服。

功效：健运脾胃，降逆消痞。

主治：伤寒汗后，胃阳虚弱，水饮内停，心下痞硬，肠鸣下利；妊娠恶阻，噤口痢。

方义：本方即半夏泻心汤减干姜量，加生姜组成。方中黄连、黄芩苦寒清热燥湿。半夏、干姜辛温，辛以散邪，温以畅通，使脾胃气机得以升降，并制约黄连、黄芩寒

_____

① 理中人参黄芩汤：人参、干姜、白术、炙甘草、黄芩、半夏、生姜、大枣、桂枝。

凉太过而阻碍气机。人参、大枣调补脾胃之气，恢复脾胃的生理功能，重用生姜和脾胃，散水气。甘草补中益气，并调和诸药。

大量生姜的使用，祛水气的力量加大，部分病人的下利会加重。这是好事不是坏事。

潘某某，女，49岁，湖北潜江工人。主诉：心下痞塞，噫气频作，呕吐酸苦，小便少，而大便稀溏，每日三四次，肠鸣辘辘，饮食少思。望其人体质肥胖，面部浮肿，色青黄而不泽。视其心下隆起一包，按之不痛，抬手则起，舌苔带水，脉滑无力。

辨为脾胃之气不和，以致升降失序，中挟水饮，故而成痞。气聚不达则心下骤起，然按之无物，但气痞耳，故按之则消。为疏生姜泻心汤加茯苓。

生姜12克，干姜3克，黄连6克，黄芩6克，党参9克，半夏10克，炙甘草6克，大枣12枚，茯苓20克。

连服8剂，痞消大便成形而愈。

［刘渡舟医案《刘渡舟临证验案精选》1996：97］

**158.** **伤寒、中风，医反下之，其人下利，日数十行，谷不化，腹中雷鸣，心下痞硬而满，干呕，心烦不得安。医见心下痞，谓病不尽，复下之，其痞益甚，此非结热，但以胃中虚，客气上逆，故使硬也。甘草泻心汤主之。**

甘草泻心汤方

甘草四两，炙　黄芩三两　干姜三两　半夏半升，洗　大枣十二枚，擘　黄连一两

上六味，以水一斗，煮取六升，去滓，再煎，取三升。温服一升，日三服。

（臣亿等谨按：上生姜泻心汤法，本云理中人参黄芩汤，今详泻心以疗痞。痞气因发阴而生，是半夏、生姜、甘草泻心三方，皆本于理中也，其方必各有人参，今甘草泻心中无者，脱落之也。又按《千金》并《外台秘要》治伤寒䘌食，用此方，皆有人参，知脱落无疑。）

第96条小柴胡汤的加减法里有"若胸中烦而不呕者，去半夏、人参，加瓜蒌实一枚"，这里"干呕心烦不得安"，故不用人参，而是用了大量的炙甘草。

本来应该用生姜泻心汤去人参治疗，结果"复下之"，伤中阳更甚，故加量了炙

甘草。

当然，在实际的临床中，加入人参也没错。

 **医案**

于某，女，36 岁，1983 年 9 月 15 日初诊。患者素体强健，1 个月前因夜间睡时着凉，翌晨 6 时突然感到腹痛、肠鸣，随即腹泻，呈水样便，40～50 分钟泻下一次，泻如暴注下迫状，频频呕吐水样物，继则住院治疗，诊为急性胃肠炎。治疗 3 天，病情好转出院。出院后两日，复吐泻不止，吐出为黄绿样水，泻下不化之物，又二次住市医院治疗 6 天，呕吐腹泻止。出院后复因食冷吐泻复作，呕吐食物，有时夹有血样物，泄下水粪夹杂，时有完谷不化，伴胃脘胀闷，食则甚，形体消瘦，面色萎黄，脱水状。舌尖红、边有齿印、苔白厚微黄稍腻，脉沉、关上弦滑。

脉证合参，为中气虚，寒热不调，脾胃升降失职所致。治当缓急补中，和胃消痞止泻。以甘草泻心汤治疗。

服 1 剂后，呕吐即止，胀满减轻，又继服两剂，大便成形，日行 3 次，再服 2 剂而诸症皆除，未再复发。

［毕明义医案《山东中医杂志》1986（3）：14］

 **原文**

**159. 伤寒，服汤药，下利不止，心下痞硬。服泻心汤已，复以他药下之，利不止，医以理中与之，利益甚，理中者，理中焦。此利在下焦，赤石脂禹余粮汤主之。复不止者，当利其小便。**

赤石脂禹余粮汤方

赤石脂一斤，碎　太一禹余粮一斤，碎

上二味，以水六升，煮取二升，去滓，分温三服。

 **解读**

伤寒误治，"**下利不止、心下痞硬**"。这是脾胃气伤、水湿热邪内停的结果，应该服用生姜泻心汤。

结果因为心下痞硬，又被下法误治，更进一步伤了肠腑之气，给予理中汤丸也没有用，因为理中汤丸是治疗中焦的药。这里应该先用涩肠止泻的方法解决下利，防止病情进一步加重，给予赤石脂、禹余粮矿物药以涩肠止泻。（用蒙脱石散就不错。）

如果病证还没有好，那么只能利小便，使水气通过小肠的泌别清浊的作用流向膀胱而非大肠。"利小便所以实大便",是临床治疗泄泻很重要的方法,故加车前子。

古时没有输液法,下利太甚,容易造成气津大脱而死人。所以,有时候不管是什么病,只要下利太严重,一定想着先用固涩的药物,保证把下利止住再说。

赤石脂禹余粮汤,多数情况下是治标而非治本之方。现在临床上有蒙脱石散,可以代替此方。

陈某某,男,67岁。病者年近古稀,羔患泄泻,屡进温补脾肾诸药,淹缠日久,泻总不止。症见形瘦面憔,懒言短气,脉息细弱,舌淡苔白。

病系久泻滑脱,治应固涩。方用赤石脂禹余粮汤合四神丸、五味异功散加减。

赤石脂24克,禹余粮18克,肉豆蔻9克,党参15克,白术9克,茯苓9克,陈皮3克,炙甘草3克,巴戟天9克。

服5剂显效,续服5剂,诸恙均撤。后予参苓白术散15剂,嘱隔日1剂,恢复正常。

[郑学煊医案《伤寒论方医案选编》1981:320]

**160.** **伤寒,吐下后,发汗,虚烦,脉甚微,八九日,心下痞硬,胁下痛,气上冲咽喉,眩冒,经脉动惕者,久而成痿。**

"**伤寒,吐下**"是误治,再"**发汗**"则气血津液受损,出现"**虚烦,脉甚微**",这是气血津液大伤的表现。"**八九日**"之后又出现了"**心下痞硬,胁下痛,气上冲咽喉,眩冒**",这又是阳明胃腑有水气上冲的表现,"**经脉动惕**"乃是津液不养经筋而水气冲逆经筋的缘故。

既有气血津液的亏虚,又有水气内停,治疗实属不易。日久经脉不得充养,则"**久而成痿**"。

治疗可以参考第147条柴胡桂枝干姜汤。笔者按照柴胡桂枝干姜汤的组方思路自拟一方,效果不错。具体如下:

桂枝、白芍、生姜、炙甘草、大枣、人参、茯苓、白术、干姜、天花粉、牡蛎。

"若能寻余所集,思过半矣。"这是仲景说的。

**161.** **伤寒发汗，若吐若下，解后，心下痞硬，噫气不除者，旋覆代赭汤主之。**

旋覆代赭汤方

旋覆花三两　人参二两　生姜五两　代赭一两　甘草三两，炙　半夏半升，洗　大枣十二枚，擘

上七味，以水一斗，煮取六升，去滓，再煎，取三升，温服一升，日三服。

若，或者。

"**伤寒**"之后，用了"**发汗**"的方法，或者"**吐、下**"等方法，"**伤寒**"倒是"**解**"了，但由于绕了很多弯路，结果气血津液受损，脾胃伤了，出现了"**心下痞硬，噫气不除**"的症状。此乃胃气上逆，心下有水气的表现。所以，治疗方面，一补益脾胃，二除水降逆，以生姜、炙甘草、大枣、人参补益脾胃，以半夏、生姜、旋覆花、代赭石降逆且有除水的功效。

**例1**　魏生诊治一妇女，噫气频作而心下痞闷，脉来弦溃，按之无力。辨为脾虚肝逆、痰气上攻之证。为疏旋覆花9克，党参9克，半夏9克，生姜3片，代赭石30克，炙甘草9克，大枣3枚。令服3剂，然效果不显，乃请余会诊。诊毕，视方辨证无误，乃将生姜剂量增至15克，代赭石则减至6克，嘱再服三剂，而病竟大减。魏生不解其故。余曰：仲景此方的剂量原来如此。因饮与气搏于心下，非重用生姜不能开散。代赭石能镇肝逆，使气下降，但用至30克则直驱下焦，反掣生姜、半夏之肘，而于中焦之痞则无功，故减其剂量则获效。可见经方之药量亦不可不讲求也。魏生称谢。

[刘渡舟医案《新编伤寒论类方》]

**例2**　同邑吕叔骏，明经，通医学，其长女适郑孝廉玉山之子丙戌五月在外家，忽患吐血，每吐则盈盆盈斗，气上冲不得息。眩晕，无胃，举室仓皇，其三婿梁镜秋茂才荐予往诊。予曰："冲任脉起于血海，挟脐而上，冲气上逆故血随而上逆也。"拟旋覆代赭石汤以炮姜易生姜，以五味子易大枣，嘱其连服二剂，复以柏叶汤一剂睡时先服，是晚气顺血止。又叔骏弟妇吕六吉之妻，丙戌十月，偶食寒凝，心下痞硬，气上冲作呕，亦以旋覆代赭石汤，重用生姜半夏获愈。

[易巨荪医案《集思医案》]

**原文**

162. 下后，不可更行桂枝汤，若汗出而喘，无大热者，可与麻黄杏子甘草石膏汤。

 **解读**

见第 63 条。

 **原文**

163. 太阳病，外证未除，而数下之，遂协热而利，利下不止，心下痞硬，表里不解者，桂枝人参汤主之。

桂枝人参汤方

桂枝四两，别切 甘草四两，炙 白术三两 人参三两 干姜三两

上五味，以水九升，先煮四味，取五升，内桂，更煮取三升，去滓，温服一升，日再夜一服。

 **解读**

**外证**：外在的表现，太阳病的外证基本等同于太阳病表证。

**太阳病，外证未除**：一般情况下，太阳病是不可以用下法的，否则容易引邪入里。

**数下之**：不但用下法，还反复用下法。只要大便稀，基本都算下法。有人喜欢用清热解毒的中成药治疗咽痛、感冒发热，也算下法。

**遂协热而利**：此处"热"不是指热邪，而是"邪"的意思，即"遂协邪而利"，只不过"协邪"容易引起歧义而用了"协热"。所以，《伤寒论》里有时候寒啊、热啊，都指的是"邪气"，不见得就真的是"寒邪""热邪"，这个要看懂。**"利"**，下利。用桂枝人参汤，即桂枝理中汤治疗。所谓"邪"更多指的是表寒之邪，被引入体内而化为水饮寒邪，所谓的"利"更指水饮寒邪所致的寒湿利。

**"数下之"**，伤了脾胃的中阳之气。

**利下不止**：是寒湿太甚，可以仿赤石脂禹余粮汤，适当用点止泻药更可以"利小便所以实大便"。

**心下痞硬**：胃脘区域痞满胀闷，摸起来硬硬的而不是软软的。**"硬"**，可以是积食，可以是水饮，也可以是瘀血，还可以是气滞或寒凝。医者仍需要仔细辨证，不能学了《伤寒论》，以为就只有水饮湿邪。

**表里不解**：有表证有里证。表证是外寒，里证是阳虚且有寒湿水饮。

"**数下之**"伤了脾胃之阳，用人参汤（理中汤）健脾温阳，加桂枝解表。这里提出"**表里不解**"，里证用了理中汤，表证就一味桂枝，说明桂枝有解表之力。

桂枝的解表到底是如何实现的？

结合桂枝汤及其他方里桂枝的用法，桂枝主要的作用是温通，是保持脾胃中所产生的气血津液顺利流通到肌表经络里而成为营卫。所以，这里的关键还是理中汤，没有中焦的健运，就没有气血津液，也就不可能抗击外邪。桂枝汤的组成里的生姜、炙甘草、大枣也是调养脾胃的药物，只不过不如理中汤的温性大而已。干姜粉，很多人喝过，也是特别容易使人出汗的。干姜有解表的力量，加上桂枝的温通之性，所以，已经大部分入里的表邪也就容易从表而解了。当然，有人疑惑，加上生姜，既可以内温散寒湿水饮，又可以外解表寒之邪。加上茯苓，不是更妙？

某女，14 岁。因为感冒，家长自购药，服用后咽痛、发热均好转，但出现了腹泻，水样便，偶伴有腹痛，来诊。面色黄白少泽，体瘦弱，脉沉弱无力，舌淡，苔白。

诊断：泄泻。

辨证：脾胃阳虚，夹有表邪。

治则：内健脾胃，外散表邪。

处方：桂枝人参汤。党参 12 克，炒白术 12 克，干姜 12 克，炙甘草 15 克，桂枝 10 克，紫苏叶 6 克，茯苓 20 克，紫苏梗 6 克。3 剂，水煎服，两天内服完。

愈。

**164.** **伤寒大下后，复发汗，心下痞，恶寒者，表未解也。不可攻痞，当先解表，表解乃可攻痞。解表宜桂枝汤，攻痞宜大黄黄连泻心汤。**

汗、吐、下等误治，都容易伤及气血津液，进而造成阳气、阴液的不足。

**心下痞**：乃中焦失运，水湿内停，当用半夏泻心汤等治疗，也可以是水湿热邪内停，用大黄黄连泻心汤治疗。

**恶寒**：这里提示表证，说明还有其他可证的表证征象，如脉浮、汗出、恶风等，给予桂枝汤，因为气血津液已经不足了。

只要不是急症，有表证一定先解表，这就是《伤寒论》的定理。

**165.** 伤寒发热，汗出不解，心中痞硬，呕吐而下利者，大柴胡汤主之。

这里承接着前几条"痞"有水湿邪气的分析。那么**"伤寒发热"**，当用解表法；**"汗出不解"**，则容易伤气血津液；**"心中痞硬"**，考虑是水湿之邪阻滞；**"呕吐"**，乃是水邪犯胃腑；**"下利"**，乃是水邪犯肠腑。

这样分析对不对？对，没问题。

但是，这里仲景就给了我们一棒槌。

为什么？

思维定式！！！

条文很像一个内有水饮湿邪、外有表邪未解的病。其实，这里不是，而是另外一种情况。

第163条说过，**"心下痞硬"**可以是积食、水饮、瘀血、气滞、寒凝等多种情况。不要学了水饮寒湿就死在水饮寒湿（湿热）之下。

这个条文是误治了吗？

没有啊。

患者的感觉就是，吃着吃着饭，好像受了点凉，但一会儿就发热了，还出现了恶心呕吐、下利的症状，自己觉得胃口堵得慌，甚至还疼痛。医生一摸，胃脘区胀满硬痛，按之加重。

此证很像急性胰腺炎，病人吃坏了肚子，急性胰腺炎发作了。肚子痛，又拉又吐，还发热。

这个时候，一定要看看有没有表证，有表证用葛根汤加半夏。没有表证，那么就是里证，再判断是寒性的还是热性的。是寒性的，用桂枝理中汤；热性的，就用大柴胡汤。别忘了，前面我们还学过葛根芩连汤用于表里双解。

结合**"大柴胡汤主之"**，可推知这里有少阳的症状存在。所以，这里是热性的少阳的问题，涉及了胃肠腑，大柴胡汤主之。

**"下利"**能不能用大黄？

当然可以了，热性下利用大黄没错。

**医案**

患者邰某，女，30岁。1981年3月16日初诊。主诉：上腹部疼痛20余天。患者于20天前吃肉食时生气，左侧上腹部呈持续性胀痛，阵发性加剧，有时可放射至左侧胁肋及腰、肩部位，医以胃炎治疗数日未效，其后上症加重，并伴有发热、口苦咽干，呕逆纳呆，大便稀薄恶臭，日行2～3次，小便黄少。门诊以"上腹疼痛待查"收中医科住院治疗。患者既往有上病发作史两次，两年前曾做两侧输卵管囊肿切除术。查体：精神差，呈痛苦病容，口唇干裂，舌干苔黄质红，左上腹深部及胁肋部、腰脊有明显压痛，腹肌稍紧张，肝脾未扪及，脉沉弦。体温38.1℃。血象：白细胞总数13.2×10⁹/L，嗜中性粒细胞0.82，淋巴细胞0.16，单核细胞0.02。尿淀粉酶94温氏单位。尿常规：未见异常。

初步诊断：急性胰腺炎。

中医辨证施治：少阳兼阳明里实证，以仲景少阳阳明同治三法，外解少阳之邪、内通阳明热实，拟以大柴胡汤加味治之。

柴胡20克，黄芩10克，枳实15克，白芍30克，半夏20克，生姜10克，大黄15克，木香10克（冲），姜黄15克。水煎，分3次服下。3剂。

二诊：患者精神尚好，其上症明显转好，左上腹仅为胀痛，大便一日一行，呈黄色软便，左上腹深部及胁肋部位仍有压痛，脉沉小弦，苔白质淡津润，上方去半夏、生姜，大黄减至8克（先煎），余药同煎，6剂。

三诊：患者精神好，上症均消失，脉冲和有力，苔淡质润，腋温36.3℃，血象正常，尿淀粉酶16温氏单位。唯有正气尚虚，服黄芪建中汤2剂以调理善后，出院。

[ 王侃医案《甘肃中医》1993（3）：30 ]

 **原文**

**166.** **病如桂枝证，头不痛，项不强，寸脉微浮，胸中痞硬，气上冲喉咽不得息者，此为胸有寒也。当吐之，宜瓜蒂散。**

瓜蒂散方

瓜蒂一分，熬黄　赤小豆一分

上二味，各别捣筛，为散已，合治之，取一钱匕，以香豉一合，用热汤七合煮作稀糜，去滓，取汁和散，温顿服之。不吐者，少少加，得快吐乃止。诸亡血虚家，不可与瓜蒂散。

**解读**

"**病如桂枝证**"，有桂枝汤证的表现，比如恶风、汗出、脉浮。但"**头不痛，项不强**"，说明不是太阳经病。"**寸脉微浮**"，寸脉还稍微有些浮象。有"**外证**"，但不是"**表证**"。

"**气上冲喉咽不得息**"，有气向咽喉部冲击，难以呼吸。"**胸中痞硬**"，胸部似乎满满的、胀胀的、硬硬的。这些是气上冲导致的症状。

那么这个"**气上冲**"是如何来的呢？

这是中焦寒饮上冲，称为"**胸有寒也**"。实际上中焦的寒饮在治疗的时候，顺应人体抗邪之势即可。这最为方便省事，故给予瓜蒂散催吐。

**瓜蒂**，苦寒祛水，主要通过涌吐的方式祛水。

**赤小豆**，也是祛水的。

**豆豉**，有脚臭味，令人恶心。这里就是用的这种恶心的功用，使病人呕吐。

这个方子是治标之法，是"急则治其标"的用法。后期的治疗还是以温养中焦、祛水散寒为法，用理中汤主之。

**医案**

信州老兵女三岁，因食盐虾过多，得齁喘之疾，乳食不进。贫无可召医治，一道人过门，见病女喘不止，便教取甜瓜蒂七枚，研为粗末，用冷水半茶盏许，调澄取清汁呷一小呷。如其言，才饮竟，即吐痰涎若黏胶状，胸次既宽，齁喘亦定。少日再作，又服之，随手愈。凡三进药，病根如扫。

[《名医类案》]

**原文**

**167. 病胁下素有痞，连在脐旁，痛引少腹，入阴筋者，此名脏结，死。**

**解读**

"**痞**"，不是气痞，是痞块，是实实在在的硬块，但质地软而不硬，故称为痞。

"**痞**"是脾大（西医可以做脾切除手术）的表现，大的可以到脐旁，更大的可以到下腹，整个肚子都满了，算是死证。这是"**脏结**"的一种。

"**阴筋**"，即前阴部位，形容痞块大得太严重，都到了最下面了。

西医关于脾大的分度，有轻度、中度、重度。

正常的脾脏在左上腹肋弓的里面，肋缘的下方触摸不到。如果能触摸到脾脏的下极在两厘米范围内，为轻度肿大；如果脾下极在肋缘下两厘米至脐水平，是中度肿大；如果超过脐水平，甚至超过前正中线，为重度肿大。

脾大的原因，有血液系统的疾病，比如恶性淋巴瘤、血小板减少性紫癜、真性红细胞增多症、多发性骨髓瘤等，也有可能是门脉高压引起的脾大，比如乙肝病毒感染或血吸虫感染，导致门静脉高压，患者会出现脾大。同时可能伴有上消化道大出血等，必要的时候行手术切除。

笔者接诊过一个二十五六岁的男子，当时他就觉得腹部不舒服，吃不下饭，吃点饭就胃胀，买点胃药吃也没用。腹部查体：胃区轻微压痛，肝区未及异常，脾大，超过脐水平线，也超过了前正中线，赶紧查个肝功、血分析、腹部彩超，确诊为白血病。按《伤寒论》"脏结"治疗效果还不错，坚持服药，结婚生子，随访多年身体情况一直较为稳定。

**168.** **伤寒，若吐若下后，七八日不解，热结在里，表里俱热，时时恶风，大渴，舌上干燥而烦，欲饮水数升者，白虎加人参汤主之。**

白虎加人参汤方

知母六两　石膏一斤，碎　甘草二两，炙　人参二两　粳米六合

上五味，以水一斗，煮米熟，汤成去滓，温服一升，日三服。

此方立夏后、立秋前，乃可服，立秋后不可服，正月二月三月尚凛冷，亦不可与服之，与之则呕利而腹痛。诸亡血虚家，亦不可与，得之则腹痛。利者但可温之，当愈。

经过乱七八糟的治疗之后，疾病到了什么程度、发展到了哪里，只能根据眼前的症状来判断。中医治病最主要的是眼前的症状，所谓"当下即是"也。

目前的症状是：时时恶风，大渴，舌上干燥而烦，欲饮水数升，表热（说明还发热）。

这个"**恶风**"，不是表寒的恶风，而是人体过于燥热。病人感觉到了"恶风"，体现的是内热过于旺盛。所以，恶风不一定就是表证。

第168条描述的这个病属于阳明病的范畴。白虎汤清解阳明之热，人参补养津液的不足。

如果天冷或者人体虚弱，那么最好不要用白虎汤，容易出现腹痛下利等不适。当然用白虎汤之后如果出现了腹痛下利也不要紧，可以用理中汤干姜等对症处理。

前面说过阳明中风，有中风的症状，还有阳性内热的症状。中风的症状：时时恶风，汗出；阳明内热：大渴，舌上干燥而烦，欲饮水数升。其实，这个中风就是阳明内热外蒸的"外证"，是外证而不是表证。但"风邪"的特点就是这些，所以命名为"阳明中风"一点问题都没有。

**医案**

从军王武经病，始呕吐，俄为医者下之，已八九日，而内外发热。予诊之曰：当行白虎加人参汤。或云：既吐复下，是里虚矣，白虎可行乎？予曰：仲景云见太阳篇二十八证。若下后，七八日不解，热结在里，表里俱热者，白虎加人参汤。证相当也。盖吐者为其热在胃脘，而脉致令虚大。三投而愈。

[许叔微医案《伤寒九十论》]

**原文**

**169. 伤寒，无大热，口燥渴，心烦，背微恶寒者，白虎加人参汤主之。**

**解读**

伤寒之后，没有发热，却出现了"**口燥渴，心烦**"，这说明病人本身就是阳明内热的体质，那点外寒很快就随着体质而化热了，表现为阳明病。所以治疗时清解阳明即可。

"**背微恶寒者**"，这个和前面一样，仍是阳明内热太盛，外界反而相对寒凉，故表现为"**背微恶寒**"，不是表寒证。

定义为阳明伤寒，行不行？

也行，白虎加人参汤加紫苏叶，有时候临床就这么用。麻黄是不用的，偶尔用点桂枝倒可以。

**医案**

某男，43 岁。自觉感冒，服用感冒药（不详）后，效果不理想，来诊。体温正常无发热，身上略有冷感，多关节似乎有点痛，具体症状述说不清。询其口渴明显，多喝水，舌红，苔燥，脉力充足。平素大便偏干。

诊断：感冒。

辨证：内热外寒。

治则：外解表，内清里。

处方：白虎加人参汤。生石膏 60 克，知母 10 克，天花粉 12 克，炙甘草 10 克，紫苏叶 6 克，桂枝 6 克，生晒参 6 克，大米 1 捏。3 剂，水煎服。

服后愈。

**170.** **伤寒，脉浮，发热，无汗，其表不解，不可与白虎汤。渴欲饮水，无表证者，白虎加人参汤主之。**

**伤寒，脉浮，发热，无汗**：这是伤寒证，所以说"**其表不解**"就是表证存在。治疗应该先解表。

单纯的"**渴欲饮水**"且"**数升**"者，无论何种原因所致，只要没有表证，那么就属于阳明病的范畴，给予白虎加人参汤治疗即可。

**171.** **太阳少阳并病，心下硬，颈项强而眩者，当刺大椎、肺俞、肝俞，慎勿下之。**

具体参看第 142 条。同理。

**172.** **太阳与少阳合病，自下利者，与黄芩汤；若呕者，黄芩加半夏生姜汤主之。**

黄芩汤方

黄芩三两　芍药二两　甘草二两，炙　大枣十二枚，擘

上四味，以水一斗，煮取三升，去滓，温服一升，日再，夜一服。

黄芩加半夏生姜汤方

黄芩三两　芍药二两　甘草二两，炙　大枣十二枚，擘　半夏半升，洗　生姜一两半，一方三两，切

上六味，以水一斗，煮取三升，去滓，温服一升，日再，夜一服。

**解读**

**太阳与少阳合病**：既有太阳病的症状，又有少阳病的症状。太阳病的症状：恶寒，发热，头身痛，脉浮等。少阳病的症状：口苦，咽干，往来寒热，胸胁苦满，默默不欲饮食，心烦喜呕等。

既然有太阳病，那为什么处方黄芩汤中没有解表药啊？

一开始是太阳与少阳合病，并没有下利的症状，后来才出现了下利的症状。出现下利的时候，其实太阳病已经消除了，病邪进一步入里了，所以就没有必要用解表药。黄芩汤用于少阳阳明合病。少阳病是胆热证，阳明病是胃腑或肠腑被热扰，在胃腑则呕，在肠腑则下利。所以，清理胆热为主要的方法。黄芩清利胆热，白芍缓急止痛，炙甘草、大枣补养津液气血。如果出现了呕吐，则加半夏、生姜降逆，用竹茹效果更好。

临床上多用黄芩汤来治疗热利，后世治疗痢疾的著名方剂"芍药汤"即从本方演化而来。所以汪昂《医方集解》称黄芩汤为"万世治利之祖方"。

**方剂**

**芍药汤（《素问病机气宜保命集》）**

[组成]芍药一两，当归半两，黄连半两，大黄三钱，槟榔、木香、甘草炒各二钱，黄芩半两，官桂二钱半。

[用法]上药㕮咀，每服半两，水二盏，煎至一盏，食后温服。

[功效]清热燥湿，调气和血。

[主治]湿热痢疾。腹痛，便脓血，赤白相兼，里急后重，肛门灼热，小便短赤，舌苔黄腻，脉弦数。

[方义]《成方便读》："夫痢之为病，固有寒热之分，然热者多而寒者少，总不离邪滞蕴结，以致肠胃之气不宣，酿为脓血稠黏之属。虽有赤白之分，寒热之别，而初起治法皆可通因通用。故刘河间有云：行血则便脓自愈，调气则后重自除，二语足为治痢之大法。此方用大黄之荡涤邪滞，木香、槟榔之理气，当归、肉桂之行血；病多因湿热而起，故用芩连之苦寒以燥湿清热；用芍药、甘草者，缓其急而和其脾。"

**医案**

王某某，男，28岁。初夏迎风取爽，而头痛身热，医用发汗解表药，热退身凉，头痛不发，以为病已愈。又三日，口中甚苦，且有呕意，而大便下利黏秒，日四五次，腹中作痛，且有下坠感。切其脉弦数而滑，舌苔黄白相杂。

辨为少阳胆热下注于肠而胃气不和之证。

黄芩 10 克，白芍 10 克，半夏 10 克，生姜 10 克，大枣 7 枚，甘草 6 克。服 3 剂而病痊愈。

[刘渡舟医案《新编伤寒论类方》1984：123]

 **原文**

**173.** **伤寒，胸中有热，胃中有邪气，腹中痛，欲呕吐者，黄连汤主之。**

黄连汤方

黄连三两　甘草三两，炙　干姜三两　桂枝三两，去皮　人参二两　半夏半升，洗　大枣十二枚，擘

上七味，以水一斗，煮取六升，去滓，温服，昼三夜二。疑非仲景方。

 **解读**

**"胸中有热"**，指上焦有热邪。

伤寒之后，内外气机不畅，上下之气机也易不畅，这里就是上下的气机不畅，心火不能下潜以温养脾胃（火生土），则**"胃中有邪气，腹中痛，欲呕吐"**，是脾胃有寒，甚至下焦由于肾不得温助，也容易出现水饮上犯。

**"伤寒"**，只是诱发因素，把祸惹出来了，但自己跑了。所以，这里表寒就不存在，不用考虑，不用治疗。类似的条文极多。外邪也好，饮食也罢，情绪亦然，都有可能仅仅是诱发因素，而不是治病的目标。比如，有人生气后腹痛，但是通过诊治，你会发现，根本就没有疏肝理气的必要，仅仅调理胃肠即可。外感亦然。

上焦心火之热不能降而暂时成了邪火，黄连清降之，中焦之脾胃寒，干姜、炙甘草、人参、大枣，温阳补助之，半夏降逆，桂枝流通、交通之。

如果下焦也有寒水呢？加附子、肉桂、茯苓是不错的选择。

 **医案**

林某某，男，52 岁，1994 年 4 月 18 日就诊。患腹痛下利数年，某医院诊为"慢性非特异性溃疡性结肠炎"。迭用抗生素及中药治疗，收效不显。刻下：腹中冷痛，下利日数行，带少许黏液。两胁疼痛，口渴，欲呕吐。舌边尖红，苔白腻，脉沉弦。

辨为上热下寒证。治以清上温下，升降阴阳。为疏加味黄连汤。

黄连 10 克，桂枝 10 克，半夏 15 克，干姜 10 克，党参 12 克，炙甘草 10 克，大

枣 12 枚，柴胡 10 克。

服药 7 剂，腹痛、下利、呕吐明显减轻，仍口苦、口渴、胁痛。又用柴胡桂枝干姜汤清胆热温脾寒，服 7 剂而病愈。

[刘渡舟医案《刘渡舟临证验案精选》1996：104]

**174. 伤寒八九日，风湿相抟，身体疼烦，不能自转侧，不呕不渴，脉浮虚而涩者，桂枝附子汤主之。若其人大便硬**—云脐下心下硬，**小便自利者，去桂加白术汤主之。**

桂枝附子汤方

桂枝四两，去皮　附子三枚，炮，去皮，破　生姜三两，切　大枣十二枚，擘　甘草二两，炙

上五味，以水六升，煮取二升，去滓，分温三服。

去桂加白术汤方

附子三枚，炮，去皮，破　白术四两　生姜三两，切　甘草二两，炙　大枣十二枚，擘

上五味，以水六升，煮取二升，去滓，分温三服。

初一服，其人身如痹，半日许复服之，三服都尽，其人如冒状，勿怪，此以附子、术，并走皮内，逐水气未得除，故使之耳。法当加桂四两。此本一方二法：以大便硬，小便自利，去桂也；以大便不硬，小便不利，当加桂。附子三枚恐多也，虚弱家及产妇，宜减服之。

**伤寒八九日**：伤寒八九日，什么病证都有可能发生。

**风湿相抟**：以风邪、湿邪为主，而不是以寒邪为主，所以"痛"不是很严重。寒邪以"痛"为主，湿邪以"强"为主。

**身体疼烦**：烦者，甚也。身体疼痛较甚。

**不能自转侧**：僵也，强也。这是湿邪所致，也是疼痛的表现。

**不呕不渴**：没有胃肠道的症状。这就说明不是里面的问题，可能仍在体表，属于太阳病的范畴。

**脉浮虚而涩者**：脉浮在表，脉虚乃气血不足，脉涩乃血流不畅。

治疗可考虑外在的风寒湿邪，内在的气血不足、流通不畅。

生姜、桂枝温通经脉而祛外在的风寒湿邪，炙甘草、大枣补养气血，附子三枚，量大，止痛祛寒湿的效果好。

**桂枝附子汤**

附子三枚　桂枝四两　生姜三两　炙甘草二两　大枣十二枚

水煎服。附子要久煎。

桂枝附子汤与桂枝去芍药加附子汤的药物的组成一样，但是附子、桂枝的用量不同，注意这类的方子不少，体现了《伤寒论》的用药原则。

--------

"**大便硬**"，不是内热，而是气血津液不足，无力推动。因为"**脉浮虚而涩**"，所以，加"**白术四两**"健运脾胃而通大便，且白术有祛湿的力量。"**脾主湿**"，不但是内湿，外湿也要想到。

如果一开始就有"**大便硬**"，则"**加桂四两**"，也就是桂枝附子汤的桂枝不去，再加白术即可。毕竟桂枝的温通之力在寒湿证的解表方面还是不错的。但如果一开始没有"大便硬"，而是用完桂枝附子汤之后，部分外感症状缓解且出现了大便硬，则桂枝就该减量甚至去除了。

至于"一方二法"里面，即使是"**大便不硬，小便不利**"，也是加茯苓，而不是桂枝。

服药后出现"**身如痹**""**如冒状**"，这些都是附子的反应，是瞑眩反应，算好事。但注意附子用量不要太大，防止中毒，应该逐渐加量。临床上一般从 10 克开始加，12 克，15 克，20 克，30 克，等等。

 **医案**

**例1**　黄某某，女，24 岁。下肢关节疼痛已年余，曾经中西医治疗，效果不显。现病情仍重，尤以右膝关节疼痛为甚，伸屈痛剧，行走困难，遇阴雨天则疼痛难忍，胃纳尚好，大便时结时烂，面色㿠白，苔白润滑，脉弦紧，重按无力。

诊断：寒湿痹。

处方：桂枝尖 30 克，炮附子 24 克，炙草 18 克，生姜 18 克，大枣 4 枚，3 剂。

复诊：服药后痛减半，精神食欲转佳。

处方：桂枝尖 30 克，炮附子 30 克，炙甘草 12 克，生姜 24 克，大枣 6 枚。

连服 10 剂，疼痛完全消失。

[秦伯未医案．广东医学·祖国医学版 .1964（6）：30]

**例2**　韩某某，男，37 岁。自诉患关节炎有数年之久，右手腕关节囊肿起如蚕豆大，周身酸楚疼痛，尤以两膝关节为甚，已不能蹲立，走路很困难，每遇天气变化则身痛转剧。视其舌淡嫩而胖，苔白滑，脉弦而迟，问其大便则称干燥难解。

辨为寒湿着外而脾虚不运之证。

处方：附子 15 克，白术 15 克，生姜 10 克，炙甘草 6 克，大枣 12 枚。

服药后，周身如虫行皮中状，两腿膝关节出黏凉之汗甚多，而大便由难变易。

转方用：干姜 10 克，白术 5 克，茯苓 12 克，炙甘草 6 克。

服至 3 剂而下肢不痛，行路便利。又用上方 3 剂而身痛亦止。后以丸药调理，逐渐平安。

［刘渡舟医案《新编伤寒论类方》1984：33］

## 原文

**175.** 风湿相抟，骨节疼烦，掣痛不得屈伸，近之则痛剧，汗出短气，小便不利，恶风不欲去衣，或身微肿者，甘草附子汤主之。

甘草附子汤方

甘草二两，炙　附子二枚，炮，去皮，破　白术二两　桂枝四两，去皮

上四味，以水六升，煮取三升，去滓，温服一升，日三服。初服得微汗则解。能食、汗止复烦者，将服五合。恐一升多者，宜服六七合为始。

## 解读

**骨节疼烦**：很明确的定位。骨节，指各个关节处。

**掣痛不得屈伸**：掣痛，牵引性疼痛。一动就牵引着痛。

**近之则痛剧**：不可触碰、按压，否则更痛。

**汗出短气**：是痛得龇牙咧嘴，痛得出汗。这里也有可能是伤了心阳，毕竟风湿伤心阳的例子也不少，心阳不足则汗出气短。本方含桂枝甘草汤的底子。

**小便不利**：湿邪在里。

**恶风不欲去衣**：风寒在外，卫阳不足。

**或身微肿**：湿邪在表。

这条是表有寒湿，里也有寒湿。本方具有温阳散寒、祛风除湿的功效，治疗一身阳气不足、内外寒湿者有效。

## 医案

**例1**　杨某某，男，42 岁。患关节炎已三年，最近加剧，骨节烦疼，手不可近，并伴有心慌气短、胸中发憋，每到夜晚则尤重。切其脉缓弱无力，视其舌胖而嫩。

辨为心肾阳虚，寒湿留于关节之证。

附子 15 克，白术 15 克，桂枝 10 克，炙甘草 6 克，茯苓皮 10 克，薏苡仁 10 克。

服 3 剂而痛减其半，心慌等证亦佳。转方用桂枝去芍药加附子汤，又服 3 剂，则病减其七。乃书丸药方而治其顽痹获愈。

[刘渡舟医案《新编伤寒论类方》1984：108]

**例2** 王某，男，42 岁，蓬莱人。1958 年 11 月 7 日初诊。右臂麻痹已有三个多月，不敢抬举，动则肢节烦痛而剧。近左臂凝滞，活动受限，久治仍未见效。舌淡红白苔，尺脉沉迟。

证属风寒湿痹。

处方：炙甘草 10 克，桂枝 15 克，白术 10 克，制附子 10 克，黄芪 15 克，当归 10 克，麻黄 10 克，川羌 10 克，桑寄生 10 克，细辛 2 克，人参 10 克，制川乌 10 克，全蝎 6 克，地龙 10 克，秦艽 10 克，白芍 12 克，水煎服。

11 月 14 日，药后臂痛豁然，肩已能抬，仍守方继服。

11 月 20 日，患者欣然相告，续服 3 剂，病告痊愈。

[牟永昌医案《牟永昌诊籍纂论》2017：48]

**176．伤寒，脉浮滑，此以表有热、里有寒，白虎汤主之。**

白虎汤方

知母六两　石膏一斤，碎　甘草二两，炙　粳米六合

上四味，以水一斗，煮米熟，汤成去滓，温服一升，日三服。

（臣亿等谨按：前篇云：热结在里，表里俱热者，白虎汤主之，又云其表不解，不可与白虎汤。此云脉浮滑，表有热、里有寒者，必表里字差矣。又阳明一证云：脉浮迟，表热里寒，四逆汤主之。又少阴一证云：里寒外热，通脉四逆汤主之。以此表里自差明矣。《千金翼》云：白通汤。非也。）

这个条文历史上争论颇多。

笔者参考历代观点，认为从以下两方面解释可能合理点。

**（1）伤寒，脉浮滑，白虎汤主之。**

**伤寒：**诱因。

**脉浮滑：**浮，不是太阳之表的脉浮，而是脉上浮。脉体有一种向外的力量，是内热外蒸之象。滑，滑动有力，也是内热过盛的表现。这个脉的脉体摸起来热乎乎，脉搏是向外撑着的感觉。

也就说是，这个病人是阳热体质，一受寒就暴起了，成了阳明热证，用白虎汤主之。就像一个暴躁的壮汉，可能稍微有点小事，立即就暴跳如雷。

**（2）伤寒，脉浮滑，而表热里寒者，白通汤主之。**

这个病人就是阳虚内寒盛，且阳气外越外脱的体质，稍微有点凉，外脱的阳气抗邪，表现为浮滑脉象。表现是热象而实际里面却是寒凉的，所以用白通汤来治疗。这种病人临床上还是蛮多的。

这个浮滑脉，即摸起来是浮的，似乎脉体还很滑利，但稍微用点力，脉体就呈现塌陷无力。

以上两种情况，临床上都能遇到。

**177.** **伤寒，脉结代，心动悸，炙甘草汤主之。**

炙甘草汤方

甘草四两，炙　生姜三两，切　人参二两　生地黄一斤　桂枝三两，去皮　阿胶二两　麦门冬半升，去心　麻仁半升　大枣三十枚，擘

上九味，以清酒七升，水八升，先煮八味，取三升，去滓，内胶烊消尽，温服一升，日三服。一名复脉汤。

**178.** **脉按之来缓，时一止复来者，名曰结。又脉来动而中止，更来小数，中有还者反动，名曰结，阴也。脉来动而中止，不能自还，因而复动者，名曰代，阴也。得此脉者必难治。**

先说第178条的脉象。

首先，《伤寒论》里的脉学跟教材上的脉学是不完全一样的，不要被教材的观念束缚。

"缓"，指脉搏跳动的次数比较正常，70多次的样子，不是"迟脉"也不是"数脉"。

脉搏跳动次数很正常，偶尔有一个停止，紧接着就恢复了正常的跳动，这种称为"**结脉**"，像不像偶发的早搏（期前收缩），室性早搏就很常见。一般可以不治疗，观察即可。劳累的时候、熬夜的时间可以出现，多数可自愈。

"**结**"，如绳结及绳疙瘩，疙瘩前后是不一样的。这样的脉，就是结脉。

"**动**"，脉体跳动而摇摆的样子，脉体不稳定似乎不固定在一个地方。脉体摇动不稳定，"**中止**"没有脉了、脉停了，"**更来小数**"，再来的时候脉细小而快数，"**中有**

还者反动"，有时中间也有脉来，但脉还是不稳定。类似于西医的房颤。这也是"**结脉**"，属于"**阴**"。所谓"**阴**"，"**必难治**"，是很难治好的脉象表现。

这也是脉体不稳定，比较长的时间没有脉，脉来的话也不稳定。类似于西医的停搏或者严重的房室传导阻滞。这是"**代脉**"，属于"**阴**"，是"**必难治**"的脉象表现。

当然，临床上结合着西医的心电图，可以知道古时的很多怪脉、死脉，都是心律失常（多数是很严重的那种心律失常）的表现。

---

再看第 177 条。

"**伤寒**"，是诱发因素。

"**脉结代，心动悸**"，本来心脏就不怎么好，结果受点凉，心脏病又发作了。病人感觉"心跳得厉害，还心慌心悸"。一把脉，"脉结代"，也就是脉搏不规律，可能有房颤，可能是频发早搏，可能是房室传导阻滞，可能是阵发性心动过速，反正就是不规律。

这是心脏病日久，心阴、心阳、心气、心血都伤了，有点风吹草动，心脏病就发作了。治疗时当然要气血阴阳全补。

**炙甘草汤**

炙甘草四两，生姜三两，人参二两，生地一斤，桂枝三两，阿胶二两，麦冬半升，麻仁半升，大枣三十枚

桂枝、炙甘草：补心阳。

生姜、桂枝：散表寒。

生地、阿胶、麦冬、芝麻仁、大枣：滋阴养血。

人参、炙甘草、大枣：补脾胃，养心气。

麻仁：这里是芝麻仁，有人认为是麻子仁。病人本来就体虚了，还用通便的药治疗，不算合适。芝麻仁也有润肠通便的作用，在这里用效果就更好。

胡麻：味甘，平。主伤中虚羸，补五内，益气力，长肌肉，填髓脑。久服，轻身，不老。

---

清酒，即糯米酒之上层清澈部分。

糯米酒多数为家庭自作，把酒制成后装入器皿中，其上面的部分微微透明，也较清稀，就是所谓的"清酒"。而下面的部分较稠浊，颜色较白而不透明，即是所谓的"白酒"。《伤寒论》炙甘草汤用的清酒，是糯米酒之上层清澈部分，《金匮要略》瓜蒌薤白白酒汤中的白酒，是糯米酒之下层稠厚部分。

炙甘草汤用"清酒"与水混合煎药，能温行气血，以助通脉，甚至有补虚扶弱之

功。炙甘草汤在益气补血、通阳复脉的基础上，更借清酒之温行气血、补虚扶弱之功，使气血充实，经脉畅通，心神得养，则悸可止，而脉得复，故该方又名"复脉汤"。

注意不要用今日之白酒煎药，否则心脏病（心律失常）不但不好转可能还会加重。如果没有糯米酒，那就用黄酒，即墨老酒、绍兴黄酒都是很好的选择。

**例1** 一人年五十余，中气本弱。至元庚辰六月中，病伤寒八九日。医见其热甚，以凉剂下之，又食梨三四枚，痛伤脾胃，四肢冷，时昏愦。罗诊之，其脉动而中止，有时自还，乃结脉也。心亦悸动，吃噫不绝，色变青黄，精神减少，目不欲开，独卧恶人语，以炙甘草汤治之。成无己云：补可去弱，人参大枣之甘，以补不足之气；桂枝生姜之辛，以益正气；五脏痿弱，荣卫涸流，湿剂所以润之，故用麻仁、阿胶、麦门冬、地黄之甘，润经养血，复脉通心是也。加桂枝、人参急扶正气，生地黄减半，恐伤阳气。服之不效。罗再思脉病对，莫非药陈腐而不效乎？再于市铺选尝气味厚者，再煎服之，其病减半，再服而愈。

［罗谦甫医案《名医类案》］

**例2** 刘某，男，28岁，干部。1974年10月30日就诊。主诉：晨起全身乏力，眩晕，懒言，心悸，曾去烟台某医院就诊，理化检查未见异常。唯心电图示窦性心律不齐，细讯之，1个月前曾因发热、身痛、心慌之症，在当地医院以感冒治疗，发热等症除，唯时有心悸未愈，且伴胸闷气短，时自汗出，心躁烦，动则心悸剧，查：口干舌燥，舌红少津，脉代。

证属外感邪毒，伤及气阴，稽留不去，宗气不足，失其贯心脉行血气之职，而发心悸、脉代之症。治宜益气养阴，助心阳以复脉。予以炙甘草汤加味。

处方：炙甘草15克，红参10克，黄芪30克，生地黄30克，麻仁12克，麦冬12克，桂枝10克，生龙骨30克，生牡蛎30克，阿胶10克（烊化），桑仁30克，炒枣仁30克，远志10克，柏子仁12克，首乌藤30克，当归15克，钩藤10克，生姜3片，大枣4枚引，5剂，水煎服。

二诊：药后心悸、胸闷、短气、眩晕诸症悉减，查心律整，脉虚数。予原方去二藤，加黄精15克，继服。

三诊：服药10剂，胸闷心悸悉除，予以炙甘草汤继服以善其后。

［柳吉忱医案《柳吉忱诊籍纂论》2016：46］

# 辨阳明病脉证并治

**原文**

**179.** 问曰：病有太阳阳明，有正阳阳明，有少阳阳明，何谓也？答曰：太阳阳明者，脾约一云络是也；正阳阳明者，胃家实是也；少阳阳明者，发汗、利小便已，胃中燥烦实、大便难是也。

**解读**

阳明病从来源分类。

**太阳阳明者，脾约是也**：本来是太阳病，用了发汗利小便（伤肺、伤膀胱）的方法，造成气血津液损伤，而形成的便秘，称为太阳阳明。"饮入于胃，游溢精气，上输于脾。脾气散精，上归于肺，通调水道，下输膀胱。"脾为胃行其津液，这里气血津液不足，"脾气散精"就进行不下去了，类似于脾的功能被约束住了，所以称为脾约。约，约束。

**正阳阳明，胃家实是也**：胃家，胃和肠道都算。胃中实，比如热邪、水饮、痰湿、积食、寒邪等。肠道实，比如粪块、热邪等。因为阳明为燥，故这里的胃家实，主要是指胃肠道的燥热之邪。这种阳明病，多见腹胀、腹痛、大便不畅而秘。

**少阳阳明者**：本来是少阳病，结果误用发汗利小便等方法，津液损伤，造成"胃中燥烦实、大便难"，就属于少阳阳明的范畴。

**原文**

**180.** 阳明之为病，胃家实一作寒是也。

**解读**

阳明病，就是胃家实，就是胃肠腑里有实邪，不仅仅是热邪燥屎。

胃肠道有实质性病邪，如饮食、痰湿水饮、燥热之邪气、粪块、瘀血、寒凝等。

因为阳明多燥，故阳明病讨论最多的是胃肠的燥热之邪。当然，根据前面所讲，阳明病照样有寒湿、有水气、有瘀血等。

**181.** 问曰：何缘得阳明病？答曰：太阳病，若发汗、若下、若利小便，此亡津液，胃中干燥，因转属阳明。不更衣、内实、大便难者，此名阳明也。

提问：怎么得的阳明病？

回答：举个例子。比如说太阳病，如果误用了发汗、下法、利小便等方法，伤了津液，就造成胃中干燥，这就形成了阳明病。

这与第 179 条对应起来了。

**转属**：本来是太阳病，经过各种误治，转为阳明病。现在属于阳明病了，而不是太阳病了，就称为转属。

阳明病的主要表现为"**不更衣、内实、大便难**"等，这实际上是阳明胃肠腑病的表现，尤其是阳明肠腑。这些属于阳明病，但阳明病可不止这些。

"**不更衣**"，就是不上厕所，不拉大便，但是人不难受。临床上看，很多病人一周甚至更多日没有大便，但没有明显不适的感觉。

"**内实**"，胃肠道有实邪。有实邪，除了大便难之外，还容易出现腹痛、腹胀等不适症状。这种类型，大便一出，腹部的症状就明显减轻乃至消失。

"**大便难**"，就是单纯的大便困难，艰涩难出。很多病人形容是"吃奶的劲都使出来了"才拉出那么一点点大便。

这种情况基本对应太阳阳明、正阳阳明、少阳阳明。

那有没有太阴阳明、少阴阳明、厥阴阳明呢？

**182.** 问曰：阳明病，外证云何？答曰：身热，汗自出，不恶寒反恶热也。

"**外证**"，外在的表现，表现于外的症状。这里可不是特指表证，外证不能等同于表证，或者说不能完全等同于表证。表证是肌表本身受邪的表现。外证是五脏六腑的病在肌表的表现。

举太阳病的例子。

太阳经病，外证等于表证。这个不难理解。

太阳腑病，外证不等于表证。比如第 28 条，有阳明胃腑"心下满微痛"、太阳膀胱腑"小便不利"，也有它们的外证"头项强痛，翕翕发热，无汗"等，是脏腑的水气进入膀胱经，但其实膀胱经没有感受外邪，没有表证，但可以称为太阳经外证，而不能称为太阳经表证。

阳明病最多见的是燥热病，那么阳明病的外在表现主要是哪些呢？

**"身热""汗自出（即多汗）""不恶寒反恶热"**。

因为有汗出，所以，可以称之为阳明中风。

阳明中风是外证，但不是表证。

太阳中风，是外证也是表证，用表解法，桂枝汤（桂枝加葛根汤）主之。

阳明中风，是外证不是表证，用清解法，白虎汤（承气汤）主之。

**183.** 问曰：**病有得之一日，不发热而恶寒者，何也？答曰：虽得之一日，恶寒将自罢，即自汗出而恶热也。**

**184.** 问曰：**恶寒何故自罢？答曰：阳明居中，主土也，万物所归，无所复传，始虽恶寒，二日自止，此为阳明病也。**

学生有疑问：有些人明明是阳明燥热体质，但是受寒的时候却没有发热，而只是恶寒怕冷，这是为什么呢？

老师回答：虽然一开始有恶寒无发热的表现，但是因为燥热的阳明体质，所以很快这个表寒就随之化热了，称为阳明病，表现为**"汗出而恶热"**。

为什么会出现这种现象呢？恶寒为何很快变为恶热？

阳明胃土，土乃天地万物的归宿之地，虽然阳明燥土感外寒，但是这种外寒还是很容易随之化热的，从而称为阳明病。

阳明有没有伤寒证？

是有的，但**"恶寒将自罢"**，很快就化热了。阳明伤寒还没来得及治疗，就化热了。

**185.** **本太阳初得病时，发其汗，汗先出不彻，因转属阳明也。伤寒，发热，无汗，呕不能食，而反汗出濈濈然者，是转属阳明也。**

**解读**

参看第48条。前半部分是一样的。

病人刚开始得的确实是太阳病，用了发汗的方法，汗出不透彻，结果转为阳明病了。与第48条一样。

后半部分。

**伤寒**：是发病诱因。

**发热，无汗**：寒邪束缚卫阳则无汗，卫阳抗争有力则发热。

**呕不能食**：同时伴有呕吐不能吃东西的症状。这是胃腑有问题。

受凉之后，有些人确实会出现呕吐的症状，比如第3条伤寒的"呕逆"，第12条中风的"干呕"，治疗分别用麻黄汤、桂枝汤，属于表证的范围，涉及胃腑。但如果病人是阳热体质、阳明燥热体质的话，受寒之后，这种热性立即反击，就容易出现"呕不能食"，人体的自愈能力、抗击能力增强，反而随着呕吐而出现**汗出濈濈然**，就是汗出得比较多，但不是大汗淋漓，反而把外寒解了。外寒解了之后，有的人是病愈了，而有的人则因为燥热起，转属为阳明病。

所谓"**转属**"，就是一个病没好，误治之后成了另一个病，就称为"转属"。

 **原文**

**186.** **伤寒三日，阳明脉大。**

 **解读**

伤寒一日太阳病，二日少阳病，三日阳明病。这种规律不是不存在，而是现在人的体质受饮食、空气、水、药物等多种因素的影响，对这种自然的疾病反应已经不敏感了。

阳明热病的典型脉象是大脉，洪大脉是内热炽盛的表现。

一日太阳脉浮，二日少阳脉弦，三日阳明脉大。

太阳脉浮，因为病在表、在前线。少阳脉弦，因为病半在表、半在里，进入了拉锯的状态。阳明脉大，是群雄并起，内忧更甚。三阴脉沉，病已入里而阳气大亏也。

 **原文**

**187.** **伤寒，脉浮而缓，手足自温者，是为系在太阴。太阴者，身当发黄，若小便自利者，不能发黄。至七八日，大便硬者，为阳明病也。**

**188. 伤寒转系阳明者，其人濈然微汗出也。**

 解读

**伤寒：** 此为诱因。不是"太阳伤寒"的那个"伤寒"。病人说：我受了点寒气。

**脉浮而缓，手足自温：** 脉浮缓，中风象。手足温，气血津液相对充足。三阳病及太阴病，手足都是温热的，厥阴病、少阴病容易出现手足冰凉的厥证。

**是为系在太阴：** 太阴病最典型的症状是下利。所以，这里是该有"下利"症状的。受寒之后，下利，脉浮缓，手足温，说明有太阳表寒的情况，但有一部分是联系到太阴脾的问题。系，联系，连接了一部分，是一部分属于的意思。属，是完全属于。转属阳明病，就是说现在是完完全全的阳明病。转系阳明病，就是说现在一部分是太阳病，一部分是阳明病，至于哪头大，看具体情况。

所以，这里是"**系在太阴**"，是太阳病太阴病都有。好在临床上用方一致，都是桂枝剂。如果是"转属太阴"，那么脉当为沉缓。

而"脉浮而缓"也是湿邪的表现，尤其是缓脉，所以说"**太阴者，身当发黄**"，太阴病可能有"**身当发黄**"的存在，"**若小便自利者**"，小便顺畅，则湿邪不容易停留，故"**不能发黄**"。

湿邪不容易停留反而"**下利**"，反而"**小便自利**"，则湿去而燥生，容易出现"**大便硬**"的情况，成为"**阳明病**"。

--------

太阴病主要表现为脾虚有湿，容易出现身发黄，是湿邪外显的征象，这个黄不见得就是黄疸。如果小便顺畅，那么湿邪就容易外出，不容易出现发黄。如果人体抗邪有力，湿邪排出之后，反而又伤了津液，出现了大便硬，这就属于阳明病的范畴了。

伤寒病，如果由于各种原因出现了阳明病，就称为转系，转化后一部分系在阳明病的范围。那么既然有一部分阳明病，就容易出现"**濈然微汗出**"，持续不断的微微汗出，不是典型阳明病持续不断的大汗出。

**转，** 由一个情况发展到另一个情况。

**属，** 整个都属于阳明病，而不是一小块属于阳明病。

**系，** 就是一小块系在阳明病上，一小块属于阳明病，而不是整个都是阳明病。"系在太阴"同理。

**189.** 阳明中风，口苦咽干，腹满微喘，发热恶寒，脉浮而紧。若下之，则腹满、小便难也。

阳明伤寒，因为阳明燥热，所以这个寒邪很容易随之化热。

中风与伤寒比较，伤寒是寒，中风就偏点热。所以"阳明中风"比较有意义，是阳明内在燥热的基础上出现了外在的热邪，是热上加热，故出现了口苦、咽干、腹满微喘的表现，还有一个症状——出汗。

"口苦咽干"，似乎是少阳症状，其实这里是阳明经中风的表现，是内热上蒸。

"腹满微喘"，是阳明腑热的表现。

所以，"口苦咽干"不能作为少阳病的"但见一证便是"的范围。

"发热恶寒"，这个"恶寒"类似于第 168 条的"时时恶风"和第 169 条的"背微恶寒"，一定要与太阳病的"恶寒"相鉴别。

"脉浮而紧"，这个浮，是上浮之意，是内热熏蒸上浮于表，且表有"中风"之象，故脉浮有这两方面的意思。"紧"，是内热外迫于脉的样子，是内热太盛的表现。这个就要与寒邪所导致的脉紧鉴别仔细了。虽然可能有汗出（见第 221 条），但亦是脉浮紧的，就是内热太盛了，出汗也没法把脉体给"缓"下来。

因为有"中风"这个表邪，还是不能随便用下法的。

用什么？

清解法、辛凉法。

**190.** 阳明病，若能食，名中风；不能食，名中寒。

"中"，指入里。《康熙字典》："著其中曰中。《庄子·达生篇》：中身当心则为病，犹医书中风、中暑是也。"

我们看到，有太阳中风、太阳伤寒，有阳明中风，没有阳明伤寒，有少阳中风，没有少阳伤寒，三阴病也只有中风而没有伤寒。

因为"伤"是在表的，而"中"是可以入里的。所有的经络可以被"伤"也可以被"中"，但少阳伤寒被少阳相火给掩盖了，而中风就掩盖不了，因为"火助风势"，阳明亦然。三阴病则是"阴"，"寒"与"阴"狼狈为奸，直接融为一体，"伤寒""中寒"也就基本成了一个东西，难以分别。所以，只有太阳伤寒比较明确地被标记了。其他的伤寒则少有提及。

阳明病"**中风**"，就是阳明经中风，所以不影响饮食；阳明病"**中寒**"，就是阳明腑中寒，所以影响饮食。阳明病伤寒倒是不影响饮食，但迅速化热了，不被提及。

## 原文

**191.** 阳明病，若中寒者，不能食，小便不利，手足濈然汗出，此欲作固瘕，必大便初硬后溏。所以然者，以胃中冷，水谷不别故也。

## 解读

"**阳明病**""**中寒**"，就是阳明腑中寒，影响饮食，"**不能食**"，没胃口，且"**小便不利**"，乃是寒湿在里影响了膀胱的气化。"**手足濈然汗出**"，手脚心出汗比较多，且多数是凉汗冷汗，并且大便一开始是硬的，后面则是稀溏的。这是阳明腑寒湿所致。

"**固**"，坚固。"**瘕**"，时聚时散。"**固瘕**"，肚子里可扪及粪块，一块一块的。

"**手足濈然汗出**"，就是汗出得比较多，但不是大汗淋漓。很多人都手脚多汗，但手脚冰凉，可以从这里理解，一则阳明中寒，吴茱萸汤主之；二则太阴虚寒，理中汤主之。

## 原文

**192.** 阳明病，初欲食，小便反不利，大便自调，其人骨节疼，翕翕如有热状，奄然发狂，濈然汗出而解者，此水不胜谷气，与汗共并，脉紧则愈。

## 解读

"**初欲食**"，说明不是阳明中寒。"**小便反不利**"在阳明病里，"**中寒**"才会"**小便不利**"。"**初欲食**"说明没有中寒，那是中了什么？

肯定不是津液不足，否则就会大便干燥，而这里是"**大便自调**"，说明不是津液不足。不是津液不足也不是"**中寒**"，而小便还不利，那就是中湿了。有湿邪，且"**欲食**"，就还有中风。外有中风，里有中湿。中风，就有点偏于热象。

还有什么证据说明是中湿了吗？

当然。"**其人骨节疼，翕翕如有热状。**"

"**骨节疼**"，如果是寒邪引起的，则关节是冷痛的，不会伴发"**热状**"；如果是湿邪引起的（加中风），倒是可以伴发"**如有热状**"。"**翕翕如有热状**"，就是有点热乎乎的感觉。"**翕**"，合羽，把羽毛收拢起来。"**翕翕**"，就是像羽毛合拢起来捂得微微发热的感觉，不是大热，而是微微有点发热，类似于低热。

"**如有热状**"，就证明了不是寒邪为主，加之"**小便不利**"，那就是体内有湿邪，是阳明腑有湿邪，当然是胃腑为主，且有点阳明经中风。因为"**欲食**"，胃肠消化吸收的能力好，则气血就能生成，就有希望把邪气赶出去。

"**奄然发狂**"，病人忽然就有点狂躁了。为什么？"**此水不胜谷气**"，水湿之邪战胜不了谷气。谷气，就是胃气，胃气恢复过来了，脾胃功能好了，水湿被运化了，且有点阳复太过的意思。"**濈然汗出而解**""**与汗共并**"，出了一身臭汗，水湿随着汗液泻到外面去了，关节痛消失了、小便顺畅了。

"**脉紧则愈**"，得病之初的脉象还是"**脉浮而紧**"的，紧脉消失了，疾病得愈了。

那么，一开始有汗、没汗？

虽然外有阳明中风（也有湿邪），但还是无汗的。一，卫表不被束缚，卫阳就不容易发热，胃阳也就不容易产热；二，"濈然汗出而解"，也提示原先无汗。

**原文**

193．阳明病，欲解时，从申至戌上。

**解读**

申，下午3—5时。酉，下午5—7时。戌，下午7—9时。**申至戌**：即下午3—9时，是阳明之气顺降的时间段。

阳明燥金，以降为顺。故这个时间段，容易病愈。

**原文**

194．阳明病，不能食，攻其热必哕。所以然者，胃中虚冷故也。以其人本虚，攻其热必哕。

**解读**

"**阳明病，不能食**"，说明是中寒。

因为"**不能食**"，就用了攻下法，则很容易损伤胃气，出现"哕"，即呕吐、打嗝的意思。

阳明病不能食，除了阳明胃腑中寒出现实证之外，还有阳明胃腑的虚寒证。所以，这时要分别用吴茱萸汤法、理中汤法来治疗。

"热"，类似于胃反酸、烧心等症状表现。虚寒、实寒、实热、湿热等都可以见到"热"象。

**195.** 阳明病，脉迟，食难用饱，饱则微烦，头眩，必小便难，此欲作谷瘅，虽下之，腹满如故。所以然者，脉迟故也。

阳明病脉大，是内热炽盛。"**阳明病脉迟**"，就是阳明病有寒，属寒湿水饮之类，因为"**必小便难**"。小便难主要见于两点：一，津液不足；二，水气盛。"**阳明之为病，胃家实是也**"，所以这里是胃腑的水气盛。阳明病多见燥热之象，所以成了典型，但也有"阳明中寒""阳明水湿"的时候。

阳明胃腑内有寒湿水饮，则胃腐熟水谷的能力就下降，故"**食难用饱**"，不敢多吃，否则就出现"**饱则微烦，头眩**"等寒湿水饮上逆的表现。"**必小便难**"乃是水饮的原因。

一看有"**饱则微烦，头眩**"，以为是实证，以为是吃饱了撑着了，就考虑"**下之**"，这实际上是错误的。因为寒湿水饮应该用温法，所以"**虽下之**"，仍是"**腹满如故**"，寒湿水饮能打下去一部分，但很快又恢复了。治疗当考虑吴茱萸、理中、五苓散、枳术丸一类的方子。

"**谷瘅**"，即谷疸。《金匮要略·黄疸病脉证并治》："谷疸之为病，寒热，不食，食即头眩，心胸不安，久久发黄，为谷疸，茵陈蒿汤主之。"

"**欲作谷瘅**"，有可能是谷疸病。因为谷疸的早期表现为"寒热、不食"，有外感的症状，后面也有"食则头眩"等情况。

谷疸是不能随便用下法治疗的，只有外感解除才可以用茵陈蒿汤。茵陈蒿汤属于下法。

袁某某，男，23岁。因黄疸8天而入院。病人于入院前12天开始畏寒发热，伴有上呼吸道感染，疲乏，食欲不振。曾在联合诊所服消化药片，无任何进步。4天后热退，巩膜及皮肤随即出现黄疸，小便深黄，乃入院治疗。体检：体温36.5℃，脉搏

72次／分，呼吸20次／分，血压110/60毫米汞柱；巩膜及皮肤有轻度黄染，心肺未见异常，腹软无压痛，肝脾未触及。诊断为黄疸型传染性肝炎。

于入院后第二天开始服茵陈蒿汤，每日一剂。服药一周后黄疸显著减退，一般情况亦见进步。

服药第3周末，临床上黄疸已不可见。食欲增加，情况良好，于住院第25天出院。

[黄伟康医案《上海中医药杂志》1957（8）：19]

**196.** **阳明病，法多汗，反无汗，其身如虫行皮中状者，此以久虚故也。**

刚说了"**阳明之为病，胃家实是也**"，这里却来个"**此以久虚故也**"。这就说明阳明病也是有虚证的。

阳明病多热盛，所以"**法多汗**"。"**反无汗**"，这个病人反而没有汗，极少见汗，也有大便干燥等阳明见症，伴有"**其身如虫行皮中状者**"，皮下似乎有虫爬行一样，一会儿这爬爬一会儿那爬爬，是营卫不足的表现，用桂枝汤类方主之。

**197.** **阳明病，反无汗，而小便利，二三日呕而咳，手足厥者，必苦头痛。若不咳，不呕，手足不厥者，头不痛。** 一云冬阳明。

阳明病最主要的症状是三个：一，阳明外证，发热、汗出、恶热；二，阳明内证，不更衣、内实、大便难；三，脉大。当然，其他的也有，但相对不典型。所以，条文中只要提到"阳明病"，没有特殊说明，一般先从这三个方面理解。

- - - - - - - - - - - - - - - - - - - - - - - - - - - - - - - - - - - - - - - - - - - - - - - - - - -

这个病人来治便秘，医生询知病人身上没汗，说明不是热性便秘，再问小便也是顺畅的，说明也不是"中寒"，那就是虚证便秘，再看看是气虚、血虚，还是阴虚、阳虚。

结果"**二三日**"之后，这个病人又来了，出现了"**呕而咳**"，出现了呕吐——胃的问题，咳嗽——肺的问题。这是什么？这是病人感寒了，寒邪刺激了胃腑、肺脏。为什么说是感寒了？因为"**手足厥**"，一摸病人的手，冰凉，再一问，脚也冰凉。接着预言："**必苦头痛**"。一问还真是。这是寒邪侵袭呀。

"**一云冬阳明**"，这不正是受寒的外因嘛。如果仅仅受点凉，"**不咳，不呕，手足不厥**"，那也"**头不痛**"。

"哎呀，冻死我了，再来拿几幅药调理调理便秘。"

"没其他不舒服吗？"

"没有没有，都挺好的。"

**原文**

198. **阳明病，但头眩，不恶寒，故能食而咳，其人咽必痛；若不咳者，咽不痛。**

一云冬阳明。

**解读**

阳明病燥热证是常见的情况，但是其他的情况也有。胃家实，是胃肠道有实邪，并不都是燥热之邪。

这个病人是"**阳明病**"，"**能食**"说明胃腑功能尚可。

现在出现了"**头眩**""**咳**"，问其"**不恶寒**"，似乎不是感寒，实际上还是感寒了。为什么呢？因为"**咽必痛**"。咳嗽、咽痛、头眩、便秘，这是内有脾胃虚弱，外有风寒在表，是太阳阳明合病的一种。

如果只是头眩，那最大的可能还是胃腑功能较差，清阳不升的结果，用黄芪桂枝汤即可。

类似的情况临床上很常见，大家不要忽略了。

举个例子。

某男，12岁。大便干结有几年了，用点益生菌即有效。这次是因为头晕，偶有眩晕来就诊的，还有点轻微咳嗽，家长说前几天受凉了，咳嗽没好利索，咽喉部也有点不适，但没有明显的怕冷发热的症状。询问其头晕的情况，考虑由长期看平板引起的颈椎不适而诱发的。

这个案例，就是"阳明病""头眩""不恶寒""能食而咳""咽痛"等症状都有的。

但其实脏腑辨证的话，就是外有风寒侵袭，内有中气不足而清阳不升。

桂枝10克，白芍10克，生姜10克，炙甘草12克，大枣30克，葛根25克，党参10克，炒白术10克，半夏10克，紫苏子10克，3剂，水煎服。

头晕、咽痛症状消失，略有咳嗽。适当加量，愈。后调理其便秘。

**原文**

199. 阳明病，无汗，小便不利，心中懊憹者，身必发黄。

**解读**

"**阳明病无汗**"，那就是里面没有明显热邪，有热邪也不重。

"**小便不利**"，没有热伤津液，那就是水饮寒湿内停。一定要判断是不是有津液不足，因为津液不足也可见"**无汗**"。

"**心中懊憹**"，说明还是有一点热邪的。

本条是湿邪重于热邪的情况，故容易出现"**身必发黄**"，就是黄疸。

**原文**

200. 阳明病，被火，额上微汗出，而小便不利者，必发黄。

**解读**

前面好几条都说"**无汗**"，因为无汗，就"**被火**"了，即用了火疗的方法，这也提示了本条所言不是典型的阳明燥热证，可能是虚寒或寒湿水饮一类的病证。

"**被火**"之后，"**额上微汗出**"，提示这不是虚象，否则难以见汗，且应该出现如第 86 条的"**额上陷，脉急紧**"。这里提示内在的应该是寒湿水饮，"**小便不利**"也是寒湿水饮所致，所以内有寒湿水饮、外有"**被火**"所迫，容易出现"**发黄**"。湿加热，导致黄疸或类黄疸症状。

**原文**

201. 阳明病，脉浮而紧者，必潮热，发作有时；但浮者，必盗汗出。

**解读**

这里的脉浮紧也不是外有寒邪。"**浮**"，内热熏蒸外迫。"**紧**"，外迫之力为甚。这提示了阳明燥热腑实的情况，故"**必潮热**"。

"**但浮者**"则是内热熏蒸，提示了阳明燥热而已，尚无典型的腑实便结症状，故"**盗汗出**"，即夜间也出汗。这是燥热伤阴津也。

**原文**

**202.** 阳明病，口燥，但欲漱水，不欲咽者，此必衄。

**解读**

一说"**阳明病**"，很多人就联想到阳明燥热、阳明火旺。阳明病有寒证也有虚证。"**阳明病**"这三个字在很多条文里有，更多的是"**不更衣、内实、大便难**"的代名词而已。

"**阳明病，口燥**"，如果是阳明燥热火旺，那肯定表现为"**欲饮水**""**欲咽**"的，且能咽下去，因此，这里提出"**不欲咽**"，那就是告诉我们此处没有阳明燥热的情况。

那么，"**衄**"是怎么回事？

阳明胃肠腑没有热，那就是阳明经有热。

阳明经经过口鼻，阳明经有热则"**口燥**""**鼻衄**"就解释得通了。是阳明经受了点风热邪气，出现了鼻出血，"**衄乃解**"，以白虎汤加芦根、白茅根为主治疗。

阳明腑中有湿热，是湿大于热的那种情况，极为少见。如前面的黄疸条，湿邪为主，热邪为辅。用茵陈五苓散相对合适。

**原文**

**203.** 阳明病，本自汗出，医更重发汗，病已瘥，尚微烦，不了了者，此必大便硬故也。以亡津液，胃中干燥，故令大便硬。当问其小便日几行，若本小便日三四行，今日再行，故知大便不久出。今为小便数少，以津液当还入胃中，故知不久必大便也。

**解读**

阳明病不可误汗。因为阳明燥热之证，再发汗就会导致本来该好的疾病也不好了，因为胃中津液丢失了，大便也更难解了。如果小便再多的话，津液就更少了。如果小便不多甚至少了，那么就有可能依靠人体自愈的能力使津液得以恢复而病愈。

**原文**

**204.** 伤寒，呕多，虽有阳明证，不可攻之。

**解读**

"**伤寒**"导致"**呕多**"，这种情况临床上很常见。"**虽有阳明证**"，虽然有阳明的症状，"**呕多**"本身就是阳明的症状，如果再加上大便不通，那就更落实了。但"**不可攻之**"，因为有"**伤寒**"，表寒未解，所以不可攻里。

某男孩，8岁。夜间受凉后，次日晨起肚子痛，且呕吐2次，来诊。询其大便昨日未见，今早也未见。无明显怕冷恶寒，无发热。彩超：脐周淋巴结可见。

诊断：腹痛。

辨证：中土不足，寒邪内袭。

治则：补益脾胃，温阳散寒。

处方：桂枝汤、理中汤化裁。桂枝10克，白芍12克，生姜12克，炙甘草10克，大枣30克，白附片4克，花椒4克，连翘6克，木瓜6克，延胡索6克，炒白术10克，干姜4克，党参10克。3剂，水煎服，两天内服完。

愈。

**205.  阳明病，心下硬满者，不可攻之。攻之，利遂不止者死，利止者愈。**

"心下"和"胃"不完全是一回事。一般而言，心下是包含胃的。但有时候，心下指的是胃外面的肌肉、筋膜等组织。这里的"**心下硬满**"，即摸着胃及周边都是硬硬的、满满的，类似于胃部肌肉的紧绷感（不痛），这属于"痞"的范围，如果痛就是"结胸"。心下硬满主要是水气寒湿聚集导致的，治疗当温化，而不是攻下。如果随便用攻下，则可伤及脾胃，脾胃气衰则可见下利，加之本有的寒湿水饮聚集，下利一般比较严重。如果下利不止，则中气衰败，正气虚脱，预后不良，用四逆、理中法救急；如果下利自行停止，则提示胃气尚存，有可能自愈。当然，也有可能出现津液已枯而预后不良，可用四逆加人参汤加赤石脂禹余粮汤丸救治。

**原文**

**206.  阳明病，面合色赤，不可攻之，必发热；色黄者，小便不利也。**

"**合**"，是整个、全部的意思。

"**面合色赤**"，整个面部都是红红的。

面部为阳明之位。读者不要认为面部发红都属于阳明病，即使这个人有便秘的情况。因为第 48 条讲"面色缘缘正赤"也是面部发红，这个时候就不能用攻下之法，因为那是表证。

这里提示我们，对于"面色发红"的病人，一定要辨别到底是太阳表证还是阳明热证。太阳表证者解表，阳明热证者清里。这些情况都不是用攻下之法。

"**必发热**"，必须有发热的症状，加上"**面合色赤**"，综合辨证还是阳明热证，这时才可以用攻下之法，即承气汤法。

如果这个阳明病，"**色黄**"即整个面部都是黄色的，那就是体内有湿邪，因为"**小便不利**"进一步验证了湿邪的存在。至于是寒湿还是湿热，就要具体问题具体分析了。

**207．阳明病，不吐、不下，心烦者，可与调胃承气汤。**

"**不吐不下**"，没有经过"吐下"而"**心烦者**"，说明体内存在实邪的可能性很大，这就排除了应用栀子类方的可能性。本条提出"**阳明病**"，说明有便秘的情况，再加上"**心烦**"，那就可以考虑存在阳明燥屎内结，所以"**可与调胃承气汤**"。先用调胃承气汤排出粪便，清理胃肠之热。

这也从侧面说明"栀子豉汤"类方是阳明病的方子。

"阳明病，吐下之后，心烦者，栀子豉汤主之。"

**208．阳明病，脉迟，虽汗出，不恶寒者，其身必重。短气，腹满而喘，有潮热者，此外欲解，可攻里也。手足濈然汗出者，此大便已硬也，大承气汤主之。若汗多，微发热恶寒者，外未解也**一法与桂枝汤**。其热不潮，未可与承气汤。若腹大满，不通者，可与小承气汤，微和胃气，勿令至大泄下。**

大承气汤方

大黄四两，酒洗　厚朴半斤，炙，去皮　枳实五枚，炙　芒硝三合

上四味，以水一斗，先煮二物，取五升，去滓，内大黄，更煮取二升，去滓，内芒硝，更上微火一两沸，分温再服。得下，余勿服。

小承气汤方

大黄四两　厚朴二两，炙，去皮　枳实三枚，大者，炙

上三味，以水四升，煮取一升二合，去滓，分温二服。初服汤当更衣，不尔者尽饮之；若更衣者，勿服之。

### 解读

"**阳明病，脉迟**"，一般而言，多见虚证、寒证。

"**虽汗出，不恶寒者**"，说明没有表寒。汗出，说明汗毛孔是开的，如果有内热的话，是可以外散的，热向外散，则脉大而不是脉迟。所以，这里就提示没有内热。

"**其身必重**"，身体沉重感。就是第195条提出的内有寒湿水饮。

这是阳明病的寒湿证，告诉我们不要盲目以为阳明病只有热盛证。

接下来，就是讲热盛证。

"**短气，腹满而喘**"，这个症状要区分是虚证还是实证。如果是虚证，就该从太阴病角度考虑，如第66条的厚朴生姜半夏甘草人参汤。当然，这里是实证。

"**有潮热者**"，潮热是指发热按时而至，如按时来潮一样，故称为潮热。多为午后潮热，是阴虚、湿热、胃肠实热而引起的。

"**手足濈然汗出者**"，手脚心出汗比较多。

如果是虚证的"**短气，腹满而喘**"，就不会"**有潮热**"，所以，这里是实证，是阳明内热引起的，再加上大便秘结，妥妥的阳明肠腑实热证，所以用大承气汤来治疗：短气，腹满而喘，潮热，手足汗出，便秘。

---

如果"**阳明病，脉迟，虽汗出**"，但"**汗多，微发热恶寒者**"，这是"**外未解也**"，仍有表邪，治疗就改用桂枝汤先解表。因为有汗，因为脉迟，那是气血不足的象，所以用桂枝汤。

---

"**其热不潮，未可与承气汤**"，如果没有潮热，那就说明阳明腑实不明显，就不能用大承气汤。白虎汤也治阳明之热，但热却不是"潮热"。

"**若腹大满**"，如果腹部胀满得比较明显，那就只能"**与小承气汤**"；"**微和胃气**"，则用小承气汤来理气降气泄气；"**勿令至大泄下**"，小承气汤的大黄是与其他药

一起煎的，所以不会"**大泄下**"，服用后只是矢气多，放屁比较多，有轻微腹泻。

**大承气汤**

组成：大黄酒洗四两，厚朴八两，枳实五枚，芒硝三合。

煎服法：先煮厚朴枳实，然后加大黄，最后冲入芒硝，分两次服。

**小承气汤**

组成：大黄酒洗四两，厚朴二两，枳实三枚。

煎服法：水煎服。

大承气汤的泄下通便清热力量是很强的，而小承气汤则主要是理气降气而通便。

**209.** 阳明病，潮热，大便微硬者，可与大承气汤，不硬者，不可与之。若不大便六七日，恐有燥屎，欲知之法，少与小承气汤，汤入腹中，转失气者，此有燥屎也，乃可攻之；若不转失气者，此但初头硬，后必溏，不可攻之，攻之必胀满不能食也。欲饮水者，与水则哕，其后发热者，必大便复硬而少也，以小承气汤和之；不转失气者，慎不可攻也。

"**潮热**""**大便微硬**"，这是阳明腑实的标准，可考虑用大承气汤治疗。

如果多日大便不通，但一时半会儿不知道有没有"**燥屎**"，可以用小承气汤理气。

如果喝药之后，肚子咕噜咕噜响且矢气，这就提示有燥屎，可以考虑用攻下法。

如果没有矢气，而是大便头是硬的，后面是溏稀的，那就不是燥热便秘，不可用攻下之法。否则会造成脾胃虚弱、寒湿水饮内生，导致腹胀满、不能吃饭。这个时候，如果想喝水，那也多是水饮不化之象，所以喝水一般会出现水饮上逆。

如果某种情况下，物极必反，极阴转阳，燥热生起，就会出现身体发热、大便硬而少的情况，可以给予小承气汤治疗。

这里也提示了人体的自愈能力。

**原文**

**210.** 夫实则谵语，虚则郑声。郑声者，重语也。直视、谵语、喘满者死，下利者亦死。

**解读**

谵语：就是狂言乱语、说胡话，声音多是高亢的。一般见于实证，比如太阳瘀血证、阳明燥热腑实证。

郑声：重语也。一句话反反复复地说、没完没了，声音多是低微的。一般见于虚证。

"**直视**"，这是眼睛得不到津液充养导致的症状。"**谵语**"，多见于阳明燥热腑实证。"**喘满**"，这里考虑是阳明腑实、腑气不通、肺气不降所致。这三条提示了阳明燥热、腑实太盛、阴津大耗的情况，属于死证。如果再出现了下利，就是热邪迫津液外脱的情况，也是死证之一。

**原文**

**211. 发汗多，若重发汗者，亡其阳，谵语，脉短者死，脉自和者不死。**

**解读**

"**发汗多**"，已经伤及气血津液了。

"**若重发汗者**"，再一次发汗，不是亡阴就是亡阳。

"**亡其阳**"，阴亏阳脱，故见"**谵语**"。

"**脉短者死**"，津液大亏，脉体得不到充养，是很容易死人的。这其实就是电解质紊乱。脉短，即脉搏在寸、尺摸不到，就集中在关部。这是津液大亏，全身难以得到滋养的表现。

"**脉自和者不死**"，体现了人体的自愈能力。

**经络**

我们看看手足阳明经的循行。

**足阳明胃经**

**胃足阳明之脉**，起于鼻，交頞中，旁纳太阳之脉，下循鼻外，入上齿中，还出挟口，环唇，下交承浆，却循颐后下廉，出大迎，循颊车，上耳前，过客主人，循发际，至额颅。其支者：从大迎前，下人迎，循喉咙，入缺盆，下膈，属胃，络脾。其直者：从缺盆下乳内廉，下挟脐，入气街中。其支者：起于胃口，下循腹里，下至气街中而合。以下髀关，抵伏兔，下膝膑中，下循胫外廉，下足跗，入中趾内间。其支者：下膝三寸而别，下入中趾外间。其支者：别跗上，入大趾间，出其端。**是动则病**：洒洒振寒，善伸，数欠，颜黑，病至则恶人与火，闻木声则惕然而惊、心欲动，独闭户塞牖而处，甚则欲上高而歌、弃衣而走，贲响腹胀，是为骭厥。**是主血所生病者**：狂，疟，温淫汗出，鼽衄，口喎，唇胗，颈肿，喉痹，大腹水肿，膝膑肿痛，循膺、乳、气街、股、伏兔、骭外廉、足跗上皆痛，中趾不用。气盛，则身以前皆热，其有余于胃，则消谷善饥，溺色黄。气不足，则身以前皆寒栗，胃中寒，则胀满。

**足阳明之别**，名曰丰隆，去踝八寸，别走太阴。其别者，循胫骨外廉，上络头项，合诸经之气，下络喉嗌。其病：气逆，则喉痹卒瘖。实，则狂癫。虚，则足不收，胫枯。取之所别也。

**足阳明之正**，上至髀，入于腹里，属胃，散之脾，上通于心，上循咽，出于口，上頞顺，还系目系，合于阳明也。

**足阳明之筋**，起于中三趾，结于跗上，斜外上加于辅骨，上结于膝外廉，直上结于髀枢，上循胁，属脊。其直者：上循骭，结于膝。其支者：结于外辅骨，合少阳。其直者：上循伏兔，上结于髀，聚于阴器，上腹而布，至缺盆而结，上颈，上挟口，合于頄，下结于鼻，上合于太阳。太阳为目上纲，阳明为目下纲。其支者：从颊结于耳前。其病：足中趾支，胫转筋，脚跳坚，伏兔转筋，髀前肿，㿗疝，腹筋急，引缺盆及颊，卒口僻，急者目不合，热则筋纵目不开。颊筋有寒则急、引颊移口，有热则筋弛纵、缓不胜收，故僻。

## 手阳明大肠经

**大肠手阳明之脉**，起于大指次指之端，循指上廉，出合谷两骨之间，上入两筋之中，循臂上廉，入肘外廉，上臑外前廉，上肩，出髃骨之前廉，上出于柱骨之会上，下入缺盆，络肺，下膈，属大肠。其支者：从缺盆上颈，贯颊，入下齿中，还出挟口，交人中，左之右，右之左，上挟鼻孔。**是动则病**：齿痛，颈肿。**是主津液所生病者**：目黄，口干，鼽衄，喉痹，肩前臑痛，大指次指痛不用。气有余，则当脉所过者热肿。虚，则寒栗不复。

**手阳明之别**，名曰偏历，去腕三寸，别入太阴。其别者，上循臂，乘肩髃，上曲颊偏齿。其别者，入耳，合于宗脉。其病：实，则龋、聋。虚，则齿寒、痹隔。取之所别也。

**手阳明之正**，从手循膺、乳，别于肩髃，入柱骨，下走大肠，属于肺，上循喉咙，出缺盆，合于阳明也。

**手阳明之筋**，起于大指次指之端，结于腕，上循臂，上结于肘外，上臑，结于肩髃。其支者：绕肩胛，挟脊。其直者：从肩髃上颈。其支者：上颊，结于頄。其直者：上出手太阳之前，上左角，络头，下右颔。其病：当所过者支、痛及转筋，肩不举，颈不可左右视。

**原文**

**212.** 伤寒，若吐若下后，不解，不大便五六日，上至十余日，日晡所发潮热，不恶寒，独语如见鬼状，若剧者，发则不识人，循衣摸床，惕而不安——云顺衣妄撮、怵惕不安，微喘直视，脉弦者生，涩者死。微者，但发热谵语者，大承气汤主之。若一服利，则止后服。

 **解读**

**伤寒，若吐若下后**：这是伤寒乱治的情况。

**不大便五六日，上至十余日**：指多日不大便。

**日晡**：就是下午 3—5 时的申时。这是阳明经气肃降之时，此时"**发潮热**"，热一潮一潮的，这是阳明有热的表现，是腑气不降导致的。

**不恶寒**：提示有内热无外寒。

**独语如见鬼状**：病人自言自语，好像看见了鬼魂，跟鬼在对话似的。（幻视）

**若剧者**：如果病情再严重，就会"**发则不识人**"，发作起来谁都不认识了。

**循衣摸床**：两手无意识地胡乱摸索，摸衣服、摸床，到处乱摸。

**惕而不安**：无意识地、毫无征兆地、莫名其妙地出现恐惧、哆嗦、害怕等的症状。

**微喘**：指大便不通、腑气不降反上逆迫肺。

**直视**：眼睛直勾勾地看着前面，实际上什么也没看，对眼前的事物没有反应。

足阳明胃经的循行是经过"心""额颅""目系"的，所以，这里就有了很多神经方面的症状。

各种乱治之后，津液大亏、燥热内盛，继而出现了一系列危及生命的症状。

那么预后呢？

**脉弦者生**：这说明脉力是充足的，里面的津液还不算亏虚得太严重，所以说病人还有救。

**涩者死**：这说明脉呈干涩枯瘪的状态，提示病人没救了。

**微者，但发热谵语者，大承气汤主之**：这是症状比较轻，只有发热谵语等，可以用大承气汤来泻下燥屎、清解阳明燥热。但"**若一服利，则止后服**"，指大便一通下，应立即停药，防止再伤津液。

那么，前面"**若剧者**"呢？可以合用增液承气汤、竹叶石膏汤试试。

**原文**

**213.** 阳明病，其人多汗，以津液外出，胃中燥，大便必硬，硬则谵语，小承气汤主之。若一服谵语止者，更莫复服。

**214.** 阳明病，谵语、发潮热、脉滑而疾者，小承气汤主之。因与承气汤一升，腹中转气者，更服一升；若不转气者，勿更与之。明日又不大便，脉反微涩者，里虚也，为难治，不可更与承气汤也。

**解读**

小承气汤症状：大便硬、多汗、谵语、潮热、脉滑疾。

小承气汤的几个条文里都提到了"**转矢气**"，这说明小承气汤（厚朴、枳实、大黄）是以调气为主且通下的方子。因为大承气汤加上芒硝之清热软坚通便，所以大承气汤证一定要有大便燥结的情况。

所以，要检验有没有燥屎，只能用小承气汤试验。

如果用了小承气汤通便，没有转矢气，这是内虚所致，那么后面就不能再用小承气汤了。如果用了小承气汤第二天又不大便了，脉也呈"微涩"，这是"里虚"了，当用益气通便之法。

**医案**

林某，男，12 岁。患者于 1962 年 8 月 13 日以流行性乙型脑炎入院，经西药治疗仍高热惊厥不解，请牟永昌公会诊。见病人烦躁不宁，神昏谵语，四肢微厥，腹满微硬，无汗，体温高达 40℃不退，小便短赤，先大便闭结，续得下利秽浊臭水，舌苔黄腻，脉滑数。

此乃热邪传入阳明，而成暑温；大肠中燥屎内结，而成"热结旁流"。

处方：生大黄 10 克，厚朴 6 克，枳实 6 克。水煎服。

1 剂后，汗出、便通、热退、识清。

[牟永昌医案《牟永昌诊籍纂论》2017：6]

**原文**

**215.** 阳明病，谵语、有潮热、反不能食者，胃中必有燥屎五六枚也；若能食者，但硬耳。宜大承气汤下之。

**解读**

明明是阳明燥热之象（**谵语、潮热**），当能食，"**反不能食**"。这是因为肠道中有燥屎导致腑气不通、胃气不降而上逆，故不能食。应该用大承气汤攻下燥屎。如果有热象，能食，这就说明仅仅存在大便干燥，腑气还是通的，这时候就考虑用调胃承气汤了。

"**胃中必有燥屎五六枚**"，多数情况下是可以通过腹诊摸到的。

 **原文**

**216．阳明病，下血，谵语者，此为热入血室。但头汗出者，刺期门，随其实而泻之，濈然汗出则愈。**

 **解读**

"**下血**"，指女人来月经。月经期出现了"**谵语**"，有便秘的情况，这就属于"**热入血室**"，是阳明之热随胞宫血出而入。

期门穴，腋中线第6肋间。肝经募穴。期，期待、约会之意。门，出入之门户。肝藏血，女子以肝为主。故女子血分之热，可以通过此穴来泻热。

通过几条"**热入血室**"，可以判断所谓的血室就是女人的子宫，即胞宫。月经期则特指为"**血室**"。临床上，血室的范围可以扩大点。

 **原文**

**217．汗**—作卧**出、谵语者，以有燥屎在胃中，此为风也。须下者，过经乃可下之。下之若早，语言必乱，以表虚里实故也。下之愈，宜大承气汤**—云大柴胡汤。

 **解读**

"**过经**"，指典型症状期，完完全全属于那个范围的病。这里指完完全全属于大承气汤证的时候才可以用大承气汤。

第103、105、123条均有"过经"。

第103条 太阳病过经十余日，反二三下之。

第105条 伤寒十三日，过经，谵语者。

第123条 太阳病过经十余日，心下温温欲吐。

应该都可以解释为"典型症状期"。

"**过经乃可下之，下之若早**"，大承气汤力量比较明显，所以用之当慎。实在担心，可以先用小承气汤试治。

 **原文**

218. **伤寒四五日，脉沉而喘满。沉为在里，而反发其汗，津液越出，大便为难；表虚里实，久则谵语。**

 **解读**

"**伤寒四五日**"，没有意外的话，病邪是入里了。

"**脉沉**"，提示这是里证，没有表证。

"**喘满**"，肺系症状。什么原因导致的"**喘满**"？是肺本身出问题了吗？

有人认为是，所以"**反发其汗**"，用了发汗的方法。

对不对呢？

不对！

"**津液越出**"，出汗比较明显，"**大便为难**"，大便干燥难解。

说明"**发其汗**"的方法不对，即"**喘满**"不是肺卫表证（即太阳病）的问题，不应该用汗法。误用汗法，结果导致"**表虚里实**"，汗后营卫不足称为表虚，汗后津液亏虚而阳明燥结称为里实，阳明里实故"**久则谵语**"。

 **原文**

219. **三阳合病，腹满，身重，难以转侧，口不仁，面垢**又作枯，一云向经，**谵语，遗尿。发汗，则谵语。下之，则额上生汗、手足逆冷。若自汗出者，白虎汤主之。**

 **解读**

**三阳合病**：太阳寒水、少阳相火、阳明燥金，三阳合病，乃是寒、火、燥诸邪互杂之证。

**腹满**：三阳病中任何一个都有可能腹满，多见于阳明病。

**身重、难以转侧**：身体有沉重感，活动欠灵活，多由湿邪所致，多见于少阳病。

**口不仁，面垢**：口内不爽利，面部垢浊。这是湿邪夹热上蒸所致，多见于阳明病。

**谵语**：主要见于阳明病。

**遗尿**：小便失禁。此乃内热扰神明所致，主要见于阳明病。

太阳受寒，阳明内热，这是单纯的外寒内热，大青龙汤可以考虑。但这里却是外寒与内热互为交流，结果产生了湿邪，湿邪在内外之间交流，就是少阳病的范围，所以称为"三阳合病"。

如果单纯"**发汗**"，是只考虑了太阳病的情况，但是容易导致阳明内热过盛，可能加重"**谵语**"。

如果单纯"**下之**"，则阳明腑实尚未完全形成，易伤脾胃，出现"**额上生汗、手足逆冷**"，内阳损伤、外寒侵入。

所以，这种情况很难治疗。犹豫之间，难以下手。好在病人自己出现了"**自汗出**"的症状，那么就是太阳之表寒已解，"**自汗出**"且可以引导部分湿邪排出，从而形成比较典型的阳明燥热证，给予"**白虎汤**"治疗。

时刻抓住战机，有什么症状就用什么药（方）。

有市人李九妻，患腹痛，身体重，不能转侧，小便遗失。或作中湿治。予曰："非是也。三阳合病证。"仲景云，见阳明篇第十证："三阳合病，腹满，身重难转侧，口不仁，面垢，谵语，遗尿不可汗。汗则谵语，下则额上汗出、手足逆冷。"乃三投白虎汤而愈。

［许叔微医案《伤寒九十论》］

**220.** **二阳并病。太阳证罢，但发潮热，手足漐漐汗出，大便难而谵语者，下之则愈，宜大承气汤。**

开始的时候是太阳阳明"**并病**"。

现在"**太阳证罢**"，太阳病好了，就剩下如下症状："**潮热**""**手足汗出**""**大便难**""**谵语**"，这是阳明燥热腑实证，以大承气汤为主治疗。

**221.** **阳明病，脉浮而紧，咽燥，口苦，腹满而喘，发热汗出，不恶寒反恶热，身重。若发汗则躁，心愦愦反谵语。若加温针，必怵惕、烦躁、不得眠。若下之，则胃中空虚，客气动膈，心中懊恼。舌上苔者，栀子豉汤主之。**

**解读**

"阳明病，脉浮而紧，咽燥口苦，腹满而喘，发热汗出，不恶寒反恶热，身重"，这是阳明中风。如第 189 条。

因为有"**脉浮而紧**"，以为是太阳阳明合病，所以用"**发汗**"的方法，结果"**躁，心愦愦，谵语**"（烦躁，烦闷，谵语）。"**若加温针**"，或者用温针的方法，也会出现"**怵惕、烦躁、不得眠**"。这都是内热盛，甚至伤津液的结果。

这个"**脉浮而紧**"仍是内热太盛外蒸的结果，虽然有汗出，但脉体依然"**缓**"不下来，依然热势蒸蒸。治疗当用清解法、辛凉法，方用白虎汤加金银花、连翘、薄荷等。

"**加温针**"误治后"**烦躁不得眠**"，用"**栀子豉汤主之**"。

"**下之**"，"**胃中空虚，客气动膈，心中懊憹**"，也考虑用栀子豉汤。

"**舌上苔者**"，这个苔是偏黄、偏干的。

毕竟有些下法伤了中阳之气，这个时候就用理中法了。

舌上如果没有苔呢？

 **原文**

**222.** 若渴欲饮水，口干舌燥者，白虎加人参汤主之。

**223.** 若脉浮，发热，渴欲饮水，小便不利者，猪苓汤主之。

猪苓汤方

猪苓去皮　茯苓　泽泻　阿胶　滑石碎。各一两

上五味，以水四升，先煮四味，取二升，去滓，内阿胶烊消，温服七合，日三服。

 **解读**

"**渴欲饮水，口干舌燥**"，这是阳明燥热伤阴，给予"**白虎加人参汤**"清燥热滋阴津。多欲饮凉水。

同样是"**渴欲饮水**"，却同时有"**小便不利**"，那么这就是湿热伤阴了，故以"**猪苓汤**"清理湿热、养阴生津为法。

这两个条文放在一起，就是为了对照学习。

白虎加人参汤证的渴欲饮水、口干舌燥，多是喜凉饮且多饮，小便是通畅的。这是阳明燥热伤阴。

猪苓汤证的渴欲饮水、口干舌燥，饮水量是不多的，小便也是较少甚至是欠畅的。

这是湿热伤阴血，更主要的是湿热之邪阻滞了膀胱的气化。

小便不利和小便少是两个概念。

小便少，是小便量少但通畅，是津液不足的表现，当然有"渴欲饮水"的表现。

小便不利，是尿量可能少也可能正常，但排出不畅快，一般有小腹不适，这是湿邪阻滞于膀胱腑，膀胱气化不利的结果，可见"渴欲饮水"（不是必见症状），同时可伴有"发热，脉浮"。如前第28条，这里亦然。

膀胱腑的热邪进入足太阳膀胱经，故有"发热，脉浮"的表现，也就是说这是太阳膀胱腑的湿热证。

滑石、猪苓、茯苓、泽泻，乃是清利湿热的药物，阿胶是滋阴止血的药物。

---

这是个尿路结石的患者，有反复结石病史，一直用四金排石汤之类的方子加减化裁。近期因腰痛，尿色偏红，再次诊断为肾结石、膀胱结石而求诊中医。症见左侧腰腹痛，胀痛为主，不甚剧烈，尿色偏红，口干舌燥，舌红，苔少，脉沉略数。

考虑猪苓汤证。

处方：猪苓12克，茯苓20克，泽泻30克，滑石12克，阿胶6克（烊化），白芍30克，白茅根30克。3剂，水煎服。

药后，排出微小结石多块，腰腹痛消失。继续用药6剂，临床无不适症状。建议日常用白茅根代茶饮。

## 原文

**224. 阳明病，汗出多而渴者，不可与猪苓汤。以汗多胃中燥，猪苓汤复利其小便故也。**

## 解读

**"阳明病，汗出多而渴者"**，这是白虎加人参汤的证治，是不可以用猪苓汤的。因为本来阴液就伤了，猪苓汤只能清下焦膀胱的湿热，没法清理胃肠的燥热，且猪苓汤有利尿之功，对于津液不足也是不合适的。

这里也提示了白虎加人参汤治渴，可见大汗出，而用猪苓汤治渴，即使有汗，也微乎其微。

**225.** 脉浮而迟，表热里寒，下利清谷者，四逆汤主之。

"**脉浮而迟**"，脉象是浮且迟的，推断有表证存在，并且可能有"寒"这个因素在里面。如果有表寒，那么脉当"浮紧"而不是"浮迟"，因此，这个"寒"是"**里寒**"而不是表寒，所以强调"**表热里寒**"，且"**下利清谷**"进一步证实"里寒"的存在。如果是"表寒"，即使有部分表寒侵入阳明，而阳明本身无碍的情况下，那么可见"**下利**"，但不会"**清谷**"。所以，判断此病人存在"**里寒**"，有可能存在"表寒"。

那么这个"**表热**"是表邪所致还是"里寒"导致虚热外越呢？

难说。

都有可能，也可能同时存在。

治疗的时候，急者为先。因为"**下利清谷**"最危险，所以"**四逆汤主之**"。大辛大热之品，温助脾肾，健运脾胃，则气血津液得生，营卫得养，即使有表邪也容易被祛除，即使不行后期再解表也没有问题。

**226.** 若胃中虚冷，不能食者，饮水则哕。

"**胃中虚冷**"，即中阳不足。"**不能食**"，都不能吃饭了，结果家属给予"**饮水**"。这在电影里常见，又饥又渴的穷困人，看见人就要"水，水，水"。但是这个病人就不行，"**饮水则哕**"，喝上水就打嗝了。

中阳不足，要喝水也得喝热水，最好还是"啜热稀粥"，这样比较容易补充胃气，助养气血津液。如果喝水，尤其是凉水，那么中阳虚而不化，就成水饮水气了，一上逆，就"**哕**"了。

**227.** 脉浮，发热，口干，鼻燥，能食者则衄。

**解读**

脉浮，发热：提示有表邪。

口干，鼻燥：这是燥热之邪所致。

口、鼻是阳明经所过之处，肺胃所主，强调"口鼻"存在阳明经燥热，或者肺胃燥热的情况。

能食者：就是特别能吃的人，是指胃中有热。

外有阳明经燥热，内有胃腑之热，所以很容易出现鼻衄的情况。鼻出血，最常见的原因就是肺热、胃热。

这是阳明病外感风热之邪，用栀子豉汤主之。现在当然要用桑菊饮、银翘散了。

 **原文**

**228.　阳明病，下之，其外有热，手足温，不结胸，心中懊侬，饥不能食，但头汗出者，栀子豉汤主之。**

 **解读**

阳明病，下之：提示阳性肠腑实质病邪已去，里面已经没有燥屎、痰湿水饮等。

饥不能食：提示不存在阳明燥热胃腑病。但是引起"饥"的这个"热邪"乃是阳明经热的表示，是阳明经热导致的"饥"，但阳明胃腑却没有明显的热邪，故"不能食"，吃得不很多，饭量较以前大为减少。

为什么不是下法伤了脾胃而导致"不能食"呢？这种情况临床上更多见。但是，看看后面的"栀子豉汤"，就明白了脾胃之气损伤并不明显。

不结胸：提示没有胸腹结硬症状，也没有实质性病邪。

外有热，手足温：就是发热、手脚温热，提示疾病尚在三阳范围。

但头汗出：是热尚不壮旺，不能周身全汗。"头为诸阳之会"，所以有点热还是头部先得到。

这与第77、78条提到的"栀子豉汤"是一个证型。这个证型就是阳明经表之热的表现，与第227条有呼应的关系。

即"脉浮，发热，口干，鼻燥，心中懊恼，饥不能食（或能食），但头汗出，栀子豉汤主之。"栀子、豆豉可清阳明经表之热。

第189条 阳明中风，口苦，咽干，腹满，微喘，发热恶寒，脉浮紧。这是既有阳明经表之热，也有阳明燥热腑实之内热。治疗时当考虑先用栀子豉汤解表、调胃承气汤清里。

**原文**

**229.** 阳明病，发潮热，大便溏，小便自可，胸胁满不去者，与小柴胡汤。

**解读**

**阳明病，发潮热**：这是阳明内热盛的表现。

**大便溏**：这里不是便秘而是稀便，说明阳明内有湿邪，也有内热，所以是阳明湿热之邪。大便溏，表明湿大于热。这里主要是阳明肠腑的问题，所以定义为阳明病。前面说湿热多见于少阳病，所以这里理解为少阳阳明合病更为合适。

**小便自可**：小便正常，说明膀胱气化没有问题。

**胸胁满不去者**：大便溏、小便自可，说明整个气机是往下的，是通畅的，那就应该"胸胁满去"。"**不去**"，是因为"**胸胁满**"不是气机郁滞的问题，而是湿热郁滞的问题，是湿热郁滞导致少阳的气机也郁滞了。所以，治疗给予"小柴胡汤"。小柴胡汤是可以疏理气机的，这没问题，也是可以去湿热的，这个有问题吗？

柴胡治胸胁满没问题，半夏、黄芩清肠道之湿热也没有问题，人参、炙甘草、大枣、生姜则可以补充气血津液，毕竟有津液的丢失。加上黄连、牡蛎岂不是更好？

**医案**

王某，1954年秋。产后月余，下痢赤白，里急后重，腹中疼痛，寒已复热，胸胁苦满。当时偏执产后阴虚下利之见，忽视其寒热胸满的少阳症状，进以白头翁加甘草阿胶汤，服后毫无效果，反增呕逆不食。复诊改从少阳立法：拟以小柴胡汤加吴萸、香、连。连服两剂，竟收热退痢止之效，渐加调养，迅复原状。

［彭含芳医案《江西中医药》，1959（5）：15］

**原文**

**230.** 阳明病，胁下硬满，不大便而呕，舌上白苔者，可与小柴胡汤。上焦得通，津液得下，胃气因和，身濈然汗出而解。

**解读**

"**大便溏**"属于阳明病，"**不大便而呕**"也属于阳明病，是阳明气机郁滞不降的表现。

"**胁下硬满**"，少阳气机郁滞不降，进而扰动阳明气机，故见"**呕**"的症状。

"**舌上白苔**"，说明没有化热，也就说不管是胆腑，还是胃肠腑，都没有化热的情况存在。

所以，仅仅疏理气机即可，故"**可与小柴胡汤**"。小柴胡汤，既可以降少阳之气，也可以降阳明之气，看下《神农本草经》关于柴胡的记载就知道了。

**上焦得通**：上焦哪里不通了？是中焦阻滞导致肺通调水道、肃降气机的功能得不到正常运行，这下气机一畅通，"**津液得下**""**胃气因和**"，胃腑气机也被顺通了，"**身濈然汗出而解**"，身体出汗，乃气机舒畅的结果。

这又是一个少阳阳明合病。

**例 1**　酒家朱三者，得伤寒六七日，自颈以下无汗，手足厥冷，心下满，大便秘结。医者见其逆冷，又汗出满闷，以为阴证。予诊其脉沉而紧，曰：此证诚可疑。然大便结者，为虚结也。安得为阴？脉虽沉紧，为少阴证。然少阴证多矣，是自利，未有秘结。予谓此半在表半在里也。投以小柴胡汤，大便得通而愈。

［许叔微医案《伤寒九十论》］

**例 2**　丙戌岁，同邑吕少薇之妻，生产后数日，大便难，呕不能食，微眩晕。医者用补药未效。延予诊视。主以小柴胡汤，柴胡用至八两。举座哗然，以为服此方必死。吕叔骏明经，少薇之叔也。知医道，力主服予方。谓古人治产妇郁冒原有是法。一服即愈。

［易巨荪医案《集思医案》］

## 原文

**231.** 阳明中风，脉弦浮大，而短气，腹都满，胁下及心痛，久按之气不通，鼻干，不得汗，嗜卧，一身及目悉黄，小便难，有潮热，时时哕，耳前后肿，刺之小瘥，外不解。病过十日，脉续浮者，与小柴胡汤。

## 解读

**脉弦浮大**：与第 189 条"脉浮而紧"的解释是一样的。

**短气，腹都满**：与"腹满、微喘"是一致的。

**胁下及心痛**：胁下痛——少阳不利，心痛——胃腑不利。

**久按之气不通**：乃是"腹都满，胁下及心痛"的结果。气机是郁滞的，少阳腑、阳明腑，整个中焦的气机都郁滞了。

**鼻干**：是阳明经的问题。

**不得汗，嗜卧，一身及目悉黄，小便难**：这是内有湿邪的表现。

**有潮热，时时哕**：这是阳明腑燥热内实、腑气上逆导致的。

**耳前后肿**：少阳经病变。

**刺之小瘥**：针刺期门穴治疗，略有缓解。

**外不解**：但是外证仍旧没有解除。

**病过十日，脉续浮者**：不管过了多久，脉仍浮就说明有抗邪的力量。

这里既有阳明的问题，也有少阳的问题，既有经络的问题，也有脏腑的问题，既有湿热的阻滞，也有腑气的不通。

这里没有太阳表证，所以不用解表法，没有三阴病证，所以不用温阳法。这里就是少阳阳明的问题，所以又是一个少阳阳明合病，不管是经络、脏腑都有问题，还是小柴胡汤和解表里、疏利气机、清化湿热，必要时加用利湿、通腑气等药物（柴胡有通便之功，黄芩、半夏有燥湿之功）。

**232.** 脉但浮，无余证者，与麻黄汤。若不尿，腹满加哕者，不治。

这条前面应该有"阳明病"。

"阳明病，脉但浮，无余证者，与麻黄汤。"

大便不畅、便秘，如果脉是浮象，那么我们要考虑这个便秘与脉浮有什么关系？

**"无余证"**，没有其他的症状。这个时候，我们要考虑这个脉浮是肺系的问题还是体表的问题。肺与大肠相表里，肺气不降或体表有邪，都可以导致便秘。宣降肺气、解表散寒是治疗便秘的一大法门，所以麻黄汤治疗便秘也就不奇怪了。

如果便秘、腹满、哕，还有小便不通，这是前后阴都不通了，那在以前可是死证，类似现代的尿毒症。

**233.** 阳明病，自汗出，若发汗，小便自利者，此为津液内竭，虽硬不可攻下之，当须自欲大便，宜蜜煎导而通之，若土瓜根及大猪胆汁，皆可为导。

蜜煎方

食蜜七合

上一味，于铜器内微火煎，当须凝如饴状，搅之勿令焦著，欲可丸，并手捻作挺，令头锐，大如指，长二寸许。当热时急作，冷则硬。以内谷道中，以手急抱，欲大便时乃去之。疑非仲景意，已试甚良。

又大猪胆一枚，泻汁，和少许法醋，以灌谷道内，如一食顷，当大便出宿食恶物，甚效。

**阳明病，自汗出**：这是阳明内热所致。

**若发汗**：如果用了发汗的方法，则会进一步伤津液。

**小便自利**：津液伤了，小便就该少，否则会进一步损伤津液。膀胱的功能是正常的，阳明肠腑本来就缺少津液，这下更缺了。改为"若发汗而小便自利"，就容易理解了。即"阳明病，自汗出，若发汗而小便自利者，此为津液内竭……"

**此为津液内竭**：就是指津液耗竭了。

**虽硬不可攻下之**：大便硬结难下，也不可以随便用攻下之法。因为津液亏虚，攻下会进一步伤及津液。用药当以增液汤为主。

**当须自欲大便**：那个时代最好的方法是等着人体自我恢复。

**宜蜜煎导而通之**：用点蜂蜜作导剂，也是不错的方法。局部作用，滋润而不伤阴。

**若土瓜根及大猪胆汁，皆可为导**：如果用土瓜根或猪胆汁等都行。

现在用肥皂水、甘油等灌肠，也有喝甘露醇、硫酸镁的。

这些多是治标之法，治本之法还是要恢复体内的津液。

**原文**

**234.** **阳明病，脉迟，汗出多，微恶寒者，表未解也，可发汗，宜桂枝汤。**

**解读**

第195、208条都有"阳明病，脉迟"，提示脾胃虚弱、痰湿水饮内停。

这里的"汗出多"也是虚弱之象。脾胃虚弱，气血不足，营卫失充，"微恶寒者"，外有寒邪，治疗当然以桂枝汤为好，桂枝汤可以做到外解肌表之寒，内健养脾胃、滋补气血津液。

这是阳明病表寒虚证。所以，桂枝汤是治疗经络病表寒虚证的通用方。

**原文**

**235.** 阳明病，脉浮，无汗而喘者，发汗则愈，宜麻黄汤。

 **解读**

这与第 232 条的麻黄汤有类似的地方。

麻黄汤可以解表，可以宣降肺系，从而通腑气。

这里的阳明病，绝对不是燥热之性的，而是寒湿之性的，是寒湿便秘。

"阳明之为病，胃家实是也。"有热性的，也有寒性的。"不更衣、内实、大便难者，此名阳明也。"很多阳明病，就是现代的胃肠道病，多指便秘。当然，其他的胃肠道实热、实寒病，也是阳明病范围。

 **原文**

**236.** 阳明病，发热汗出者，此为热越，不能发黄也。但头汗出，身无汗，剂颈而还，小便不利，渴引水浆者，此为瘀热在里，身必发黄，茵陈蒿汤主之。

茵陈蒿汤方

茵陈蒿六两　　栀子十四枚，擘　　大黄 二两，去皮

上三味，以水一斗二升，先煮茵陈，减六升，内二味，煮取三升，去滓，分三服。小便当利，尿如皂荚汁状，色正赤，一宿腹减，黄从小便去也。

 **解读**

第 111、134 条均有"**但头汗出**""**剂颈而还**"，提示了湿热上蒸的情况存在。

湿性黏腻，气机难以畅达，故"**身无汗**"。热邪上蒸（湿邪远远大于热邪），加之"头面为诸阳之会"，所以唯有头面部可以汗出，提示典型的湿热证。"**小便不利**"，是湿邪之故。"**渴饮水浆**"，是热邪之故。湿热熏蒸，故"**身必发黄**"。

这是典型的黄疸病，是单纯的内在湿热熏蒸周身的结果，故给予茵陈、栀子、大黄清热利湿退黄。

这里提示阳明病，是指这个湿热乃胃肠腑的湿热，是存在大便不畅的，临床所见，大便多黏腻不爽、排泄不畅快。

 **医案**

韩某某，女，45 岁，1987 年 9 月 7 日初诊。自诉口渴，饮热则舒已两年余，口中

黏腻不爽，纳差，形体肥胖，舌质淡胖，苔黄厚腻，脉沉弦而不数……

脉症合参，乃辨为湿遏热伏，久困脾阳，津不上承所致……故拟茵陈蒿汤加味。

茵陈 15 克，焦山栀子、生大黄各 6 克，熟附子 4 克，茯苓 9 克。

服 2 剂后感口渴减轻，续服 5 剂，口渴即除。视其舌苔，稍现黄腻，嘱其改用佩兰 5 克，薄荷 2 克，生甘草 1 克，泡水长服，以化尽体内余湿。随访半年，未见复发。

[林家坤医案《浙江中医杂志》1988（11）：484]

**原文**

**237.** **阳明证，其人喜忘者，必有蓄血。所以然者，本有久瘀血，故令喜忘。屎虽硬，大便反易，其色必黑者，宜抵当汤下之。**

**解读**

"**阳明证**""**屎虽硬**"：病人的大便是干硬的，属于阳明病范围。

"**其人喜忘者**"：病人的记忆差，容易忘事。这是痴呆的前兆。

"**必有蓄血**""**大便反易，其色必黑者**"：这是阳明肠腑蓄血证，大便干燥色黑而排出不困难。大便色黑，不见得就一定是胃出血那种黑便。

下焦肠腑有瘀血，排出来就是了。大黄、桃仁、水蛭、虻虫活血祛瘀、通腑泻下。

肚满肠肥，脑袋没有几个好使的。我们看脑袋比较灵活的，多是那些偏瘦的人物。

看个案例。

这是个外伤的病人。出院诊断：脑外伤反应。病人及家属的感觉就是，车祸之后，病人脑子不好用了，记忆力很差，常常丢三落四的。询其大便则偏干，每天一次，问其饮食则曰可。舌淡，苔薄白，舌体有瘀斑多块，脉沉而力弱。

乃瘀血阻于脑窍，清阳不能升达。

酒大黄 12 克，桃仁 12 克，水蛭 12 克，土鳖虫 15 克，黄芪 30 克，当归 20 克，石菖蒲 10 克，生晒参 10 克。6 剂，水煎服。

药后自觉精神较前好转，记忆力仍差，睡眠好转。继续原方调整，加肉苁蓉 20 克，山药 30 克。加减调整 3 个月左右，记忆力恢复正常。

脑外伤反应，也称为脑震荡。临床所见，瘀血型（抵当汤）、清阳不升型（补中益气汤）、痰浊型（半夏白术天麻汤）、肾虚肝亢型（镇肝息风汤）都可以遇到，中医药的效果普遍比较理想。

**原文**

238. 阳明病，下之，心中懊侬而烦，胃中有燥屎者，可攻。腹微满，初头硬，后必溏，不可攻之。若有燥屎者，宜大承气汤。

**解读**

"**阳明病，下之**"。一般而言，燥屎已排，出现了"**心中懊恼而烦**"，当用栀子豉汤治疗。如果可以摸到肠中粪块，那么用大承气汤排一下比较好。

**原文**

239. 病人不大便五六日，绕脐痛，烦躁，发作有时者，此有燥屎，故使不大便也。

**解读**

病人"**绕脐痛，烦躁**"，肚脐周围痛，且烦躁，"**发作有时**"，时不时发作一下。一问病人，"**不大便五六日**"，再一摸肚子，多数可以扪及粪块，"**此有燥屎**"，宜用大承气汤治疗。

这里提醒一下：有些小孩子有便秘，有脐周痛，也有烦躁等症状，但舌脉提示不是阳明病而是太阴病，西医多数诊断为脐周淋巴结炎。这种情况用小建中汤的效果就很理想。

**原文**

240. 病人烦热，汗出则解，又如疟状。日晡所发热者，属阳明也，脉实者，宜下之。脉浮虚者，宜发汗。下之与大承气汤，发汗宜桂枝汤。

**解读**

**病人烦热**：病人又烦又热，这是三阳病的范围。

**汗出则解**：一出汗，烦热好了。

**又如疟状**：但和疟疾一样，反复发作。

烦热反复发作，这是三阳病的范围，到底是哪个？

**日晡所发热者，属阳明也**：傍晚三五点钟发热的话，属于阳明病的范围。

**脉实者，宜下之**：如果脉再现有力的实证象，那就用下法治疗。

如果没有"**日晡所发热**"，仅仅是随机的"**烦热，汗出则解，又如疟状**"，且"**脉浮虚**"，那就是虚证的发热，是营卫不和的发热，类似于第53、54条，可能没有外感的诱因，仅仅是营卫的不和，所以用桂枝汤来治疗。退一步讲，即使有外感，也属于太阳中风，还是用桂枝汤来治疗。

再者，"**如疟状**"，还有少阳病的可能，脉就是"**脉弦细**"了，用小柴胡汤主之。

当然，还有第23、25条的桂麻合剂，也是要考虑的。

所以，这个条文很复杂。只是条文中仅仅举了2个例子而已。

**241.** 大下后，六七日不大便，烦不解，腹满痛者，此有燥屎也。所以然者，本有宿食故也，宜大承气汤。

"**腹满痛**"是关键点，指满肚子痛。

"**大下后**"，一般而言，用了大下之法后，燥屎应该是干净无存了。但"**六七日不大便**"，过了几天又便秘不出了，且"**烦不解，腹满痛**"，这仍是阳明肠腑燥屎内结，故给予大承气汤治疗。

**242.** 病人小便不利，大便乍难乍易，时有微热，喘冒—作怫郁不能卧者，有燥屎也，宜大承气汤。

"**小便不利**"，不是津液不足，就是水湿太盛而影响气化。如果是水湿盛，那么一般而言，大便该很容易排出来，不该"**大便乍难乍易**"，有时困难有时容易。

所以，出现"**小便不利**"就该考虑是津液不足。

为什么会津液不足呢？

我们结合腹诊，虽然"**大便乍难乍易**"，但腹部还是可以扪及燥屎的，"**有燥屎也**"。肠腑有燥屎的存在，化热伤阴，故"**小便不利**""**时有微热**"，且腑气下降不利而上攻，上攻心肺则"**喘**"促，上攻头脑则眩"**冒**"，甚至呕吐、不能平卧。

这是内有燥屎化热伤阴的情况。

**原文**

**243. 食谷欲呕，属阳明也，吴茱萸汤主之。得汤反剧者，属上焦也。**

吴茱萸汤方

吴茱萸一升，洗　人参三两　生姜六两，切　大枣十二枚，擘

上四味，以水七升，煮取二升，去滓，温服七合，日三服。

**解读**

呕吐，本是胃的症状，临床多见于少阳胆气扰胃而胃气上逆。所以，临床上见到的呕吐，多见于阳明胃腑的问题或者少阳胆腑的问题。

少阳胆腑的呕吐，多伴有胸胁苦满、默默不欲饮食、心烦喜呕等症状。胸胁，属于上焦之位，故后面说"**得汤反剧者，属上焦也。**"也就是说，吴茱萸汤不能用于胆热扰胃的呕吐。

阳明胃腑的呕吐，可见于胃热或胃寒。胃热，前面多见。这里则是胃寒，且是虚寒而不是实寒，是阳明胃腑的虚寒而浊阴上逆所致的呕吐，故给予吴茱萸、生姜散胃寒降胃气化浊阴，人参、大枣健脾胃。

**原文**

**244. 太阳病，寸缓关浮尺弱，其人发热汗出，复恶寒，不呕，但心下痞者，此以医下之也。如其不下者，病人不恶寒而渴者，此转属阳明也。小便数者，大便必硬，不更衣十日，无所苦也。渴欲饮水，少少与之，但以法救之。渴者，宜五苓散。**

**解读**

**太阳病，寸缓关浮尺弱，其人发热汗出，复恶寒**：这是比较典型的太阳中风证，不能用下法。

"**此以医下之也**"，但是，医生不识证而用了下法，造成"**复恶寒**"，恶寒更重了。"**不呕**"，无胃气上逆。"**但心下痞**"，仅仅有心下痞塞的症状。这是误治之后成了痞证。

"**如其不下者**"，如果没有误治，"**太阳病，其人发热汗出**"继续下去，有可能出现"**不恶寒而渴**"，这就是太阳病"**转属阳明也**"，成了阳明病了。

"**太阳病，其人发热汗出**"，没有误治，但是"**小便数者**"，小便太多了，那"**大便必硬**"，大便就会变硬，这也是往阳明病去了。"**不更衣十日**"，阳明病形成，"无

所苦"，即病人没有什么痛苦。笔者临床见过不少大便十余日不下而没有痛苦的，并且是经年累月如此，治疗也颇为费事。

"**太阳病，寸缓关浮尺弱，其人发热汗出**"，若伴有"**渴欲饮水**"，就应该"**少少与之**"。所有的口渴，不论是什么原因造成的，只要口渴想喝水，都应该"**少少与之**"，防止"饮入于胃"不能成为津液，反而成了水饮。"**但以法救之**"，依照我们学习过的方法进行治疗，比如"**渴者，宜五苓散**"，就像我们学习五苓散的相关条文一样，辨证论治，依法治疗。

### 原文

**245. 脉阳微而汗出少者，为自和一作如也；汗出多者，为太过；阳脉实，因发其汗，出多者，亦为太过。太过者，为阳绝于里，亡津液，大便因硬也。**

### 解读

**脉阳**：即寸脉。

**脉阳微**：寸脉微弱无力。这是气血不足之象，是卫阳不足之象。

这个时候如果"**汗出少**"就是正常的，"**为自和也**"是身体的自我调整。比如有些女孩子月经量很少，一把脉，很虚弱，这是体内气血不足的原因，这个时候应该大补气血，如果用活血破血的方法来强迫月经来临，那就是错误的。

**汗出多者，为太过**：如果脉微弱而汗出多，那就错了，气血津液丢失得太多了。

**阳脉实**：说明气血津液相对充足，卫阳较充足。这个时候，"**因发其汗**"，是可以用发汗的方法治疗的。但是，"**出多者，亦为太过**"，可以用发汗的方法，但也不能发汗过甚，"**为阳绝于里，亡津液**"，否则很容易造成气血津液的亡失，"**大便因硬**"，大便也就变硬了。

这又是一个误治而成的阳明病。

### 原文

**246. 脉浮而芤，浮为阳，芤为阴，浮芤相抟，胃气生热，其阳则绝。**

### 解读

**浮**：是虚浮的浮，是内在气血不足而脉虚浮于表的意思。

**芤**：乃血分不足，是血虚不能充养脉络之象。

**浮为阳**：浮是阳虚不敛藏而虚浮于外。

芤为阴：芤是阴血不足。

浮芤相抟：是阴血不足而阳气不敛所致。

胃气生热：是阴血不足，燥热内生，阳虚于外所致，故曰"**其阳则绝**"，治疗当大补气血、固阴敛阳。

**247.** **趺阳脉浮而涩，浮则胃气强，涩则小便数，浮涩相抟，大便则硬，其脾为约，麻子仁丸主之。**

麻子仁丸方

麻子仁二升　芍药半斤　枳实半斤，炙　大黄一斤，去皮　厚朴一尺，炙，去皮　杏仁一升，去皮尖，熬，别作脂

上六味，蜜和丸如梧桐子大。饮服十丸，日三服，渐加，以知为度。

**趺阳脉**：即足背阳明脉。

**浮则胃气强**：胃气强，即阳明有热，故脉浮。

**涩则小便数**：小便数，导致津液丢失，故脉涩。

"**趺阳脉浮而涩**""**浮涩相抟**"，乃是阳明有热、津液亏虚所致，故"**大便则硬**"。

便秘、小便数，是小肠泌别清浊的功能失常。治疗关键在于补充津液、清除阳明燥热，加之通腑。

脾为阴，喜燥而恶湿；胃为阳，喜润而恶燥。脾之阴与胃之阳互为调和。现在胃气强，即胃燥明显，那么就会造成脾阴的不足。胃热脾亏，则"脾主为胃行其津液"的能力就被制约了，即"**其脾为约**"。治疗当先以清胃热为主，辅以补充脾阴。因为脾气虚弱，故不能用攻下之法，而用缓下之法，徐徐图之。（汤剂猛，丸剂缓）

大黄、厚朴、枳实通腑气，杏仁、麻子仁、蜂蜜缓润下之，芍药缓脾之急，养脾之阴血。

以丸少许服，防伤正也，渐渐加，"**以知为度**"。

杨某，女，40岁，战疃村人，1958年10月28日初诊。患者产后肛门脱出一物，下垂如秤砣大小，至今已有30余天，不能自复回。大便秘结，排便困难，四肢沉重，体倦乏力，面黄肌萎，胸闷短气，口干，纳呆，舌质淡红，脉沉弱。

盖因产后失血耗气，脾肺气虚，气虚下陷，上提无力，而脱肛；产后血虚津亏，肠道失濡，而致便秘。

处方：人参3克，白术6克，当归30克，麻子仁24克，川大黄6克，厚朴10克，杭白芍10克，枳实6克，桃仁10克，杏仁10克，甘草6克，水煎服。

二诊：服药2剂后，脱肛即愈。续服药6剂，诸候悉除，纳食渐馨，唯脘腹仍见胀闷，脉沉细，原方化裁，为愈后之治。

处方：当归30克，人参3克，麻子仁18克，杭白芍10克，枳实10克，鸡内金6克，白豆蔻6克，杏仁10克，黄芪30克，玄参10克，甘草6克，水煎服。

三诊：续服6剂，病臻痊可。

[牟永昌医案《牟永昌诊籍纂论》2017：191]

### 原文

**248. 太阳病三日，发汗不解，蒸蒸发热者，属胃也，调胃承气汤主之。**

### 解读

发汗过度，燥热内生，"**蒸蒸发热**"，这是阳明燥热。如果大便通，白虎加人参汤主之，如果大便秘，则调胃承气汤主之。

### 原文

**249. 伤寒，吐后，腹胀满者，与调胃承气汤。**

### 解读

"**伤寒吐后**"，外寒易解，津液易伤，出现"**腹胀满**"的情况。那是外寒解了，而内在津液已经伤了，且吐后胃气上逆，出现了腹胀满。这个时候，如果判断为虚胀，那就是第66条的情况，用厚朴生姜半夏甘草人参汤主之。如果判断为实胀，那就可以用调胃承气汤降胃气即可，小承气汤则因燥热过甚而可能加重津液耗损，故不用。

### 医案

王姓，女，73岁。患者先患泄泻二天，日下数十次，经西医治疗而愈。继而出现腹胀，二便不通，腹胀痛，以致病极汗出，烦躁不安，呕吐黄色稀水。先后吐出蛔虫4条，西医诊断为蛔虫性肠梗阻。因患者体质虚弱，未做X线钡餐造影检查。外科会诊后，亦认为不适于手术治疗。症见口唇干燥，烦躁不安，呕吐不止，所吐尽属黄色稀水，且有粪便臭味，腹胀如鼓，脉象沉细，舌苔黄厚。

证属蛔厥，但正气不足，邪气有余，虽痞满燥实俱备，但体虚未宜猛下，仍以调胃承气汤和之。

处方：生大黄9克，玄明粉9克，生甘草3克。

服药后，共大便4次，粪色先黑后黄，中夹蛔虫7条，呕吐止，腹胀消，当晚即进牛奶少许，次日进流质饮食，病情好转，旋即出院。

[姚兴华医案《姚兴华医案》]

**原文**

**250.** 太阳病，若吐、若下、若发汗后，微烦，小便数、大便因硬者，与小承气汤和之愈。

**解读**

**太阳病，若吐、若下、若发汗后**：本来是太阳病，但被各种误治。至于伤什么，和个人体质有关。这里主要是伤了津液。

**微烦**：说明有内热。是实热还是虚热？

**小便数**：能进一步伤津液。

**大便因硬**：各种原因导致津液亏虚而内热盛，因此便秘，故"**与小承气汤**"，"**和之**"，即用比较缓和的药剂治疗。

---

注意三个承气汤的煎服法。

**大承气汤**：大黄四两，厚朴八两，枳实五枚，芒硝三合。是先煎厚朴、枳实，再加大黄，再加芒硝，则通下之力是很明显的。

**小承气汤**：大黄四两，厚朴二两，枳实三枚同煎，泻下之力因为同煎而缓和。主要作用是泻热通腑除满，可以用于气血津液不是很充足的情况下的便秘腑气不通。

**调胃承气汤**：大黄四两，芒硝半升，炙甘草二两。大黄、炙甘草同煎，再加芒硝。通下之力较小承气汤为强，但消除胀满之力则差了很多。

**原文**

**251.** 得病二三日，脉弱，无太阳、柴胡证，烦躁，心下硬，至四五日，虽能食，以小承气汤少少与，微和之，令小安，至六日，与承气汤一升。若不大便六七日，小便少者，虽不受食—云不大便，但初头硬，后必溏，未定成硬，攻之必溏。须小便利，屎定硬，乃可攻之，宜大承气汤。

**解读**

"无太阳柴胡证"，那就剩里证阳明了。

**烦躁，心下硬**：这是阳明胃腑的问题。但"**脉弱**"，说明存在脾胃虚弱的情况。故"**至四五日**""**虽能食**"，稍微能吃点东西，"**以小承气汤少少与，微和之**"，少许的小承气汤来泻热通腑除满，又不至于伤了脾胃致"**脉弱**"。

"**令小安**"，让病人稍微好一点，舒服一点。"**至六日**"，能吃点饭，脾胃没事，但是"**烦躁，心下硬**"不解，那么就多给点承气汤，"**与承气汤一升**"。

**若不大便六七日，小便少**：这是津液不充足了。因为脾胃虚弱故难以"**受食**"，大便"**初头硬**"但"**后必溏**"，这时不能随便用攻下之法治疗。

"**须小便利，屎定硬**"，小便顺畅，大便一定是硬的，"**乃可攻之**""**宜大承气汤**"。

这条提示我们，如果脾胃虚弱，大便不畅的话，一定要照顾好脾胃，不能随便就用攻下之法。

**原文**

**252.** 伤寒六七日，目中不了了，睛不和，无表里证，大便难，身微热者，此为实也，急下之，宜大承气汤。

**解读**

**伤寒六七日**：伤寒时间够长了，什么可能性都有。

**目中不了了，睛不和**：眼睛没有神，视物不清。病人虽然睁着眼睛，但是他对外界基本没有反应，用手在他眼前晃动，也没有反应，眼神直勾勾的。

**无表里证**：不是太阳表证引起的，也不是三阴里证引起的。

**大便难，身微热者，此为实也**：这是阳明燥热腑实证。

本条是内热伤津液，目不得养，且燥热上蒸，头脑不清的缘故。故治疗当急下存阴，防止津液进一步损伤，考虑用大承气汤。

**急**：一个急字提示了当时的状态还是比较急迫的，如果不及时用药，病情有可能急转直下。

予尝诊江阴街肉庄吴姓妇人，病起已六七日，壮热，头汗出，脉大，便闭，七日未行，身不发黄，胸不结，腹不胀满，惟满头剧痛，不言语，眼张，瞳神不能瞬，人过其前，亦不能辨，证颇危重，余曰：目中不了了，睛不和，燥热上冲，此《阳明篇》三急下证之第一证也，不速治，病不可为矣。于是遂书大承气汤方与之。

大黄四钱，枳实三钱，川朴二钱，芒硝三钱。

并嘱其家人速煎服之，竟一剂而愈。盖阳明燥气上冲颠顶，故头汗出，满头剧痛，神识不清，目不辨人，其势危在顷刻。今一剂而下，亦如釜底抽薪，泄去胃热，胃热一平，则上冲燥气因下无所继，随之俱下，故头目清明，病遂霍然。

［曹颖甫医案《经方实验录》］

**253. 阳明病，发热、汗多者，急下之，宜大承气汤**—云大柴胡汤。

**阳明病**：这里提示首先要确诊阳明病。

**发热、汗多者**：发热、汗多则伤津液。

如果不是急症，则如前面用小承气汤或调胃承气汤治疗。如果是急症，则一定先用大承气汤治疗。

因为阳明燥热内盛很容易造成津液亏损，更容易出现如第252条热盛上扰神明的情况。

**254. 发汗不解，腹满痛者，急下之，宜大承气汤。**

"**发汗不解**"，用了发汗的方法，病证没有好转。不是不该汗而汗，就是发汗的方式不对，总之发汗无效而伤了津液，也能造成内热盛。

"**腹满痛**"，整个腹部都是痛的，腹满、腹胀、腹痛。

整个肚子都痛，痛得打滚。根据以往经验，简单摸腹切脉，立即辨证：实证、热证。"**急下之，宜大承气汤**"，大承气汤先用着。

所以，笔者一直强调，辨证首先要搞清楚寒热虚实。这个就是简单辨证法：定位—阳明肠腑；定性—实证、热证；处方—大承气汤。在临床上，这种简单辨证法是很实用的。

再举个例子。

一个7岁的小孩子，不爱吃饭，时不时胃区不舒服，也说不清楚到底是怎么不舒服，把脉也不让。怎么办？

首先定位，阳明胃腑。这个没问题。

然后定性，摸摸胃区，软的，说明是虚证，看看舌头，舌淡说明是偏寒。

辨证：阳明胃腑虚寒证。

处方：小建中汤。

**255. 腹满不减，减不足言，当下之，宜大承气汤。**

腹满腹胀一定要分虚实，有厚朴生姜半夏甘草人参汤证，有调胃承气汤证，亦有诸泻心汤证等。

所以，还是四诊合参为要。

**256. 阳明少阳合病，必下利。其脉不负者，为顺也；负者，失也。互相克贼，名为负也。脉滑而数者，有宿食也，当下之，宜大承气汤。**

阳明多燥热内结，少阳多胆火过旺。"**阳明少阳合病**"，火邪亢盛，迫津液外泄而见"**下利**"，此下利多臭秽异常，甚则腹中可扪及粪块。

阳明脉大，少阳脉弦，合病则必然脉体呈有力之象，故"**其脉不负者，为顺也**"，脉力充足，呈现大、实、滑，就是顺证。"**负者，失也**"，如果脉力不足则为逆证。"**互相克贼，名为负也**"，木克土，土反克木，某一方面独大，都是逆证。

"**脉滑而数**"，那是热象，结合病史，考虑为宿食化热化燥之故。

这类病人多表现为胸胁苦满，心下满痛，大便下利而臭秽，舌红苔厚腻而燥，口干苦。大承气汤、大柴胡汤都可以考虑。

赵某某，女，32 岁。因病住铁路医院内科病房前后达一年之久。4 月 6 日迎余诊治：症见多食多便，每日进餐十余次，甚至口不离食，不吃则心慌无主，日食量达 3 斤半许，且食后即感腹隐痛而里急，每天入厕亦达十余次，所便量少，再便辄晕厥，少时自苏，故入厕必须有人扶持。面胖如圆月，色现晦滞，腹大似鼓，肢体丰硕，体重大增，经常心悸失寐，胸闷腹胀而气短，右胁疼痛，头目眩晕，只能多卧少坐，无力下榻活动。脉见右缓、左沉涩，舌苔中黄厚而燥。

生大黄 9 克，姜川厚朴 4.5 克，炒枳实 4.5 克，玄明粉 3 克，生甘草 6 克，水煎频服。

上方连进 4 剂，每天大便 8～10 数次。续服 4 剂，大便逐渐减为 3 次，均系软便夹有脓污胶质，食量次数均减少，唯便时排泄迟钝，约半小时方可。守方进药至 4 月 17 日，大便下一块状物，长可达尺，色黑如酱（医者未查系何物），觉腹内轻舒，但多食一症，去而不彻。

［周凤梧医案《山东中医学院学报》1977（3）：49］

**257. 病人无表里证，发热七八日，虽脉浮数者，可下之。假令已下，脉数不解，合热则消谷喜饥，至六七日，不大便者，有瘀血，宜抵当汤。**

病人除了"**发热七八日**""**无表里证**"，没有其他症状，"**脉浮数**"最常见的是表证，除了"**脉浮**"外，没有其他的表证依据。但加上"**脉数**"，就考虑有热。这个时候可以考虑先试试用泻下之法清热，比如调胃承气汤。

"**假令已下**"，如果已经用了下法，"**脉数不解**"，还是"**脉浮数**"，"**发热**"也未解除，部分病人甚至有"**合热消谷喜饥**"的症状，容易饥饿，有难以吃饱的感觉。这个肯定不是胃腑实热，因为已经用过下法了。

"**至六七日，不大便者**"，这样过了六七天，仍旧天天"**发热**""**脉浮数**"，病人又出现了"**不大便**"的情况。这显然已经不是常规的情况了，这时候医者猛然想到另一种可能——"**有瘀血**"，所以考虑用"**抵当汤**"。

本条实际上是阳明瘀血化热证，给予抵当汤治疗。大黄、桃仁、水蛭、虻虫，既可以活血，也可以清阳明之热。

"**合热**"，聚合起来而发热，其实就是瘀血日久发热。

以前，农村有攒粪的习惯，冬天把猪圈里的粪攒起来，堆个粪堆，由于有冰雪的覆盖，很多粪堆里面就发酵而发热了，常常"嘭"的一声就爆裂开，你会看到裂口处热气腾腾的。

同理，瘀血日久可以发热，湿邪日久也可以，积食日久还可以。所以，对于无名高热，临床上除了考虑外感热病、阳明内热之外，还要考虑瘀血化热、湿邪化热、积食化热等情况。本篇用了解表法、清里法等，排除外感发热和阳明内热之后，自然想到了瘀血发热。

**258.** 若脉数不解，而下不止，必协热便脓血也。

**解读**

**脉数不解**：指内热不除。

**而下不止**：下利不止。

**必协热便脓血也**：热腐肉烂，故见脓血便。

治疗当以黄芩汤为主。

**原文**

**259.** 伤寒，发汗已，身目为黄，所以然者，以寒湿—作温在里不解故也。以为不可下也，于寒湿中求之。

**解读**

"**寒湿在里**"，外有"**伤寒**"，用"**发汗**"法是对的。"**发汗已**"，外寒解了，但"**寒湿在里不解**"，内在的寒湿没有缓解，反而随着发汗之法而泛滥肌表，引起"**身目为黄**"之黄疸，这是寒湿黄疸。"**以为不可下也**"，认为不可以用攻下之法，而应当"**于寒湿中求之**"，当用温散之法。现在当然是用茵陈五苓散啦。

寒湿证，舌象应该最容易鉴别。

**原文**

**260.** 伤寒七八日，身黄如橘子色，小便不利，腹微满者，茵陈蒿汤主之。

 **解读**

**伤寒七八日**：早期就是伤寒的表现，后来表证消失，逐渐发热了，继尔出现了黄疸。

**身黄如橘子色，小便不利**：黄疸，湿邪所致。

**腹微满**：小腹也好，胆囊区也好，都有可能有点不爽的感觉。

**茵陈蒿汤主之**：表证已解，湿热黄疸。

 **原文**

**261.** 伤寒，身黄，发热，栀子柏皮汤主之。

栀子柏皮汤方

肥栀子十五个，擘　甘草一两，炙　黄柏二两

上三味，以水四升，煮取一升半，去滓，分温再服。

 **解读**

"**伤寒**"（外感病）之后，出现了"**身黄，发热**"的症状，这是黄疸。没有表证，也没有腑实证，所以清理黄疸即可。栀子清热除烦、利尿退黄，黄柏清热燥湿退黄，炙甘草调和。

 **医案**

唐某，男，17岁。患亚急性重型肝炎，住某传染病院治疗已三个多月，周身发黄如烟熏，两足发热，夜寐时必须将两足伸出被外，脘腹微胀，小便黄赤。舌质红绛，脉弦。

此为湿热久蕴，伏于阴分，正气受损。

栀子9克，黄柏9克，炙甘草6克。

服药6剂后，病情好转，但又显现阴液不足之象，至夜间口干咽燥，津液不滋，上方合大甘露饮法：栀子、黄柏、黄芩、茵陈各3克，枳壳、枇杷叶、牡丹皮、石斛、麦冬、赤芍各9克。

上方连服 12 剂后，黄疸基本消退，因而改用和胃健脾，化湿解毒等法，调治达半年之久而愈。

[刘渡舟医案《伤寒挈要》]

### 原文

**262. 伤寒，瘀热在里，身必黄，麻黄连轺赤小豆汤主之。**

麻黄连轺赤小豆汤方

麻黄二两，去节　连轺二两，连翘根是　杏仁四十个，去皮尖　赤小豆一升　大枣十二枚，擘　生梓白皮切，一升　生姜二两，切　甘草二两，炙

上八味，以潦水一斗，先煮麻黄再沸，去上沫，内诸药，煮取三升，去滓。分温三服，半日服尽。

### 解读

**伤寒**：指外有表寒证。

**瘀热在里**：热邪被瘀积在里面。

**身必黄**：热邪与湿热结合，发为黄疸。

麻黄、杏仁、生姜、炙甘草，宣降肺气，解外寒；连翘根、梓白皮清里热；赤小豆清湿热。

**潦水**：雨后的积水，味甘，性平微寒，无毒，有一定的去湿热的作用。

### 医案

饶某，男，33 岁，农民，1987 年 5 月 21 日初诊。目黄、尿黄、皮肤黄染已有 2 个月余。服茵陈栀子大黄类数十剂疗效不显，黄疸加深。症见身裹毛衣，全身黄染，色鲜明，食欲减退，恶心呕吐，口不渴，喜热饮，肠鸣便溏，小便短少，色如浓茶，舌淡，苔白润，脉浮滑。

诊断：急性黄疸型肝炎。

辨证：湿热内蕴，兼有表邪（湿重于热）。

处方：拟麻黄连轺赤小豆汤加减。生麻黄 10 克，连翘 15 克，杏仁 10 克，梓树荚 30 克，赤小豆 30 克，生姜 15 克，大枣 12 枚，炙甘草 6 克，茵陈 30 克，薏苡仁 30 克，猪苓 30 克。20 剂。

二诊：服药后恶寒已除，黄疸退净，饮食增加。又以茵陈五苓散加减调治月余，追访至今未见异常。

[陈茂梧医案《国医论坛》1997，12（6）：11]

第 259 条讲的是寒湿黄疸，治疗用五苓散加茵陈或平胃散加茵陈。

第 260 条讲的是湿热在里的黄疸，治疗用茵陈蒿汤。

第 261 条讲的是里实不明显但烦躁明显的黄疸，给予栀子柏皮汤治疗。

第 262 条讲的则是外有风寒，内有瘀热湿热的黄疸，给予麻黄连轺赤小豆汤治疗。

第 98 条则讲的是少阳黄疸，给予大小柴胡汤治疗。

第 125 条则讲的是瘀血黄疸，给予抵当汤治疗。

当然《金匮要略》里讲，气虚黄疸就是用桂枝汤加黄芪治疗了。

# 辨少阳病脉证并治

**263.** 少阳之为病，口苦、咽干、目眩也。

一般认为，这是少阳病提纲证。但是这个提纲证给我们提示，少阳病主要表现为胆腑之邪热上扰。

笔者认为，第96条作为少阳病的提纲证更好些。"少阳之为病，往来寒热，胸胁苦满，默默不欲饮食，心烦喜呕，脉弦细。"

少阳的病，主要是胆腑邪热四扰的病变。当然，这也有经络受邪病变的可能。

**口苦**：只要是热证、虚热证，都可以见到口苦，不是特征性标志。

**咽干**：如前述。

**目眩**：很多脏腑病的虚证可以见到目眩，部分热证也可以见到目眩。这里的目眩类似胆腑病。

单一的任何一个症状，都不能作为少阳病的诊断依据。唯有三个症状合一，才是第101条所谓的"**但见一证便是**"的一证之一。

记住，"**观其脉证，知犯何逆，随证治之**"才是根本，一定要四诊合参、辨证论治。你不能一见到"寒热往来"就认为是少阳证，因为"营卫不和"也可以见到寒热往来。由"寒热往来"首先想到少阳病，这个思路倒是可以。

第189条讲阳明中风，有"口苦、咽干"，所以，单单"口苦、咽干"也不能作为少阳病的提纲证。

**264.** 少阳中风，两耳无所闻，目赤，胸中满而烦者，不可吐下，吐下则悸而惊。

少阳相火，主胆腑、三焦腑，涉及胆热及三焦湿热者为最常见。

中风偏于温热的原因多些，所以少阳中风虽然没有像阳明中风那么容易化燥，但对于胆热而言也是热上加热，很容易伤及津液。三焦腑乃水液代谢之通路，所以少阳病胆热伤津、三焦湿热混杂的情况也时有发生。

**两耳无所闻**：少阳经过耳周及耳内，所以，少阳病出现耳朵的问题特别常见。

**目赤**：是火热上炎所致。

**胸中满而烦**：胸满心烦，是少阳火热上扰所致。

**不可吐下**：吐下容易伤气血津液，所以不能随便用。因为少阳病一般而言，多数有内在气血津液的不足，且外邪已经深入，再伤气血津液，那不是更容易导致外邪再次深入吗？

**吐下则悸而惊**：气血津液一伤，就出现心悸心慌易惊吓的症状。

治疗用小柴胡汤加味，去半夏加量人参，加天花粉等。

市人周姓者，同里俱病头痛发热，耳聋目赤，胸中满闷。医中见外证胸满，遂吐之，既吐后病宛然在，又见其目赤发热，复利之，病不除，惴惴然恂栗。予诊视之，曰：少阳误吐下之过也。仲景，少阳中风，两耳无闻，目赤，胸满而烦者，不可吐下，吐下则惊而悸。此当用小柴胡汤。今误吐下，遂成坏证矣。乃以牡蛎四逆汤调于前，继之以桂枝柴胡各半汤，旬日瘥。

论曰：仲景虽云三阳受病，未入于脏者，可汗。然少阳脉弦细，则不可汗，将入少阴经也。若误吐下之，是逆之，且当以救逆，先待惊悸定，后治余证。此所谓急其所当先也。

[许叔微医案《伤寒九十论》]

**265.** 伤寒，脉弦细，头痛，发热者，属少阳。少阳不可发汗，发汗则谵语。此属胃，胃和则愈；胃不和，烦而悸——云躁。

**"伤寒""头痛""发热"**：看到这几个关键词，首先想到太阳病，推断脉当浮。

**脉弦细**：见脉弦，考虑少阳没问题（脉弦是诊断少阳病的核心之一），"细"提示气血津液不足，尤其是阴分方面的不足。

**属少阳**：属于少阳病的范围。

有外感寒邪的诱因及症状，有"脉弦细"较为特征的脉象，所以诊断为少阳病。

上条提出少阳中风，这里提到的则是少阳伤寒。少阳中风有汗而少阳伤寒无汗。

不管是中风也好，还是伤寒也罢，少阳经络方面的病，用小柴胡汤主之。

因为"少阳相火"，中风、伤寒，如果没有得到及时治疗，很快就往里走，出现"寒热往来"等较为典型的少阳寒热证。少阳中风就是恶风汗出，少阳伤寒就是恶寒无汗。但这个时间很短暂，多数情况下未能及时就诊即转入较为典型的"寒热往来"了，而且有汗出。"少阳主枢"，表邪往里走，那就是营卫不足而无力以抗邪了，极可能里面的气血津液也不充足了，所以小柴胡汤里有人参一味药。既然主枢，就有往里往外的问题，即邪气与正气互为推移，正气胜一点则发热，邪气胜一点则恶寒，如果反复推移，即寒热往来。

**少阳不可发汗**：这个病人不是典型的少阳病，而是少阳病的范围。典型少阳病的发热是寒热往来，这里却只是发热，再加上脉弦细，所以说此症属于少阳病的范围。少阳相火，且少阳病多有气血津液的亏虚，所以不可以随便用发汗的方法治疗，否则发汗伤及津液，就成为燥热伤阴之象，"**此属胃**"，即属于阳明病的范围了，可出现"**谵语**"等。如果津液恢复，则"**胃和则愈**"，如果津液没有恢复，则"**胃不和，烦而悸**"，就出现烦躁心悸等燥热内扰、津液不养的症状。

**原文**

266. **本太阳病，不解，转入少阳者，胁下硬满，干呕不能食，往来寒热，尚未吐下，脉沉紧者，与小柴胡汤。**

267. **若已吐下、发汗、温针，谵语，柴胡汤证罢，此为坏病。知犯何逆，以法治之。**

**解读**

第266条。

**本太阳病，不解**：一开始的表现是太阳病的症状，不管治疗与否，反正病"不解"，没好。

**转入少阳者**：这里提示太阳病没好就转入少阳病了。

中医的病与西医的病不一样，比如一开始就有恶寒发热等症状，过来一两天或者几天，出现了呕吐、胁痛、不能吃东西，那就考虑转入少阳病了。在西医看来就是急性胆囊炎的发病过程，是一个病。在中医看来就是太阳病转入少阳病，是两个病，或者是太阳少阳并病。

"**转入少阳**"的表现是什么呢？

**胁下硬满**：少阳的位置，这是胁肋下胀满而发硬的感觉。

**干呕不能食**：这是少阳扰动阳明胃腑所致的症状。

**往来寒热**：这是少阳较为典型的症状。

**尚未吐下**：指该证还没有被乱治过。

为什么要吐下？因为有"**干呕不欲食**"，以为要"**上而越之**"。因为"**胁下硬满**""**脉沉紧**"，以为肠道腑实，可能还真伴有便秘的情况。

**脉沉紧者**：脉沉紧多见于内寒实证，是一种有力的脉象，是内有实邪的表现，这里指的是少阳郁结过甚。

**予小柴胡汤**：考虑用小柴胡汤治疗。

- - - - - - - - - - - - - - - - - - - - - - - - - - - - - - - - - - - - - - - - - - -

第 267 条。

**若已吐下、发汗、温针**：如果已经被各种方法乱治过。

**谵语**：出现了胡言乱语，最大的可能是津伤内热盛。

**柴胡汤证罢**：上面表现出来的各种症状都没有了。

**此为坏病**：这里不是太阳病了，也不是少阳病了，可能是阳明燥热伤津了，反正脱离了原先太阳少阳的范围。

**知犯何逆，以法治之**：具体问题具体分析。兵来将挡、水来土掩，随证治之。

- - - - - - - - - - - - - - - - - - - - - - - - - - - - - - - - - - - - - - - - - - -

以前的人用温热药乱治，结果导致内热盛、伤津液；现在的人用寒凉药乱治，结果导致内寒盛、伤阳气。

任何一个领域，能够做到比较好的，比较明白的，还是少数甚至极少数。我们是医者，管理人的健康，甚至生命，应该尽可能地把医道弄明白，尤其是中医人，讲究天人合一、道法自然、随顺众生。

**268.** 三阳合病，脉浮大，上关上，但欲眠睡，目合则汗。

**三阳合病**：指三阳病的症状都有一些。

寸口、关上、尺中，这是三部的定义名称。寸主心、肺（上焦），关主脾、胃、肝、胆（中焦），尺主肾、膀胱（下焦）。

**脉浮大**：不是指脉浮之太阳和脉大之阳明的合病。脉浮大，就指阳热太盛，内热太盛。脉体是一种向外撑胀的感觉。浮，是个动词，向外浮、向外撑的意思。

**上关上**：是说关上这个位置的脉象更为明显，左关主肝胆、右关主脾胃，哪个为主，就看到底是阳明的症状多些，还是少阳的症状多些。

**但欲眠睡**：病人就是想睡觉，是少阴的问题？不是！因为"**脉浮大**"，少阴病表现为"脉微细"。这里就提示热盛扰神，神昏之象，甚至伤了津液，热盛伤气阴。

**目合则汗**：目合就是闭眼睡觉。很多发热的人是不是特容易困倦多睡且浑身多汗，尤其是头面部，有时候是热汗蒸蒸的。

虽然是"**三阳合病**"，但到底是哪个为主，没有具体的症状之前，不敢肯定。因为太阳温病、少阳热证、阳明热证，都可以出现上述症状。如果是太阳温病为主，银翘散加石膏汤；少阳热证，小柴胡加生石膏汤；阳明热证，白虎加人参汤。

**269．伤寒六七日，无大热，其人躁烦者，此为阳去入阴故也。**

**伤寒六七日**：时间比较长，三阳三阴都可以经历一遍了。到底是什么病，要具体看症状表现。

**无大热**：这么长时间了，都没有经历过明显的热象。太阳可以大热，阳明可以大热，少阳也可以大热。没有大热，则基本可以认为是三阳病的概率比较低。

**其人躁烦者**：病人心里烦躁，手足躁动不安。烦躁也好，躁烦也罢，最容易见到的是阳明病。但"**无大热**"，说明没有阳明病什么事了。

所以，这个时候就要判断是不是要"**阳去入阴**"了。疾病脱离了三阳的范围，进入三阴的范围。当然，具体如何，还是看具体的症状表现，这里只是估摸、估计的意思，不是肯定。

**原文**

**270．伤寒三日，三阳为尽，三阴当受邪。其人反能食而不呕，此为三阴不受邪也。**

**解读**

一般而言，"**伤寒三日，三阳为尽**"，三阳病基本就结束了。如果不好的话，"**三阴当受邪**"，就可能转入三阴而成三阴病。如果这个病人胃口很好，"**其人反能食而不呕**"，吃饭很香，也不呕吐，那么这是邪仍停留在阳明的范围，进入三阴病的可能性就很小了。

**能食**：说明脾胃的功能好，能产生气血津液，就有抗邪的力量，不容易疾病进展。

**271．伤寒三日，少阳脉小者，欲已也。**

少阳病主脉为弦细，是胆热内扰，夹有水湿且气血亏虚之象，如果脉逐渐缓和起来，这就是胆之郁热好转，可能病愈。

**脉小**：不是小脉，而是脉力逐渐缓和，不再那么弦，不紧绷，相对柔和。脉柔和起来了，是内在的气血逐渐恢复而胆热、湿热逐渐消退的表现。

**272．少阳病，欲解时，从寅至辰上。**

**寅**：早上 3—5 时。**卯**：上午 5—7 时。**辰**：上午 7—9 时。

**寅至辰**：即晨 3 时—上午 9 时，是少阳之气生发之时，故病易愈。

# 辨太阴病脉证并治

**273.** 太阴之为病，腹满而吐，食不下，自利益甚，时腹自痛。若下之，必胸下结硬。

三阳之病，多以热邪、实邪为主。三阴之病，多以寒邪、虚邪为主。注意，这里都是多见、为主，而不是百分之百。

太阴病，多见于太阴脾脏之虚寒证。

**腹满而吐**：腹胀满，有时伴有呕吐。

**食不下**：吃不下饭，没有胃口。

**自利益甚**：自利即自行下利。平素就有经常性腹泻的病史，一受寒，太阴病发作，下利就更严重了。

**时腹自痛**：时时有腹痛的症状。

**若下之**：不能用下法，即使有部分人是太阴脾虚造成的便秘、腹胀、腹满等症状，也不能用下法。

**必胸下结硬**：若用下法会进一步损伤中阳之气，则寒湿更甚，而见胃脘硬结而痛。

**274.** 太阴中风，四肢烦疼，阳微阴涩而长者，为欲愈。

六经病都有中风、有伤寒，即六经病都有表证。

三阳中，太阳寒水，所以伤寒中风都有；阳明燥热太盛，伤寒极容易随之化热，所以不谈伤寒而说了中风；少阳相火，内有气血津液的亏虚，伤寒中风都有，但处方是一致的。三阴中，几乎都属于阳虚阴盛，所以中风有而伤寒则无。不是没有伤寒，而是寒邪直接入里，少见表证。其实伤寒也是有的，因为极易入里而被忽略。

太阴当然也有伤寒表证，但是由于太阴病人体质以阳虚阴盛为主，所以寒邪基本直接入里，就直接是太阴病而已。

所以，这里只提太阴中风。

**太阴中风**：是脾脏虚寒所致，是内在有气血津液的不足，再加上感受外邪而发病。脾主四肢，风为阳邪，易伤阴血津液，故四肢因阴血津液不足而"**四肢烦疼**"。

**阳微**：指脉浮取为微弱象，说明脾气不足。

**阴涩**：指脉沉取为涩滞象，说明阴血津液不足。

**长**：如果这些脉逐渐好转起来，就说明气血津液逐渐恢复，脉在原先"**阳微阴涩**"的基础上逐渐长大起来，就有了愈病的机会。

治疗用何方？

桂枝新加汤！

**275.** 太阴病，欲解时，从亥至丑上。

亥：晚9—11时。子：晚11点—晨1时。丑：晨1—3时。

**亥至丑**：即晚9时—晨3时，为太阴主令之时，气血相对壮旺，故病易愈。且子时一阳生，可借助天阳的力量。

**276.** 太阴病，脉浮者，可发汗，宜桂枝汤。

本为太阴脾脏虚寒，外有风寒表邪之证，故以桂枝汤外可解表，内可调补脾胃。

此条乃太阴病中风证。

谢先生，三伏之天，盛暑迫人，平人汗流浃背，频频呼热，今先生重棉叠衾，尚觉凛然形寒，不吐而下利，日十数度行，腹痛而后重，小便短赤，独其脉不沉而浮。

大论曰："太阴病，脉浮者，可发汗，宜桂枝汤。"本证似之。

川桂枝钱半，大白芍钱半，炙甘草钱半，生姜二片，红枣四枚，六神曲三钱，谷麦芽炒各三钱，赤茯苓三钱。

[姜佐景医案《经方实验录》]

**原文**

**277. 自利，不渴者，属太阴，以其脏有寒故也，当温之，宜服四逆辈。**

**解读**

**自利**：经常性腹泻，一受凉就加重。

**不渴者**：没有口渴的症状，说明津液受损不明显。

**属太阴，以其脏有寒故也**：下利而口不渴，属于太阴病范围，是太阴脾脏有寒所致。

**当温之，宜服四逆辈**：当用温法，比如四逆汤、理中汤之类方。

这种病人见于慢性腹泻、便溏者，是脾脏虚寒的常见病症。

太阴脾土主运化水湿，太阴脾病了则运化水湿的力量就停摆了，所以水湿就停滞了。整个中焦乃至上焦都是水气、寒湿之气，所以不容易出现口渴。此处的下利是中焦的问题，而不是下焦的问题。

**原文**

**278. 伤寒，脉浮而缓，手足自温者，系在太阴。太阴当发身黄，若小便自利者，不能发黄。至七八日，虽暴烦下利日十余行，必自止。以脾家实，腐秽当去故也。**

**解读**

前半部分与第 187 条相同。

第 187 条后半部分说人体阳复太过，出现了大便硬，成了阳明病。

我们说说此条的后半部分。

这里也是人体正气恢复，脾之运化功能正常，致使中焦湿邪迅速排出体外，故见"下利日十余行"。这是排病反应，是好事。

**暴烦下利日十余行**：烦，不是烦躁，是觉得一天拉那么多次大便，有点担心害怕了，以为是病重了。

下利自愈（治愈）而不到医院的病人，我们很难统计。但用药之后出现了大便次数反而增多者还是有不少的，多数人每日大便 3～5 次，10 余次的情况比较少见。笔者曾遇到过一天腹泻 12 次的病人，打电话说他的屁股受不了了，肛门很疼，但除了这个不适外，其他病症反而好转，身体很轻松，没有受凉或误食导致的连续腹泻的那种不适感。

这就是"**脾家实，腐秽当去故也**"，太阴脾土的功能恢复，体内的腐秽污垢都给排出去了。

**原文**

**279. 本太阳病，医反下之，因尔腹满时痛者，属太阴也，桂枝加芍药汤主之。大实痛者，桂枝加大黄汤主之。**

桂枝加芍药汤方

桂枝三两，去皮　芍药六两　甘草二两，炙　大枣十二枚，擘　生姜三两，切

上五味，以水七升，煮取三升，去滓，温分三服。

本云桂枝汤，今加芍药。

桂枝加大黄汤方

桂枝三两，去皮　芍药六两　生姜三两，切　甘草二两，炙　大枣十二枚，擘　大黄二两

上六味，以水七升，煮取三升，去滓，温服一升，日三服。

**解读**

**本太阳病，医反下之**：提示太阳病不当下，下之容易引邪入里，或者伤及内在的气血津液。

**腹满时痛**：已经用了下法，所以阳明病的可能性极少。"**时痛**"，时不时腹痛，说明就不是典型的实证，反而是虚证的可能性大些。这里是误下造成了中阳的亏虚，成了太阴病。

这里以"桂枝加芍药汤主之"，原因有二：其一，因为此证是太阳病误治导致的，所以还有可能有部分太阳病的症状。其二，桂枝汤不但可以解表，也可以补益中焦，所以用桂枝汤增加芍药的用量，不但可以解表还可以补益中焦，且缓急止痛。一举多得。

**大实痛**：是指腹部触诊可及胃肠中有多种积滞，如积食、粪块等，加点大黄通下，要注意"中病即止"。

以上情况最常见于小孩子，平素脾胃功能比较弱，因为吃多东西了，肚子时不时疼痛，严重的时候甚至满床打滚。

**例1** 林某某，男，52岁，1994年4月18日就诊。大便下利达一年之久，先后用多种抗生素，收效不大。每日腹泻3~6次，呈水样便，并有少量脓血，伴有里急后重，腹部有压痛，以左下腹为甚，畏寒，发热（37.5℃左右），舌红，苔白，脉沉弦。粪便镜检有红、白细胞及少量吞噬细胞。西医诊为"慢性菌痢"。

辨证：脾脏气血凝滞，木郁土中所致。

治法：调脾家阴阳，疏通气血，并于土中伐木。

桂枝10克，白芍30克，炙甘草10克，生姜10克，大枣12枚。

服汤2剂，下利次数显著减少，腹中颇觉轻松。3剂后则大便基本成形，少腹之里急消失，服至4剂则诸症霍然而瘳。

[刘渡舟医案《刘渡舟临证验案精选》1996：105]

**例2** 庆孙，7月27日。起病由于暴感风寒，大便不行，头顶痛，此为太阳阳明同病。自服救命丹，大便行而头痛稍愈。今表证未尽，里证亦未尽，脉浮缓，身常有汗，宜桂枝加大黄汤。

川桂枝9克，生白芍9克，生甘草3克，生川大黄9克，生姜3片，红枣3枚。

[曹颖甫医案《经方实验录》]

**280.** **太阴为病，脉弱，其人续自便利，设当行大黄、芍药者，宜减之，以其人胃气弱，易动故也。** 下利者，先煎芍药三沸。

这里提到了"**太阴为病，脉弱**"，太阴病多是脾脏虚寒所致，故脉当弱。脉弱是本脉。

因为脾脏虚寒，"**胃气弱**"，所以用大黄、芍药这些偏于寒凉的药物的时候，要少量或者多煮一会儿。

# 辨少阴病脉证并治

**原文**

281. 少阴之为病，脉微细，但欲寐也。

**解读**

前面第268条提到热邪亢盛会出现神昏欲寐，这里表现为"**欲寐**"。不过这里"**欲寐**"的脉是"**脉微细**"，是气血不足之象。而热邪亢盛之神昏欲寐，其脉当"浮大，上关上"，是比较盛大的脉象、有力的脉象。

"**少阴**"涉及心肾，是心肾的虚证、寒证为主的病变，是心肾阳气不足、虚寒或寒湿内生的病变。

人体以阳气为主，以阴气为辅。三阳之病变表现为阳气亢盛为主，而三阴之病变则表现为阳气衰少为主。阳气亢盛则阴气相对减少，阳气衰少则阴气相对增加。故少阴之病变，主要表现为心阳虚、肾阳不足，阴寒内盛之象。

"**欲寐**"，就是整天瞌睡、困倦、少精神。

**原文**

282. 少阴病，欲吐不吐，心烦，但欲寐，五六日自利而渴者，属少阴也。虚故引水自救。若小便色白者，少阴病形悉具。小便白者，以下焦虚有寒，不能制水，故令色白也。

**解读**

"**欲吐不吐**"，想吐却吐不出来，是胃腑的问题。这里是胃腑本身的病，还是其他脏腑导致胃腑不适？

"**心烦**""**渴**"，这似乎属于三阳病的范围，但在三阴里面也可以见到，不是特征性症状。

"**但欲寐**"，困倦想睡觉。我们知道，欲寐可能是虚证也可能是实证，可能是寒邪也可能是热邪。很多情况都可以见到。比如体质太虚弱了，很困倦想睡觉；比如太冷了，又冷又饿的，想睡觉；比如暑热天，又潮又热的，困倦体乏的。

"**五六日自利**"，过了几天，出现了下利的症状。心烦口渴证明上面肯定有热，只是要分辨是实热还是虚热。这里当然是虚热了，因为后面有"**小便色白**"，小便颜色很清很清，就说明下面是没有火的，也就是说上热下寒。不过上面的热是虚热，是少阴肾阳亏虚，阴寒内盛，迫使虚阳上越。所以这个"**渴**"，虽然有口渴的症状，但喝水并不是很多，甚至是想喝热水。所以，这也提示我们，问二便很重要，问小便就一定要问颜色、问小便量、问小便的次数等。

少阴肾阳不足、阴寒内生，故见下利。虚阳在上，故见口渴，虽欲饮水但多喜热饮，且饮水量不多。肾阳不足、膀胱气化不利，则下焦水饮就激增，上窜至胃则"**欲吐不吐**"甚则可见呕吐，上窜至心则"**心烦**"乃至心悸不安，上窜至脑则"**但欲寐**"，头脑昏沉。

处方：真武汤。

### 原文

**283. 病人脉阴阳俱紧，反汗出者，亡阳也。此属少阴，法当咽痛而复吐利。**

### 解读

**阳脉紧**：寸脉紧，外有寒。

**阴脉紧**：尺脉紧，内有寒。

**脉阴阳俱紧**：这是内外阴寒均盛之象，外内皆有寒邪，不应该有汗。

**反汗出**：这是内寒逼迫不足之虚阳外越肌表，称为"**亡阳**"，这是属于少阴病的范围。因为这样的人往往困倦异常，没有精神。

少阴有表寒，则见"**咽痛**"，有里寒则"**吐利**"。这个时候的治疗当表里双解，还要注意温肾阳逐肾寒。

当先救急，四逆汤主之。

> 《黄帝内经·灵枢·经脉》
>
> 肾足少阴之脉：起于小趾之下，斜走足心，出于然谷之下，循内踝之后，别入跟中，以上腨内，出腘内廉，上股内后廉，贯脊属肾，络膀胱。其直者：从肾上贯肝、膈，入肺中，循喉咙，挟舌本。其支者：从肺出，络心，注胸中。

**284**. 少阴病，咳而下利，谵语者，被火气劫故也。小便必难，以强责少阴汗也。

**少阴病**：条文说是少阴病，提示这个人是蔫的，是没有精神的，是"但欲寐"的。

**咳而下利**：有咳嗽、下利的症状。下利是少阴肾阳虚阴寒盛导致的，那咳嗽是阴寒上逆还是外感寒邪呢？

**强责少阴汗**：用了发汗的方法治疗，说明前医考虑咳嗽是外寒引起的。

**谵语者**：但是发汗之后，出现了胡言乱语的症状。这就说明要么是发汗本身这个方法不对，要么是发汗的方式不对。发汗之后，气血津液外涌，而内在的阴寒之气也随之上逆，用"**火气劫**"，即用了温针、火疗等方法之后，肾阳不但没得到补充，反而激惹了体内的阴寒之气，导致其大盛，迫使那点肾阳进一步被排挤于上而"**谵语**"。下面则是一片阴寒之气，膀胱的气化不利，而见"**小便必难**"。

这里的治疗当温肾潜阳以救急。

这里的咳嗽，不管是外感寒邪还是内在阴寒所致，都不能随便用发汗的方法治疗，因为发汗容易伤及气血津液，容易进一步损伤本来就虚损的那一部分，这里是伤了肾阳。

**285**. 少阴病，脉细沉数，病为在里，不可发汗。

**少阴病**：就是心肾病。

"**脉沉**"为病在里，"**脉细**"乃阴虚，"**脉数**"乃有热。这是少阴心肾之阴虚有热之象，故"**不可发汗**"。

**286**. 少阴病，脉微，不可发汗，亡阳故也。阳已虚，尺脉弱涩者，复不可下之。

**解读**

**少阴病，脉微**：脉搏微弱，乃气血津液不足或阴虚阳虚的表现。

**不可发汗**：发汗伤气血津液，没有气血津液作基础就不可能有汗。至于误治之后，到底是伤阴还是伤阳，看具体的情况。这里讲的是伤了阳气，称为"**亡阳**"，因为少阴病本身就是阳虚者多，再伤阳，那阳气真就岌岌可危了。

**阳已虚，尺脉弱涩者**：阳气已经亏虚了，尺脉弱涩，那就是阴血也已经亏虚了。阴阳均受损。

**复不可下之**：不能用汗法，也不可以用泻下法。

少阴病，阳虚者多，但阴虚者也不少，总之心或肾都可能有问题。所以发汗法、泻下法都要注意，因为人体亏虚的比较明显。

 **原文**

**287.  少阴病，脉紧，至七八日自下利，脉暴微，手足反温，脉紧反去者，为欲解也，虽烦下利，必自愈。**

 **解读**

类似于太阴病的第 278 条。

**少阴病**：这个病人就是少阴病的体质，表现为肾阳不足。

**脉紧**：感寒之后脉紧，是感受了外寒，但暂时还没有入里，体表营卫还有一定的抵抗能力。虽然朝廷腐朽，但边防军的军力还是可以的。

**至七八日下利**：过了七八天之后，腐朽的朝廷一直没有支援前线，结果边防军也不行了，寒邪由表入里，肾阳虚加上寒湿盛，就"**自下利**"，自然而然地出现了下利的症状。

**脉暴微**：脉突然由紧转为微，由紧绷有力转为微弱无力，这是好事还是坏事呢？

"**手足反温**"是好事。脾主四肢，手足温，说明脾胃的功能还不错。朝廷不行，但民间力量还行，先天不够后天补。所以，脾胃的力量还是不错的，朝廷完了，民间力量开始抵抗了。病人原先的手脚是冰凉的，对吧？

"**脉紧反去者**"，紧脉转为微脉，加上"**手足反温**"，这不是坏事，是好事，是脾胃的阳气、后天的阳气奋起抵抗，"**为欲解也**"。

**虽烦下利，必自愈**：虽然下利比原先还多还频繁，但因为中阳运化，所以寒湿慢慢就被祛除了，病也就自愈了。

人体的自救能力是可以的。现在很多人有点小毛病就吃药打针输液，把人体的这种自愈能力完全给打下去了，结果病越治越多，也是悲乎哀哉。

**288**. 少阴病，下利，若利自止，恶寒而蜷卧，手足温者，可治。

**少阴病，下利**：少阴病引起的下利，多数是肾阳虚而阴寒盛的下利。

**若利自止**：下利自行停止了。这是下利导致津液耗尽而恶化，还是气血有所恢复而好转？

**恶寒而蜷卧**：怕冷，身体都蜷缩了。这是阳虚有寒的表现。

**手足温者**：脾主四肢，脾阳足才能温煦四末。所以这是中阳尚可健运，没有崩溃，故曰"可治"。

**289**. 少阴病，恶寒而蜷，时自烦，欲去衣被者，可治。

**少阴病，恶寒而蜷**：这是心肾阳气不足的表现。

第11条"反不欲近衣者，寒在皮肤，热在骨髓也"，这里"欲去衣被""时自烦"，说明内热（阳气）逐渐生起。少阴之内热生起，就是心肾之阳气逐渐恢复，那么就有了生机，故可治。

**290**. 少阴中风，脉阳微阴浮者，为欲愈。

少阴病多见肾阳不足、阴寒内盛，脉当微弱无力。

**中风**：少阴病兼见汗出的症状。

**脉阳微**：寸脉微，是阳气不足的表现。

**脉阴浮**：尺脉浮乃风邪入肾的表现。脉浮也提示肾阳逐渐略有恢复，但尚处在虚而不敛的状态，有愈病的可能。

**中风**：中了风邪，风邪入里，居然帮人体驱散了部分寒湿之邪，故"**欲愈**"。

借邪愈病，也不是不可能。临床上笔者曾见过有些风湿关节痛的病人，感外邪发热之后，关节痛居然减轻了。

处方：桂枝汤加附子。

**291**．少阴病，欲解时，从子至寅上。

子：夜 23 时—晨 1 时。丑：1—3 时。寅：3—5 时。

**子至寅**：即夜 23 时—晨 5 时。

这段时间是肾脏主令，子时一阳生，阳气逐渐生长壮大起来，故少阴病可解。

**292**．少阴病，吐利，手足不逆冷，反发热者，不死。脉不至者至，一作足，灸少阴七壮。

学习三阴病"吐利"有关条文时，请结合现代医学"水电解质平衡理论"及"休克"等内容学习。

---

**少阴病，吐利**：乃是阴寒内盛、阳气不足所致，多见于气血津液的不足，故手足多逆冷。

如果"**手足不逆冷，反发热**"，这就说明气血津液、阳气等尚可以流通，也基本充足，故"**不死**"。

**脉不至**：乃是阳气不足所致，注意这是在"**手足不逆冷，反发热**"的基础上说的，就可以灸"**少阴**"经穴以补充阳气。

气海、关元等小腹部的穴位为首选。

原文

**293**．少阴病，八九日，一身手足尽热者，以热在膀胱，必便血也。

**少阴病**：病人是少阴病体质。

**八九日**：感受外邪有八九天了。病人说自己病了八九天，一直没好。

**一身手足尽热者**：一身，全身；手足，四肢末端。全身上下包括四肢都是热的，不是身上热、手脚凉的那种，是全身上下左右都是热的。这种表现很像阳明病，但还真不是，没有大便秘、没有大汗出、没有大烦渴、没有脉洪大，都没有。这是少阴的体质，外感六淫邪气，日久之后，随之入里化热。

这样理解能简单点，即本来是少阴肾阴不足的体质，结果感受温热邪气，温热邪气进一步损伤肾阴，进而导致全身的阴液亏虚，加之温热邪气泛滥，结果就出现了"**便血**"，即尿血，称为"**热在膀胱**"。

这就是阴虚外感。阴虚易感热邪，阳虚易感寒邪。阴虚感邪易化热，阳虚感邪易化寒。

**处方**：猪苓汤，加白茅根、金银花、连翘。

少阴病，最常见的是肾阳虚，当然也包括肾阴虚，还有心阳虚、心阴虚等。

**294.** 少阴病，但厥，无汗，而强发之，必动其血。未知从何道出，或从口鼻，或从目者，是名下厥上竭，为难治。

**但厥**：手足冰凉。

**无汗**：无汗且手足冰凉，乃是内有阳虚而外有寒邪的表现。这是《伤寒论》，所以一定不要忘了外感寒邪这个隐藏的条件。

**而强发之**：一看手脚厥冷，考虑外寒太重了，用了发汗法。本来是不该发汗的，用了发汗的方法，就称为"强"，是强制、强迫的意思。

**必动其血**：肾阳虚可以手脚冰凉，肾之精血不足也可以手脚发凉。不管是哪种，都不能随便用发汗的方法治疗，否则阳虚者虚阳外越，精血不足者阴亏更甚而虚阳亦外越，结果就造成了各种出血证。

**必动其血**：虚阳外越上越，就导致各种出血证。

**未知从何道出**：不能确定到底是哪里出血。

**或从口鼻，或从目出者，是名下厥上竭**：可能从口鼻出，也可能从眼睛出，这种情况称为"**下厥上竭**"，腰膝以下尤其是双小腿可能会很冰凉，称为"**下厥**"，血却从上面流出，称为"上竭"。

**为难治**：这种情况就比较难治了。下元已经亏虚得很严重了，气血全部上窜外窜，就不容易治好。

如果仅仅是尿血、便血，相对要好治一点，仅仅是局部有问题，而不是全身都有问题。

**295.** 少阴病，恶寒，身蜷而利，手足逆冷者，不治。

**少阴病**：肾阳不足。

**恶寒**：乃外感寒邪甚之象。

**身蜷**：蔫头耷脑，没有精神，蜷卧嗜睡。

**利**：腹泻严重，根本止不住，里寒加外寒。

**手足逆冷**：手脚冰凉。

故为"**少阴病**"：下利不止，精神萎靡，身体蜷缩，浑身冰凉。

故"**不治**"，气血津液亏虚，阳气不足，阴寒内盛，死亡率是很高的。（如果没有输液治疗，津液难补充。）

**296.** 少阴病，吐利，躁烦，四逆者，死。

**少阴病**：少阴肾病。

**吐利**：又吐又拉，是寒性的吐泻，不是热性的。

**躁烦**：阴寒内盛迫使虚阳四窜，扰动神明。

**四逆**：手脚冰凉，气血津液不足而不能充养，阴寒内盛而肾阳亏虚。

**死**：很难治。

虽然"**躁烦**"，但人是没有精神的，蔫头耷脑地躺着，没有精神，没有欲望，手脚时不时乱动，心烦气躁的样子，但起不来，浑身没劲。

**297.** 少阴病，下利止而头眩，时时自冒者，死。

**少阴病**：下利导致人没有精气神。

**下利止**：下利停止了。

如果病情好转了，人的精气神一天好过一天。但这里肯定不是，这里是虽然下利停止了，但人的精神头没有好转，时不时还头晕脑涨的。这说明下利停止的原因是津液已经太亏了，没有水了。

**头眩，时时自冒**：津液大亏，根本供应不了头脑诸窍。病人只能躺着，不敢抬头，不敢坐起来，更不要说下地站起来了，一动就头晕得不行不行的。

**头眩**：就是头晕眼花，"**时时自冒**"就是不敢动，一动就头晕眼花。

**死**：阳气不足，津液大亏近无，所以难治。

**298.** 少阴病，四逆，恶寒而身蜷，脉不至，不烦而躁者，死。一作吐利而躁逆者，死。

**少阴病**：人没精神。

**四逆**：手脚冰凉。

**恶寒**：身体怕冷。

**身蜷**：身体蜷缩。

以上说明人体心肾阳气大亏而阴寒内盛。

**脉不至**：心为脉之末，肾乃脉之根。心肾阳气大亏而阴寒内盛，加之血脉中气血津液已经大衰，故四末的脉摸不到。

**不烦而躁**：指手足仅仅躁动，没有烦乱的表现，这是阳气近无、阴寒极盛的表现。

**死**：难治。

**299**. 少阴病，六七日，息高者，死。

"少阴病"，感受外寒之后，精神萎靡。

"六七日"，指外邪入侵的一个周期，外感症状多数解除了，以里证表现为主了。

"息高"，呼吸表浅，需要深深吸气，张口抬肩。这是呼吸困难的表现。

本来就是少阴肾虚的体质，感受外邪之后，精神萎靡不振，呼吸表浅而困难，乃是肾阳虚而不敛、肺气将绝之象。

**300**. 少阴病，脉微细沉，但欲卧，汗出，不烦，自欲吐，至五六日，自利，复烦躁，不得卧寐者，死。

**少阴病**：这个病属于少阴病的范围。

**脉微细沉**：病人很虚弱了。

**但欲卧**：就想躺着，没有精力，没有精神，没有欲望。

**汗出，不烦**：汗出是虚汗，不烦是没有热象的表现。

**自欲吐**：老是想吐，这是阴寒上逆的表现。

**至五六日**：本来就是少阴病，过了几天，要么慢慢好转，要么慢慢变坏。

**自利**：出现了下利。这是阳气逐渐恢复而逐寒外出。难道还是阴寒太盛已经撑不住了？

**复烦躁**：再次烦躁了，疑问如上。

**不得卧寐者**：躺不住也睡不着，一开始是老想躺着，现在是根本躺不住，烦躁得不行。

如果是阳气逐渐恢复，那么不管是"**下利**""**烦躁**"，还是"**卧寐**"，都该在慢慢好转中，精神精力在好转，饮食在慢慢增加，睡眠在好转，情绪在逐渐稳定。

所以，这里不但不好治，反而是加重了，故曰"**死**"。

- - - - - - - - - - - - - - - - - - - - - - - - - - - - - - - - - - - - - - - - -

以上诸条，应结合现代医学之"水电解质平衡"急救，多见效验。与低钠低钾低氯血症、血容量不足、各种休克等有关。

医学要发展，一定要认识到中医自身的不足，不要一味地反感现代医学，但也不能一味地拿现代医学验证传统中医。两种医学，两个体系，不要强加比较。顺应人体、康复人体为第一要务。

**301.** **少阴病，始得之，反发热，脉沉者，麻黄细辛附子汤主之。**

麻黄细辛附子汤方

麻黄二两，去节　细辛二两　附子一枚，炮，去皮，破八片

上三味，以水一斗，先煮麻黄，减二升，去上沫；内诸药，煮取三升，去滓，温服一升，日三服。

**少阴病，始得之**：这里不是病人刚得少阴病，而是病人本身即为少阴病体质，又感受外邪，是刚刚感受了外寒之邪。

**反发热**：刚受了外寒之邪，出现了发热症状。这个发热就是寒邪引起的，说明此处还是存在比较典型的太阳伤寒的症状，如身痛、骨节痛等症状。

少阴病本身是没有"**发热**"的，就是肾虚而已。但感寒之后，还要抵抗一下。少阴与太阳互为表里（人家是夫妻关系），太阳应能帮点小忙，有了一定的抵抗能力，所以就"**发热**"了。这里用了"**反**"字，不是少阴在抵抗，而是太阳在抵抗。

如果太阳不帮忙抵抗一下，寒邪直接入少阴，那下利等症状就出现了，当用四逆汤。

**脉沉者**：说明虽然有太阳伤寒存在，但里阳是不足的。

因为病人刚刚感受了外寒之邪，本身又少阴肾亏，必须赶紧把这个外寒祛除，否则很容易入里，所以，方子必须力量足够大才行。治疗方面，麻黄散表寒，附子助里阳，细辛则通达内外，散寒祛湿解表。这里不加一味缓药，都是力猛的药。

因为肾阳虚，外寒入里的趋势很大。所以，温阳用附子，祛外寒用麻黄、细辛。后期的治疗仍以温阳为主，用四逆汤，然后用肾气丸等。

此条可以称为太阳少阴合病，也可以称为少阴表寒证。六经皆有表证。太阳、少阴的表证表现得相对明显些。

**例1** 蒋尚宾妻，年62岁。严冬之时，肾阳衰弱，不能御寒，致寒深入骨髓。证候：头痛腰痛，身发热，恶寒甚剧，虽厚衣重被，其寒不减，舌苔黑润。

诊断：六脉沉细而紧，此古人名肾伤寒。《伤寒论》所谓"热在皮肤，寒在骨髓"也。

治法：宜麻黄附子细辛汤，以温下散寒。

处方：生麻黄一钱，淡附片一钱，北细辛七分。

效果：一剂汗出至足，诸症即愈。

[王经邦医案《重订全国名医验案类编》]

**例2** 某男。阳虚之人，重受风寒而咳，身半以下，其痛如刺；热虽不高，而合目有迷蒙状。夫实则谵语，虚则郑声，而脉沉细，虚象也。柯氏有"太阳虚便是少阴"之说，予麻黄附子细辛汤加味。

蜜炙麻黄3克，炮附块6克，北细辛3克，全当归9克，杭白芍9克，炙紫菀9克，炙远志5克，旋覆花9克（包），炙款冬9克，清炙草3克。

[章次公医案《章次公医术经验集》]

**例3** 李某，女，18岁。感寒后发热40余日不退，曾经中西医治疗，症状如故，前来就诊。症见胸满，食少，日晡发热，恶寒蜷卧，不思水饮，二便自利。面色晦暗而黑，舌润滑，脉沉细如丝。

反复思之，此证之发热，系太阳气机被寒邪郁闭，未能即时解散。太阳之里为少阴，寒邪入里，真阳失运，此为伤寒，太阳少阴两感之重证。四逆汤虽能扶阳，但不能驱邪外出，白通汤亦交阴阳之方，但所交者系心肾之阴阳，不能交表里之阴阳，故无效。此证之治，全在交表里之阴阳，温经解表，乃用《伤寒论》麻黄附子细辛汤。

处方：黑顺片60克，麻黄绒6克，北细辛3克。

翌日复诊：服药1剂，发热竟退，余症亦减。宜扶阳抑阴，交通心肾阴阳，处以下两方。第一方，四逆汤：黑顺片60克，干姜12克，甘草6克。第二方，白通汤：黑顺片60克，干姜15克，葱白3茎。

上两方，交叉各服3剂后，精神大佳，饮食增进而愈。

[戴丽三医案《戴丽三医疗经验选》]

**302.** **少阴病，得之二三日，麻黄附子甘草汤微发汗。以二三日无证，故微发汗也。**

麻黄附子甘草汤方

麻黄二两，去节　甘草二两，炙　附子一枚，炮，去皮，破八片

上三味，以水七升，先煮麻黄一两沸，去上沫，内诸药，煮取三升，去滓，温服一升，日三服。

前文是"始得之"，病情就比较重，所以用药力猛，给予麻黄细辛附子汤可以迅速把寒邪排出而不至于表寒之邪入里而造成肾阳的崩塌。

"**得之二三日**"，得病好几天了才来就诊。结果发现人体虽然是"**少阴病**"体质，但"**二三日无证**"，病了几天了，但没有表寒之邪入里的症状出现，比如呕利、腹痛等。仍旧是外寒的症状加上少阴病原先的症状。这就说明病人少阴虽然虚损，但还不至于崩塌，太阳仍是抗邪于外而卫阳也未崩塌。所以可以用麻黄解表散寒，附子温里助阳，炙甘草之甘缓以防麻黄辛散太过。

**医案**

**例1**　许某，男，47岁。1978年5月4日。感冒2天，右头痛，自觉无精神，两手逆冷，无汗恶寒，口中和，不思饮，舌质淡，舌苔薄白，脉沉细，咽红滤泡增生多。

此属虚寒表证，治以温阳解表，予麻黄附子甘草加川芎汤：麻黄9克，制附子9克，炙甘草6克，川芎9克。

结果：上药服一煎，微汗出，头痛解，未再服药，调养2日，精神如常。

[胡希恕医案《经方传真》]

**例2**　刘某，女，29岁，忻县预制厂化验员。阑尾手术后，身体恢复较差，精神一直不佳，胃纳不振，经常泄泻。近又感受风寒十余日，虽未至卧床，然神疲无力，恶寒，咳嗽始终未止。服抗病毒、抗菌、解热镇痛药均不见好，遂改服中药。

恶寒无汗，鼻塞咳嗽，痰涎清稀不爽，为太阳风寒袭表之症，然脉不浮反沉细，身不热，手足凉，口虽干而不欲饮，皆一派阳虚症状。

由是观之，此乃太阳少阴两感证也，当温阳解表以治，拟仲圣麻黄附子甘草汤加味：麻黄6克，附子6克，甘草6克，杏仁10克，一剂。

二诊：药后周身汗出，诸症消失，改拟归脾丸善后。

[闫云科医案《临证实验录》]

**303.** **少阴病，得之二三日以上，心中烦，不得卧，黄连阿胶汤主之。**

黄连阿胶汤方

黄连四两　黄芩二两　芍药二两　鸡子黄二枚　阿胶三两,一云三挺

上五味,以水六升,先煮三物,取二升,去滓,内胶烊尽,小冷,内鸡子黄,搅令相得。温服七合,日三服。

**少阴病**:本身就是少阴病的体质,不是刚得了少阴病。

**得之二三日以上**:是说本来就是少阴病体质,然后又得了外感病二三天了。

**心中烦,不得卧**:心里烦躁且睡不着。不得卧,就是躺不下来,是烦躁得躺不下来,不是"心衰"那种。这里指失眠且烦躁。

少阴病感寒之后,应该是"但欲寐",就想躺着卧着,不想动,而这里是不想睡觉且烦躁,正好是相反的状态。所以,该证就考虑是感热了,感受了温热之邪。

人体感邪之后,邪气入里,到底如何转化,则要看人的体质。如果是寒性体质,多转为寒邪。如果是热性体质,多转为热邪。这是基本规律。如果是寒性体质,感受温热之邪,也有可能把寒性消除一部分。如果是热性体质,感受寒湿之邪,也有可能把热性消除一部分。这种可能性也是有的。

多数情况下,本身就是热性体质,结果感邪之后,无论外邪是何种,入里都会化热。

少阴病多数虚证,那么这个热是哪种?是虚热吗?是肾的问题还是心的问题?

如果是肾中阳虚,虚阳上越扰心,当有阴寒内盛,则当温阳敛阳散寒为主,用四逆汤加龙骨牡蛎治疗。

如果是肾中阴虚,阴虚生内热,内热上扰心神,治当滋补肾阴、潜敛虚火为主,用金匮肾气丸治疗。

如果是心中阳虚,肾中之寒可上扰心神,则治当温补心阳,用桂枝甘草龙骨牡蛎汤治疗。

如果是心中阴虚,虚火扰动,则治当补充心阴心血,用炙甘草汤治疗。

当然,心肾都阳虚、心肾都阴亏的也不少,合方治疗即可。

还有一种情况,就是心中火旺而肾中水乏,治疗就是黄连阿胶汤,清心火、滋肾水。黄连、黄芩、芍药散心中之火,鸡子黄、阿胶滋肾中之水。

病人本来就是心火旺、肾水亏的少阴病体质,没有感受外邪的时候还凑合能维持基本的平衡,结果感邪"二三日以上",这种平衡被打破了,心火更旺而肾水更亏,所以就心肾不交,烦躁而失眠。

**医案**

某男，42岁。入睡困难已经多年，一直用阿普唑仑之类的药物维持治疗，曾用过多人的中药，但效果不理想，酸枣仁之类的磨粉喝也没有效果。经人介绍来诊。述：心里烦躁，觉胸腔如火灼一样，时时想大声喊叫。询其大便则略有偏干，小便则偏黄。脉偏细而略数，舌红，干燥无苔。

考虑为心火过盛，灼伤肾水，导致心肾不交。用黄连阿胶汤。

黄芩10克，黄连12克，白芍20克，阿胶6克（烊化），鸡子黄2个（冲服），柏子仁15克，生地黄20克，玄参15克，麦冬20克，竹叶4克。4剂，水煎服。

服药4剂后大效，言乃多年未有之舒坦。略有化裁，共服药16剂，多年的失眠竟然得安。

注意：鸡子黄一定等药煎好后，放凉一点再加入，不怕药凉的时候兑入，而怕药太热的时候兑入，那就成鸡蛋汤了，效果不好。鸡子黄用法：偏生不偏熟。

 **原文**

**304. 少阴病，得之一二日，口中和，其背恶寒者，当灸之，附子汤主之。**

附子汤方

附子二枚，炮，去皮，破八片　茯苓三两　人参二两　白术四两　芍药三两

上五味，以水八升，煮取三升，去滓，温服一升，日三服。

 **解读**

**少阴病，得之一二日：** 少阴病体质，即肾虚体质，感受外邪之后。

**口中和：** 口中很平淡，不干不苦。说明病人不是感受了温热邪气，而是感受了寒湿邪气。

**其背恶寒者：** 进一步说明病人是感受了寒湿之邪，而不是第169条的白虎加人参汤证，因为"口中和"而不是"口烦渴"。

**当灸之：** 局部有寒邪，可以局部施灸。

**附子汤主之：** 用附子汤治疗。附子汤证的关键在于少阴证加乏力、气短等气虚症状。

附子温肾阳，人参、茯苓、白术补充中焦之气，后天助先天之力，且茯苓白术有利湿的作用。舍麻黄、细辛而用芍药，肾中阳虚太甚，麻黄细辛可耗肾气。芍药，缓急止痛，助茯苓白术利湿。

注意：附子大量可止痛（15～30克），白术大量可祛湿（30～60克）。

男，60多岁。平素腰酸背痛、头晕脑涨，有高血压病、冠心病、腰椎间盘突出等病史。此次受凉感冒，自己用了点中成药及西药口服，感冒症状缓解，却出现了精神萎靡、食欲不振、沉默不语等症状。询其寒热，则曰怕冷，腰酸背痛亦有加重。望其面色则苍白少泽且有晦暗气，舌淡不红，舌则水滑，口水偏多。切其脉则沉细无力。

此乃本有肾阳不足，虚而不敛，此次受寒且误用药物更伤阳气，导致脾肾不足。当温补脾肾，略微解表。附子汤加味。

白附片15克，党参20克，炒白术30克，茯苓45克，白芍15克，生姜15克，紫苏梗10克，砂仁10克，杜仲30克，续断30克。3剂，2天喝完。

药后全身舒畅，胃纳大开。继续调理身体2个月，身体大为好转，血压较为稳定，冠心病用药亦停止。

**305.** **少阴病，身体痛，手足寒，骨节痛，脉沉者，附子汤主之。**

**身体痛，手足寒，骨节痛**：看到这句，首先想到太阳病。

**脉沉者**：由脉象可推知此证不是太阳病，太阳病脉当浮。是不是太阳少阴合病？不是，有太阳病是有发热的，如第301条所言。

**少阴病**：病人本身是肾阳虚的体质，或者精神萎靡不振。

所以，这是少阴肾虚而寒湿入里，侵犯了筋骨关节。

**306.** **少阴病，下利，便脓血者，桃花汤主之。**

桃花汤方

赤石脂一斤，一半全用，一半筛末　干姜一两　粳米一升

上三味，以水七升，煮米令熟，去滓，温服七合，内赤石脂末方寸匕，日三服。若一服愈，余勿服。

**307.** **少阴病，二三日至四五日，腹痛，小便不利，下利不止，便脓血者，桃花汤主之。**

**308.** **少阴病，下利，便脓血者，可刺。**

 解读

**少阴病**：这里讲的体质，指肾阳亏虚体质。病人得病之后，加上精神萎靡、困倦乏力等症状，称为少阴病。

**下利，便脓血**：腹泻，大便有脓有血，乃是肾阳亏虚，寒湿内侵，寒伤血络，加之肠腑滑脱不禁而致。

**二三日至四五日**：外邪侵入的时间并不太长。

**腹痛**：当然是寒邪腹痛了。平素可能有隐隐的腹痛，但这三五天，寒邪入里，腹痛可能会比较明显。

**小便不利**：寒湿影响了下焦膀胱的气化。

**下利不止**：寒湿比较重，且津液未伤。

**可刺**：可以用针刺的方法治疗。刺哪里？上巨虚穴啊。上巨虚穴乃大肠的下合穴，治疗肠腑的便血、腹泻效果还是蛮好的，加艾灸更好。

所以，这个病还是下焦阳虚，寒湿内侵，固涩不利所致，治疗当固肠止泻、温肾祛寒。赤石脂涩肠止利，治标之法。干姜温胃、粳米和中，改善肠道之寒。后续的治疗，仍当脾肾双温为主，四逆汤合理中丸为主。

**桃花汤**

组成：赤石脂 30 克，干姜 10 克，粳米 15 克。

煎服法：三药混合煎。服药前每次再加赤石脂末 3~5 克冲服。一日分 3 次服。

功效：温涩固脱。

主治：少阴肾阳虚衰，寒湿内停伤络，大肠滑脱不禁之证。临床常见下利便脓血，脓血暗淡不鲜，甚则大便滑脱不禁，经久不愈，腹痛喜按喜温，精神倦怠，舌淡，脉沉迟或缓弱诸症。

 医案

程某某，男，56 岁，患肠伤寒住院治疗 40 余日，基本已愈，唯大便泻下脓血，血多而脓少，日行三四次，腹中时痛，屡治不效。其人面色素来不泽，手脚发凉，体疲食减，六脉弦缓，舌淡而胖大。

此证为脾肾阳虚，寒伤血络，下焦失约，属少阴下利便脓血无疑，且因久利之后，不但大肠滑脱，而气血虚衰亦在所难免。治当温涩固脱保元。

赤石脂 30 克（一半煎汤、一半研末冲服），炮姜 9 克，粳米 9 克，人参 9 克，黄芪 9 克。

服 3 剂而血止，再服 3 剂大便不泻而体力转佳。转方用归脾汤加减，巩固疗效而收功。

［刘渡舟医案《新编伤寒论类方》1984：180］

 **原文**

**309．少阴病，吐利，手足逆冷，烦躁欲死者，吴茱萸汤主之。**

吴茱萸汤方

吴茱萸<sub>一升</sub>　人参<sub>二两</sub>　生姜<sub>六两，切</sub>　大枣<sub>十二枚，擘</sub>

上四味，以水七升，煮取二升，去滓，温服七合，日三服。

 **解读**

**少阴病：** 少阴体质，萎靡困乏。

**吐利：** 又吐又拉，吐利既伤津液又伤阳气。

**手足逆冷：** 手脚冰凉至肘膝，说明阴寒已经很严重了。

**烦躁欲死：** 烦躁属热，但这里的热是虚热而不是实热，是剩余的那点阳气还在做垂死挣扎，与阴寒相抗争。

阴寒越来越多，阳气越来越少，津液也不充足，人没有精神，手脚冰凉，还异常烦躁。

阴寒内盛，故以大量生姜、吴茱萸散寒化饮，人参大补元气、补充津液气血，吴茱萸口感太差加大枣以调之，且大枣有补养脾胃之力。

 **医案**

要某，女，63 岁。丙寅春月病手肢疖疮，住院治疗周余，疮愈。继而变生夜间失眠之苦，服镇静催眠药，反日渐加剧，彻夜烦躁不得眠。改肌注速效镇静药，病人反夜烦更剧，大声哀叹不休，至天亮方安然入睡。每晚如是。虽中西药合治，但不取效。时逾半月余，前邀余试诊。诊见：病人面色晦暗，手足逆冷，食纳不佳。语言正常，白日静坐不烦，大便微溏，舌质淡红无苔，双脉沉迟有力。

辨证为肝肾阳虚，中阳不振，浊阴气逆之阴烦（虚烦）证。治拟温中补虚，降逆散寒。方选吴茱萸汤。

吴茱萸、人参各 9 克，生姜 18 克，大枣 12 枚。

1 剂。水煎，日 3 服。服药后，病人当夜安然入睡，呼之不醒。知药中病机，守原方，继服 1 剂而告痊愈。1 年后访，无复发。

［李颖医案《陕西中医》1990（1）：27］

**310.** 少阴病，下利，咽痛，胸满，心烦，猪肤汤主之。

猪肤汤方

猪肤一斤

上一味，以水一斗，煮取五升，去滓，加白蜜一升、白粉五合，熬香，和令相得，温分六服。

**少阴病，下利**：提示病人已经伤阴了，导致肾阴亏虚。这个下利也好，少阴病也好，只是前提条件，下利已经停止了，否则不能用猪肤汤。转化为现在的话就是"肾阴虚，虚火上亢"。

**咽痛**：虚火上到咽喉而致咽痛。这里一定要鉴别，外寒引起的咽痛，要有表寒诸症，如喷嚏、清涕、头痛、关节肌肉痛等，风热引起的咽痛也要有相应的症状。

**胸满，心烦**：虚火上到心，甚至心阴也不足了。

所以治疗要滋阴养液，用"**猪肤汤**"。猪为水畜，猪肤性味咸寒入肾，滋肾水而清热润燥，可止咽痛；白蜜甘寒润肺，清上炎之虚火而利咽；白粉，即大米粉，补中养脏而止下利。

猪肤，就是底油刮净的猪皮，猪皮可补肺肾之阴。从五行上理解，肺主皮毛，肺属金，金生水，肾主水，猪肤汤暗藏了金水相生的理念。

马某某，女，10岁，学生，1977年3月4日初诊。患儿素体较弱，屡发扁桃体炎。20天前患麻疹病，曾高热、昏谵，瘥后精神不振，纳食不佳，干咳少痰，咽部灼热痛痒，似有物阻隔，常作"吭"声，入夜尤甚，时索水饮，饮而不多。扁桃体Ⅰ度肿大，其色淡红，舌质嫩红少苔，脉细数。此系病后余邪未清，真阴不足，热邪直犯少阴之证。治当滋肾泄热，仿猪肤汤凉润法：猪肤30克，粳米15克，雪梨1个（去皮核），水煎汤饮，每日3～10次。连进7剂，诸恙悉平。

[代桂满医案《浙江中医学院学报》1982（4）：22]

**311.** 少阴病，二三日，咽痛者，可与甘草汤。不瘥，与桔梗汤。

甘草汤方

甘草二两

上一味，以水三升，煮取一升半，去滓，温服七合，日二服。

桔梗汤方

桔梗一两　甘草二两

上二味，以水三升，煮取一升，去滓，温分再服。

 **解读**

**少阴病**：少阴咽喉病。

**二三日**：表示表邪已去，仅余局部的症状。

**咽痛者**：仅仅是局部的症状，没有其他的症状。

**可与甘草汤**：可以考虑先用甘草汤试试。

**不瘥，与桔梗汤**：再不好，则用桔梗汤治疗。

按照后世的观点，甘草汤、桔梗汤，可以认为都是肺系的方子。那这里怎么可能会是"少阴病"呢？

其实十二经脉多多少少都直接或间接经过咽喉，所以咽喉部的病变离不开十二经的范围。咽为胃系之所属，与胃相通，是水谷之通道。喉是呼吸的门户和发音器官。肺主声，声音出于肺而根于肾。所以，咽喉部的病变主要与肺、胃、肾密切相关，而咽喉部的病变最容易阴亏，而肾阴为诸阴之根。所以，多数情况下都划归为"少阴病"，但临床实战中，我们就要知道"五脏六腑皆令人咳也，非独肺也"，还是要四诊合参、综合判断的。

因此，在《伤寒论》的体系里，咽喉痛就主要归属于少阴病范围了。

甘草汤，清热解毒，用于治疗局部的热毒症状。如果没有好，用桔梗汤清热解毒、利咽散结，效果会更好。桔梗辛开苦泄，宣肺散结，利咽止痛。

这个病也是少阴咽喉感受风热之邪所致，类似于现代医学的急性咽炎。

**原文**

**312.** **少阴病，咽中伤，生疮，不能语言，声不出者，苦酒汤主之。**

苦酒汤方

半夏洗，破如枣核，十四枚　鸡子一枚，去黄，内上苦酒，着鸡子壳中

上二味，内半夏，着苦酒中，以鸡子壳置刀环中，安火上，令三沸，去滓，少少含咽之。不瘥，更作三剂。

**解读**

　　**少阴病**：少阴咽喉病。

　　**咽中伤，生疮**：咽喉部有疮疡，比如咽喉溃疡。

　　**不能语言，声不出者**：不能出声，说不了话了。

　　**苦酒汤主之**：用苦酒汤治疗。

　　这个病乃是少阴咽喉感受风热之邪所致。因为极有可能是少阴阴亏，所以特别容易感受风热之邪，然后迅速化热，血败肉腐而见溃疡、疮口等，导致因为疼痛而不敢也不能发出声音。

　　鸡子清，民间常用方，敛疮效果理想，且有清热之力。苦酒，即米醋，民间常用方，消肿效果理想，亦有清热之力。半夏，化痰涎、开喉痹。

　　每次少量频频含咽，使药物持续作用于患处，以更好地发挥药效。

　　《神农本草经》：半夏，味辛，平，主伤寒寒热，心下坚，下气，喉咽肿痛，头眩胸张，咳逆肠鸣，止汗。

　　半夏有很好的治疗咽喉肿痛的作用，尤其是生半夏效果更好。生半夏有毒，笔者有次仅仅咬了一口（一点点而已，不及铅笔头大小），没有咀嚼，瞬间就口舌麻木、咽喉部似阻塞感，没有用生姜嚼服，过了至少半小时才慢慢恢复正常。但煮透了的生半夏则没有毒性。笔者经常用生半夏组方治疗癌症，每天 10～20 克，几个月下来都没有任何不适。

 **医案**

　　雷某，男，70 岁。患者十余天来无诱因发热恶寒，咽部疼痛。曾在门诊给予庆大霉素、红霉素、六神丸等药物，因疗效不佳收住内科治疗。局部检查，见咽部红赤疼痛，有散在小溃疡十余处，且有脓性分泌物，语音嘶哑。入院诊断：上呼吸道感染，咽部溃疡。给予抗感染及对症治疗，用青霉素治疗 9 天无效后改用氨苄西林，每日 6 克静滴，同时口服地塞米松，每日 2.25 毫克。用药一周，咽部仍呈红赤，溃疡扩大弥漫延伸至上腭部，疼痛加重，声哑难出。患者心情极度紧张，乃求中医诊治。

　　此属痰火郁结咽喉，法当清热涤痰、敛疮消肿，方用苦酒汤。

　　处方、制作及服法：半夏 15 克，米醋 60 毫升，加水 200 毫升，煎 15～20 分钟，去渣，待凉后加两枚蛋清拌匀，徐徐含咽，每日 1 服。治疗两日诸症大减，前后共服 8 剂，溃疡消失，诸症消除而痊愈。

[ 赵成爱医案《国医论坛》1989（1）：21 ]

**原文**

**313.** **少阴病，咽中痛，半夏散及汤主之。**

半夏散及汤方

半夏<sub>洗</sub>　桂枝<sub>去皮</sub>　甘草<sub>炙</sub>

上三味，等分，各别捣筛已，合治之。白饮和服方寸匕，日三服。若不能散服者，以水一升，煎七沸，内散两方寸匕，更煮三沸，下火令小冷，少少咽之。半夏有毒，不当散服。

**解读**

**少阴病**：少阴咽喉病。

**咽中痛**：咽喉疼痛，乃寒邪所致，故局部一般无红肿热痛及溃疡。

**半夏散及汤主之**：用半夏汤或散治疗。

**半夏有毒，不当散服**：生半夏不能入散剂。但如果把生半夏皮里面的黏涎洗去，毒性能减弱。

这是少阴咽喉感受风寒之邪所致。半夏开咽喉之痹，桂枝散风寒之结，炙甘草补中。

所有的咽痛用药，无论何种病性，均用"少少咽之"，每次少许用量，在咽喉部打个转再吞下去，效果会更好。

**医案**

丁某某，女，36岁。患音哑、咽喉肿痛半年多。咽喉痞闷，大便偏干，小便自调。舌苔薄白润滑，脉浮。

证属寒遏阳郁，经脉不利。治当散寒开结。

半夏15克，桂枝12克，炙甘草6克。

服药6剂后，咽喉肿痛及痞闷感明显减轻，已能发出声音但不清晰。上方加竹茹6克，又服6剂后，音哑已除，说话声音如常人。

[刘渡舟医案《经方临证指南》1993：119]

**原文**

**314.** **少阴病，下利，白通汤主之。**

白通汤方

葱白四茎　干姜一两　附子一枚，生，去皮，破八片

上三味，以水三升，煮取一升，去滓，分温再服。

**解读**

**少阴病**：少阴肾脏阳虚证。

**下利**：阳虚感寒下利，内有阳虚外有寒邪内侵。

葱白通内通外、通上通下，可通达一身阳气，所以白通汤又叫葱白通达汤。葱白能够通达一身阳气。民间就有用葱白发汗治疗外感寒邪的习惯。轻点的外寒，把葱白捣捣，贴在肚脐上即有效果。

附子、干姜，温补脾肾之阳以治利。葱白宣通内外，通达阳气，发汗解表。这是外有表寒内有阳虚的内外寒邪下利，治疗当外散表寒，内温阳气，涩肠止利。

参考第 61 条之干姜附子汤。

救急之方，此下利必急迫而人之精神很快衰弱。

**本草**

《神农本草经》：葱实，味辛，温，主明目补中不足，其茎可作汤，主伤寒寒热，出汗，中风面目肿。

**葱白**

来源：百合科植物葱近根部的鳞茎。

性味：味辛，性温。

归经：肺，胃。

功效：发汗解表，散寒通阳。

主治：用于外感风寒，阴寒内盛，格阳于外，脉微，厥逆，腹泻。外敷治疗疮痈疔毒。

用法用量：无毒，一般用 1～2 根约 10 厘米长的即可。外用，捣烂局部外敷。

**白通汤**

［组成］葱白四茎，干姜 15 克，生附子 15 克。

［用法］水煎服，分 2 次服。

［功效］破阴回阳，宣通上下。

［主治］少阴虚寒，外感寒邪，内外俱寒，阳气下脱。

[方义] 附子启下焦之阳上承于心，干姜温中土之阳以通上下，葱白辛滑通利、宣通上下、流通内外，以解阴阳格拒。

[辨证要点] 本方温补肾阳，宣达内外，用于治疗肾阳虚衰，外感寒邪，阳气下脱外越诸症。

雷某，男，20岁，未婚，素常清早入河中捕鱼，一次偶感风寒，有轻微不适，自认为年壮体健不以为意，仍旧涉水捕鱼。回家时便发寒战，四肢逆冷，腹痛自利，口干舌燥。先请某医治疗。某医认为阴寒证，但又考虑口干舌燥，未敢断定，建议请我会诊。患者恶寒蜷卧，但欲寐，偶醒即呼口燥，索饮热茶，脉沉微，尺部更弱。

我说：此少阴阴盛阳越证，急需人参四逆加葱白救治。少阴证为何不用四逆汤而用人参四逆加葱白（即白通汤加味）？其关键正是由于口干舌燥。因本证是阴寒内盛，津液大亏（因自利），孤阳无依而上越，所以口虽燥而喜热饮。故用干姜、附子、炙甘草扶阳温中散寒，加人参救津液，并须借葱白之辛烈直通阳气。

遂处：炮附子12克，干姜9克，炙甘草6克，横纹潞30克，葱白3茎。水煎分两次服。

服完，利止，手足转温，诸症均愈。

[俞长荣医案《伤寒论汇要分析》1964：141]

**315. 少阴病，下利，脉微者，与白通汤。利不止，厥逆无脉，干呕，烦者，白通加猪胆汁汤主之。服汤，脉暴出者死，微续者生。**

白通加猪胆汁汤方

葱白四茎　干姜一两　附子一枚，生，去皮，破八片　人尿五合　猪胆汁一合

上五味，以水三升，煮取一升，去滓，内胆汁、人尿，和令相得，分温再服。若无胆，亦可用。

**解读**

**少阴病，下利，脉微：**这是津液已经大伤了，阳气严重不足，"**与白通汤**"。

**利不止：**用药后下利仍不停。

**厥逆无脉：**手脚冰凉且摸不到脉搏。这是气血津液严重亏损，阴阳之气均已衰微。

**干呕，烦者：**是阴阳两虚、虚阳上扰，甚至欲脱之势。

所以，治疗当急补阴阳之气。附子、干姜大补阳气，人尿大补阴气，葱白解表且通阳气接阴气（葱白根白在肺、茎叶绿在肝，可以连接肝肺之衔接处。十二经脉之连接处，肝肺也）。胆汁者，少阳胆腑之精微可以激发少阳之生气。附子、干姜、葱白大热，人尿、猪胆汁大寒，互有阴阳调和之力。

**脉暴出：**阴阳脱也。

**脉微续：**少阳已生、津液得充。

人尿，10 岁以下男孩的童子尿最好，取中间段。

适应证：① 肺结核咳血、胃病呕血、鼻黏膜出血均有效（单纯内服即有效）。② 跌打损伤之肿胀疼痛出血，外用内服均有效。

**316.** **少阴病，二三日不已，至四五日，腹痛，小便不利，四肢沉重疼痛，自下利者，此为有水气，其人或咳，或小便利，或下利，或呕者，真武汤主之。**

真武汤方

茯苓三两　芍药三两　白术二两　生姜三两，切　附子一枚，炮，去皮，破八片

上五味，以水八升，煮取三升，去滓，温服七合，日三服。

若咳者，加五味子半升，细辛一两，干姜一两。

若小便利者，去茯苓。

若下利者，去芍药，加干姜二两。

若呕者，去附子，加生姜，足前为半斤。

**解读**

**少阳病，二三日不已：**这是说感寒之后，人没有精神，归属于少阴病。有时候条文中虽没有提到"伤寒"二字，但《伤寒论》所谈内容感受风寒之邪是基础，不一定要有外感的症状，有时候就是感寒之后诱发了内在的疾病，而外感的症状反而不明显，那表现出来的症状就命名为诱发出来的内在疾病的名字了，这里命名为"**少阴病**"。

感寒之后人没精神，好几天没好，又出现了"**腹痛，小便不利，四肢沉重疼痛，下利**"等症状，这是外在的寒气诱发了内在阳虚之寒气，但外在的寒气几乎没有表现，主要表现为内在的阳虚而寒。既然是阳虚而寒，那么"**小便不利，四肢沉重**"就是寒湿了，而不是津液不足。故这里的主要原因就是少阴肾阳不足、寒湿内盛。

**咳：**是寒湿涉及了肺。

**小便利：**是膀胱没有明显寒湿。

**下利**：是寒湿涉及了肠道。

**呕**：乃是寒湿涉及了胃腑。

总的治疗原则就是温少阴肾阳，祛寒利湿止痛。附子温肾，茯苓、白术、生姜散寒利湿，白芍止痛。

**"咳者"**，加五味子、细辛、干姜散肺之寒湿。

**"小便利"**，去茯苓以防过于利水而伤及津液。

**"下利"**，去芍药者，因其有泻之力，加干姜温化寒湿。

**"呕者"**，加之腹痛、四肢沉重疼痛，这主要是脾胃寒湿过甚，可以去掉附子，加量生姜即可。

生姜，有很好的解表散寒的作用，所以，即使有外寒的存在，生姜一味药也足够应付了。

真武汤也是现代临床的常用方之一。

某女，47岁。原因不明性水肿多年，多种检查未见异常。经人介绍来诊。症见面色苍白少血色，晨起眼睑浮肿，下午则双下肢水肿，疲乏懒动，纳食一般，小便可，大便偏溏。询其四肢不温，腰部酸痛怕冷。舌淡，苔薄白，脉沉弱无力。

乃脾肾不足，土不制水。真武汤加味。

白附片15克，白术30克，白芍15克，茯苓45克，生姜15克，干姜30克，肉桂10克，党参15克，车前子20克。6剂，水煎服。

服药后，效果渐显。精神较前好转，体力增加，胃口渐开。坚持调理2个月余，水肿消退，气色良好，饮食二便均可，临床治愈。

**317.** 少阴病，下利清谷，里寒外热，手足厥逆，脉微欲绝，身反不恶寒，其人面色赤，或腹痛，或干呕，或咽痛，或利止脉不出者，通脉四逆汤主之。

通脉四逆汤方

甘草二两，炙　附子大者一枚，生用，去皮，破八片　干姜三两，强人可四两

上三味，以水三升，煮取一升二合，去滓，分温再服，其脉即出者愈。

面色赤者，加葱九茎。

腹中痛者，去葱，加芍药二两。

呕者，加生姜二两。

咽痛者，去芍药，加桔梗一两。

利止脉不出者，去桔梗，加人参二两。

病皆与方相应者，乃服之。

## 解读

**下利清谷**：乃"里寒"，是少阴肾阳不足，阴寒内盛所致。

**手足厥逆**：手脚冰凉，是少阴肾阳亏虚，阳气不能四达所致。

**脉微欲绝**：阳虚脉微弱。

**身反不恶寒**：虽然手脚冰凉，但身体却不怕冷，是因为阳气已被阴寒外迫肌表。这类人多数怕热，喜欢吹风扇空调，甚至汗出如雨。

**其人面色赤**：面部红色，是虚阳上越所致。

**里寒外热**：上面诸多症状，都在提示着阴寒在里而迫阳于外。

**腹痛**：阴寒内盛。

**干呕**：阴寒上逆。

**咽痛**：阴寒迫阳上越。

**利止脉不出**：津液大亏之象。

所以，治疗当温阳散寒、潜阳救逆。

通脉四逆汤，乃四逆汤之大剂量者，以求迅速驱除寒湿，回阳救逆。笔者认为，主方中应该有葱白这味药，而不是作为加减药。即附子、干姜、炙甘草、葱白，四味药。

葱白，回阳散寒之品，可散外寒之束缚，散内寒之结滞，亦可于阴寒之中开回阳之路。

芍药，缓急止痛也，故腹痛用之。

"**呕者**"，胃气之上逆也，加生姜散寒且止呕。

"**咽痛**"，加桔梗以止之，治标之法。

人参，大补元气、充养津液之品，故"脉不出者"用之。

## 医案

友人黄贡南番禺积学士也。乙酉九月患腹痛，每食甜物少愈。医者以为燥也。用甘润之药不效。旋用下药，痛益甚。延予诊视，六脉细小，喜按，口淡，倦怠，断为寒症。投以理中汤加木香，旋止旋发，夜间更甚。予曰："夜为阴，阴寒盛，夜间痛更甚也。"用通脉四逆汤加白芍十余服全愈。

［易巨荪医案《集思医案》］

**原文**

**318. 少阴病，四逆，其人或咳，或悸，或小便不利，或腹中痛，或泄利下重者，四逆散主之。**

四逆散方

甘草炙 枳实破，水渍，炙干 柴胡 芍药

上四味，各十分，捣筛，白饮和服方寸匕，日三服。

咳者，加五味子、干姜各五分，并主下利。

悸者，加桂枝五分。

小便不利者，加茯苓五分。

腹中痛者，加附子一枚，炮令坼。

泄利下重者，先以水五升，煮薤白三升，煮取三升，去滓，以散三方寸匕，内汤中，煮取一升半，分温再服。

 **解读**

**少阴病**：少阴主枢，阴之枢机也。

人有阳气则活，无阳气则死。不管是三阳还是三阴，其实都是按照阳气的层面来考虑问题的。三阳就不必说了，三阴也是阳气的衰少而阴寒的内盛。三阴病，本来就是阳气衰少的病。所以，如果少阴的枢机不利，那么阳气更不能运转了，则会表现为阳气更加衰少的症状。这个时候，单纯补阳是没有用的，就像阻塞的道路，如果道路不通畅，有再多的车辆货物，对面也是接收不到的。所以，疏通道路才是首要的。四逆散主之。

**四逆**：道路不通了，对面接收不到货物。少阴气机郁滞，四末的阳气就更少了，手脚冰凉。

**或咳**：有的人咳嗽，是阳气到不了肺。在疏理气机的基础上，加五味子、干姜温肺止咳。

**或悸**：有的人心悸，是阳气到不了心。在疏理气机的基础上加桂枝，即可温通血脉帮助疏理气机，也可温助心阳而止悸。

**或小便不利**：少阴气机不利，膀胱也跟着不利，加茯苓利尿泻水浊，毕竟不是津液亏虚，气机不利则化为浊水，利之为善。

**或腹中痛**：阳气不足，阴寒更甚，加附子温阳散寒。

**或泄利下重**：阳气到不了肠腑，加薤白通阳气。

柴胡疏理气机，升发阳气以透邪外出。枳实行气散结。两者一升一降，使气机升降恢复正常。芍药理气和血，甘草甘缓和中。

陈修园《伤寒论浅注》：少阳为阳枢，小柴胡汤为转阳枢之专方；少阴为阴枢，此散为转阴枢之专方。学者于二方细细体会，并于两方加减处细细寻绎，知其异并知其同，知其同中之异，并知其异中之同，则于本经治法，思过半矣。

陈某某，男，35岁。开始时发冷发热，头痛身痛，自以为感冒风寒，自服草药后，症状稍减，继则腹痛肢厥，嗜卧懒言，症状逐渐增剧，邀余诊治。诊脉微细欲绝，重按有点细数。但欲寐，四肢厥冷至肘膝，大便溏而色青，小便短赤，面赤，当脐腹痛，阵发性发作，痛剧时满床打滚，痛停时则闭目僵卧，呼之不应，如欲寐之状。每小时发作五六次，不欲衣被，也不饮汤水。前医认为少阴寒证，投真武汤加川椒，服后无变化。余沉思良久，不敢下药，又重按病人脐部，见其面色有痛苦状，问之不答。

综合以上脉证，诊为热邪内陷，热厥腹痛。

拟四逆散倍芍加葱：柴胡9克，白芍18克，枳壳9克，甘草4.5克，鲜葱头3枚。水煎服。

复诊：上方服后痛减，脉起肢温，面赤消，便溏止，小便通。病人自诉脐部仍胀痛，似有一物堵塞，诊脉细、重按有力。为热结在里，处以大柴胡汤。服后大便通，胀痛如失。

［汪其浩医案《伤寒论方医案选编》1981：260］

**319. 少阴病，下利六七日，咳而呕，渴，心烦不得眠者，猪苓汤主之。**

猪苓汤方

猪苓去皮　茯苓　阿胶　泽泻　滑石各一两

上五味，以水四升，先煮四物，取二升，去滓，内阿胶，烊尽，温服七合，日三服。

**少阴病**：下利之后，病人困乏欲寐。

**下利六七日**：一直下利，说明体内的水气很重。

**咳**：水气上肺。

**呕**：水气乱胃。

**渴**：水气不化津液。

**心烦不得眠**：阴虚有热而扰神，水气上窜而扰心。

少阴病，如果是阳虚也可以造成上述诸症，前面已经罗列。此处则是少阴阴虚。阳虚夹水气好理解，这里则是阴虚夹水气。不管是肾阴虚还是肾阳虚，都是肾虚，肾虚就有可能造成水气不化。

所以，这里是少阴阴虚夹水气，水气因为阴虚的关系就有化热的意思。所以治疗方面，就是滋阴养液、利水清热，治疗少阴病阴虚之水热互结证。

猪苓汤也是临床常用方。

 **医案**

**例1** 这是个60多岁的女性，低热反复发作2个月余。中西药物吃了一大堆，输液也至少有半个月。多处诊治不效。患者除了低热外，还有乏力感，精神不振，但其他症状不明显。最高体温也不过37.6℃，发作时自觉身热、发热，无明显恶寒怕冷的症状。饮食尚可，大便略干，小便量偏少。左肾区叩痛明显，双下肢略有水肿象。尿白细胞++。舌红，苔少，有花剥，脉沉细无力。

西医考虑：慢性肾盂肾炎？

中医诊断：发热，肾阴虚夹水气。

处方：猪苓汤。猪苓12克，茯苓20克，泽泻20克，滑石12克，阿胶6克（烊化），白茅根40克，生晒参6克。4剂，水煎，如茶服。

4剂后，精神大好，体力增加，低热未发作。再予4剂，症状全部消失。再4剂，临床愈。

**例2** 这是个泌尿系结石的中年男性，因为不是很痛，又担心西医治疗不彻底，所以要求服用中药。舌红，苔少而干，脉细数。询其平素饮酒偏多。考虑是湿热伤肾阴所致。治当猪苓汤救急，知柏地黄丸固根。经治2个月左右，复查彩超结石消失。

猪苓汤：猪苓10克，茯苓15克，泽泻30克，滑石15克，阿胶4克（烊化），白茅根50克，白芍45克。

知柏地黄丸：中成药丸剂，每次6克，每日2次，饭前服。

 **原文**

**320.** **少阴病，得之二三日，口燥咽干者，急下之，宜大承气汤。**

**321.** 少阴病，自利清水，色纯青，心下必痛，口干燥者，可下之，宜大承气汤

一法用大柴胡。

**322.** 少阴病，六七日，腹胀、不大便者，急下之，宜大承气汤。

 **解读**

第 320 条。

**少阴病：**少阴肾阴亏虚。

**得之二三日：**外感邪气之后，表证已解，只有里证。

**口燥咽干：**本来就阴液亏虚，感邪（尤其是温热邪气）之后，部分外邪入里化为燥邪在胃肠腑，出现燥屎内结化热的情况，所以要"**急下之**"，考虑"**宜大承气汤**"。我们现在用的是增液承气汤。

------

第 321 条。

**少阴病：**少阴肾阴亏虚。

**自利清水，色纯青：**自利，自行下利，有点控制不住的意思。大便拉水且颜色是青黑色，气味很臭秽，这是热毒内盛，迫津液外出的表现。

**心下必痛：**心下有胃腑、有肠腑，乃是肠腑燥热腑实的意思。

**口干燥者：**胃腑、肠腑有热上蒸。

本来就少阴肾阴亏虚，再感邪之后，胃肠腑燥热腑实内生且迫津液外泄，所以一定先去掉胃肠腑的燥热腑实，用大承气汤主之，现在用增液承气汤。

这里虽然是下利，但大便多数是臭秽异常，再有就是心下或脐下或脐旁必有明显的压痛（胃肠腑有实证）。

笔者见过此类患者。有一例重症卧床的病人，大便稀水样，顺着屁股沟流，要拉的时候根本控制不住，大便青黑且臭秽异常，很恶心的气味，舌红少苔且舌面干燥无津液，按压他的肚脐周边，眉头皱皱的，很痛苦。

------

第 322 条。

**少阴病：**少阴肾阴亏虚。

**六七日：**感邪六七日而表邪已无，只有里证。

**腹胀、不大便：**仍是肠腑里实证。

------

以上三条，都是本身有少阴阴虚的体质，然后胃肠腑有实热燥屎等情况进一步灼伤津液，所以才考虑急下以存阴。

这个称为阳明少阴合病可能更好理解些。本身是少阴病体质，而实际上是感邪之后形成了阳明病。这里之所以命名为少阴病，只是为了突出少阴肾阴亏虚这种情况，防止各种原因进一步伤及津液。

## 医案

予祖居庚龙津桥二约，丁亥五月，隔邻何姓，有一婢，下利日十余行，其色纯青如菜叶，心下痛，口干舌燥，渴饮热水。予曰："此少阴君火亢极，又得厥阴风木相助，木火交煽，故下利色青，水不敌火，故引饮自救，病不关阳明，故喜热水。"少阴有三急下症，此居其一，稍缓则真阴竭矣。用大承气汤一剂，黄连阿胶汤二剂，瘥愈。

[易巨荪医案《集思医案》]

## 原文

**323.** 少阴病，脉沉者，急温之，宜四逆汤。

## 解读

**少阴病**：各种原因造成的少阴心肾亏虚。一般有"但欲寐"等症状。

**脉沉**：即脉沉微细。

少阴病，不论什么疾病什么症状，只要出现了"但欲寐""脉微细沉"等症状，就一定要首先考虑少阴肾阳的不足。因为这是人体阳气之根，无此则生机灭。

## 原文

**324.** 少阴病，饮食入口则吐，心中温温欲吐，复不能吐。始得之，手足寒，脉弦迟者，此胸中实，不可下也，当吐之。若膈上有寒饮，干呕者，不可吐也，当温之，宜四逆汤。

## 解读

**少阴病**：少阴肾阳不足，水饮内生。

**饮食入口则吐**：一吃东西就吐，脾胃阳气也不足，水饮上逆犯脾胃。

**心中温温欲吐，复不能吐**：不吃东西的时候也想吐，但却吐不出来。脾胃虚弱。

以上是指整个病人平素的表现，算是既往史。

**始得之**：这是再次感受外寒之气侵袭。

**手足寒**：手脚冰凉。

**脉弦迟者**：脉弦主水饮，脉迟主阳虚有寒。

**此胸中实**：这是胸中有水饮之气，属于实邪。

**不可下也，当吐之**：外寒刚刚与内饮准备结合，病邪尚在高位，且人体有"吐""欲吐"这种向上的气机。所以，临时用一下吐法，让水饮随之出去一部分，且吐法有汗出的作用，可以解表散一部分寒气。但一定注意，时刻观察病人正气的情况，防止吐后进一步伤津液伤阳气。

刚刚外感寒邪，内在水饮也太多了，所以，偶尔用吐法是对的，不能用下法，因为下法伤正气。就近杀敌，临门一脚，刚得病就先解决最眼前的问题。

**若膈上有寒饮**：如果胸膈区有寒饮存在。已经存在很长时间了，盘根老贼，不容易撼动。膈上，主要指胃上口、食管下部区域。

**干呕者**：没劲了，想吐而吐不出来，是正气大亏的象。

**不可吐也**：不能再用吐法了，毕竟吐法也伤正气。

**当温之，宜四逆汤**：那就用温药温散寒饮，慢慢来，不能着急了。四逆汤，附子、干姜、炙甘草，温散脾胃、肾中寒湿之气。

**原文**

**325. 少阴病，下利，脉微涩，呕而汗出，必数更衣，反少者，当温其上，灸之。**

《脉经》云：灸厥阴可五十壮。

**解读**

**少阴病**：少阴肾阳不足。

**下利**：伤气血津液。下利是阴寒内盛且下泻。

**脉微涩**：脉微而涩，乃气血阴阳均不足。

**呕**：中气大亏，阴寒内盛且上逆。

**汗出**：卫阳不固。

**必数更衣，反少者**：少阴阳虚下利，一般是大便次数多，但现在次数很少，偶尔有拉肚子的情况。这是因为阳虚下陷则欲泻，但阴虚不足则没有大便。

**当温其上，灸之**：当温灸后背的背俞穴，如肺俞穴、脾俞穴、肾俞穴、大肠俞穴等，可以先刮几下痧，找到诸多的阳性反应点，再用艾灸之。

**处方**：四逆加人参汤。

# 辨厥阴病脉证并治 · 厥利呕哕附

**经络**

**足厥阴肝经**

**肝足厥阴之脉**，起于大趾丛毛之际，上循足跗上廉，去内踝一寸，上踝八寸，交出太阴之后，上腘内廉，循股阴，入毛中，过阴器，抵小腹，挟胃，属肝，络胆，上贯膈，布胁肋，循喉咙之后，上入颃颡，连目系，上出额，与督脉会于巅。其支者：从目系下颊里，环唇内。其支者：复从肝，别贯膈，上注肺。**是动则病**：腰痛不可以俯仰，丈夫㿉疝，妇人少腹肿，甚则嗌干，面尘脱色。**是主肝所生病者**：胸满，呕逆，飧泄，狐疝，遗溺，闭癃。

**足厥阴之别**，名曰蠡沟。去内踝五寸，别走少阳。其别者，经胫上睾，结于茎。其病：气逆则睾肿卒疝。实，则挺长；虚，则暴痒。取之别也。

**足厥阴之正**，别跗上。上至毛际，合于少阳，与别俱行。

**足厥阴之筋**，起于大趾之上，上结于内踝之前，上循胫，上结内辅骨之下，上循阴股，结于阴器，络诸筋。其病：足大指支，内踝之前痛，内辅痛，阴股痛，转筋，阴器不用，伤于内则不起，伤于寒则阴缩入，伤于热则纵挺不收（治在行水清阴气）。

经过的主要位置：大脚趾，腿的内侧，阴器（男女生殖器）及毛际及睾丸阴茎，两侧少腹，胃，肝，胆，膈，肺，胁肋，喉咙，颃颡，目系，额头，颠顶，颊里，唇内。

**原文**

**326.** 厥阴之为病，消渴，气上撞心，心中疼热，饥而不欲食，食则吐蛔。下之，利不止。

**解读**

**厥阴之为病**：厥阴病的表现。

**消渴**：口渴严重，怎么喝水都没有用。普通的口渴、烦渴、大渴，都是喝水后能够改善，消渴则是很难改善，时时想喝水。

**气上撞心**：自觉胃脘部有一股气向上冲，撞得心口窝好难受。注意是胃脘部而不是脐下，脐下则为奔豚。

**心中疼热**：胃脘区疼痛，伴有灼热感，即反酸烧心。

**饥而不欲食**：饥饿但不想吃东西。是胃热吗？是胃热，但不是阳明胃腑大热，而是胃腑郁热，是肝中郁热裹挟了胃腑。

**食则吐蛔**：一吃东西就吐，有蛔虫的则吐出蛔虫。蛔虫多居于小肠腑，心与小肠相表里，小肠腑也称火腑，比较温暖，蛔虫喜居。如果小肠腑变凉了、不暖和了，则蛔虫就会向上进入胃腑、胆腑等次一点的地方。吐蛔虫，提示胃热肠寒。

**下之，利不止**：是肠腑寒，所以用下法会导致泄泻不止。

**327. 厥阴中风，脉微浮为欲愈，不浮为未愈。**

六经病都有表证，都有中风、伤寒的情况。只不过，三阴病因为阳气太弱，伤寒之后，很容易就寒邪入里。所以，三阴伤寒较为少见，而风邪具有开泄之性，反而容易见到。

厥阴肝脉，当中取，脉弦为主。

如果"**脉微浮**"，这是借外风之势，内寒外解之象。同少阴病中风一样，借外邪而愈病。

如果脉不浮，那这个风邪入里了，也没扰动内寒，故病不得解。

**328. 厥阴病，欲解时，从丑至卯上。**

丑：晨 1—3 时。寅：晨 3—5 时。卯：晨 5—7 时。

**丑至卯**：晨 1 时—7 时。

这段时间乃少阳主令之时，是一点阳气渐渐盛起。厥阴与少阳关系密切，借其势而为之，故易愈。

**原文**

**329.** 厥阴病，渴欲饮水者，少少与之愈。

 **解读**

任何一种病，"**渴欲饮水**"，都应"**少少与之**"，都有可能"**愈**"。即使平素口渴也应该"**少少与之**"，而不应该大口喝，大口喝是"灌"法，是伤人的，见第 74、141 条等。

"**渴欲饮水**"，乃是阴寒松动，阳热开始升发，只有一丁点阳气。所以，口渴的时候，只能少许给点，否则火苗容易被扑灭。

 **原文**

**330.** 诸四逆厥者，不可下之。虚家亦然。

 **解读**

四逆厥冷，多见于寒证、虚证，是不可下的。如果是热证、实证，还是有下的机会的，不可死看。

 **原文**

**331.** 伤寒，先厥，后发热而利者，必自止，见厥复利。

 **解读**

**伤寒**：感受外寒邪气。

**先厥**：先是出现了手脚冰凉且身冷。

**后发热而利者**：然后又出现了发热、下利的症状。

**必自止**：下利一定会自行停止。

**见厥复利**：再次见手脚冰凉且身冷，则下利也会再次出现。

"**伤寒**"之后，出现手脚冰凉且身冷，这是常见现象，不足为怪。这个病人随即出现了发热、下利的症状，这是因为人体有抗邪的能力。感寒之后能"**发热**"，就一定说明人体有抗邪外出的能力。"**下利**"是通过肠腑把这个寒邪排出去了。

虽然病人自愈了，但如果再次受凉，还是容易再次出现下利的症状。所以，病愈之后，一定要适当保护，防止再次受寒。

古人劳作多、体质普遍好，受凉时候会发热腹泻，不用管他，基本能自愈，是因为其抗邪的能力比较好。现在的人，因为各种乱吃东西、乱用药等，体质普遍偏弱，所以发热、腹泻很难自愈。即使你告诉他，观察一两天就可以自己好，他也不信，一定去吃药，甚至输液。所以，当下人的自愈的能力越来越差。

**332.** **伤寒，始发热六日，厥反九日而利。凡厥利者，当不能食。今反能食者，恐为除中**—云消中，**食以索饼。不发热者，知胃气尚在，必愈。恐暴热来出而复去也。后日脉之，其热续在者，期之旦日夜半愈。所以然者，本发热六日，厥反九日，复发热三日，并前六日，亦为九日，与厥相应，故期之旦日夜半愈。后三日脉之，而脉数，其热不罢者，此为热气有余，必发痈脓也。**

这是典型的厥热往来的条文。临床上不太常见，尤其是常用输液治疗的今日，更难以见到。

伤寒后发热了六天，但是询问才知道病人九天前已经出现了手脚冰凉且身冷了。很多人有这样的体会，一开始受凉就觉得手脚冰凉，身体略有怕冷不适，但没有发热、咽痛、头痛等症状，感冒的症状并不典型。但是过了半天甚至一两天之后，典型的感冒症状就出现了。所以在一开始有手脚冰凉且身冷的时候，我们就该喝点生姜红糖水，寒气可能就排出去了。但是没及时处理，一直拖了几天，出现发热了，我们才警觉起来。不但发热了，还拉肚子了，这时候的症状有"**发热**""**厥**""**利**"三种情况。

手足冰凉且身冷还腹泻，这种情况多见于寒湿内停胃肠，一般是"**不能食**"的。我们要注意一种情况，就是阳虚太甚，虚阳欲脱的这种情况，尤其是一些七八十岁以上的老年人。我们可以给病人吃东西，馒头、饼干、面条等都是可以的，如果病人连续多日不怎么吃饭，这个时候反而很能吃，就有可能是"**除中**"，就是我们平素所说的"回光返照"。如果吃完东西没有发热，那么这说明虽然阳虚，但还不是特别严重，"**胃气尚在**"，那么就有愈病的希望。如果吃完东西之后，突然发热，不是体温的升高而是自觉燥热并且又很快消失，这个就可能是"**阳脱**"，是容易死人的。临床上观察"回光返照"，老百姓很有经验。比如昏迷多时的病人突然清醒，甚至可以交谈；食欲丧失、不吃不喝的病人突然想吃东西等都属于这种情况。

"**伤寒，始发热六日，厥反九日而利**"，"**能食**"而"**不发热**"。"**后日脉之，其热续在者，期之旦日夜半愈**"。因为身体发热与手脚冰凉且身冷存在的日期相同，故考虑"**夜半愈**"。如果以后仍然出现"**脉数，其热不罢**"，而无手脚冰凉之厥逆，那么就是阳复太过，内热有余，易发生"**痈脓**"，就是体内可能存在一些感染性疾病，比如肺脓肿、肝脓肿之类的。

**333.** **伤寒，脉迟六七日，而反与黄芩汤彻其热。脉迟为寒，今与黄芩汤复除其热，腹中应冷，当不能食。今反能食，此名除中，必死。**

**解读**

**伤寒，脉沉**：即使外证表现为热象，也多为里寒证，当温之，给予黄芩汤是错的。

"**脉沉**"为寒盛、为阳虚，黄芩汤清里，则寒盛更甚、阳虚更虚，病人肚腹冷，当不能食。如果能食，这是一点残阳欲脱，为"**除中**"之象，病死率是蛮高的。

**原文**

**334.** **伤寒，先厥后发热，下利必自止。而反汗出，咽中痛者，其喉为痹。发热无汗，而利必自止；若不止，必便脓血。便脓血者，其喉不痹。**

**解读**

"**伤寒**""**下利**"，最大的可能是外寒入里胃肠。如果先出现了手足冰凉（"**先厥**"）且身冷，然后"**下利**"，再出现了身体"**发热**"的症状，那么这个"**下利**"是可以自愈的。这是人体的自我调整能力，是阳气恢复的结果。

有些病人受凉后，手脚冰凉并且汗湿淋淋的，身体"**发热**"，"**咽中痛**"（咽喉疼痛），"**其喉为痹**"，这诊断为喉痹。

有些患者受凉后，手脚冰凉（手脚先冷是很正常的，因为其裸露在外）没有汗出，身体却"**发热**"，那么说明人体有抗邪能力，"**下利必自止**"，下利是可以自止的。如果下利不止，就可出现"**便脓血**"，这是内热趋下，故"**喉不痹**"。

凡是受凉后能够发热的，都说明人体有抗邪能力，阳气尚为充足。能出汗，说明"**表**"这个通路是畅通的。如果不能出汗，那么说明"**表**"这个通路是不畅的。如果再"**下利**"，那么病邪就很容易通过"**下利**"这个途径而出，故"**便脓血**"，而代表"**表**"的"**喉痹**"就不存在了。临床上，有些病人就是先有咽痛，用了点清热的药，咽喉不痛了，结果出现了腹泻。自己还以为是咽喉已经好了，其实是病邪转移了。现在临床这种现象特别常见。

 **原文**

**335.** 伤寒一二日，至四五日厥者，必发热。前热者，后必厥。厥深者热亦深，厥微者热亦微。厥应下之，而反发汗者，必口伤烂赤。

 **解读**

"**伤寒一二日**"，一开始是伤寒，出现点小症状但没引起注意，"**至四五日厥**"，结果四五天后出现了手足冰凉且身冷，"**必发热**"，一摸身上发热，还挺严重。这是"厥、热"同行，"**前热者，后必厥**"，虽然表现为发热为主，但一摸手脚是冰凉的，即手脚冰凉与发热同时存在。但病人肯定是以发热为主诉，故说"前、后"，因此有"**厥深者热亦深，厥微者热亦微**"的说法，就是发热越严重则手脚冰凉表现的就越明显，如果发热不明显则手脚冰凉也不会很明显。"**厥应下之**"，这个"厥"是内热过盛导致的"热厥"，应当清热、通下等为法。"**反发汗**"，反而用了辛温解表发汗的方法，则内热更甚，"**口伤烂赤**"，可见口舌生疮。

------------------------------------------------

有的是内虚用了泻法，有的是内实用了补法，有的是寒证用了寒药，有的是热证用了热药，就是辨证不对，犯了"虚虚实实"之戒。临床上，类似的错误比比皆是。药源性疾病、医源性疾病还是蛮多的。

 **原文**

**336.** 伤寒，病厥五日、热亦五日，设六日当复厥，不厥者自愈。厥终不过五日，以热五日，故知自愈。

 **解读**

**伤寒**：伤了寒邪。

**病厥五日、热亦五日**：这五天的时间内，既有手脚冰凉身冷的症状，又有发热的症状。很像太阳病，但太阳病的手脚是温和的。（其实还是太阳病，按照太阳病的原则治疗即可。）

**设六日当复厥**：到了第六天，常规讲还是有可能继续"病厥"的，即还可能继续手脚冰凉且身冷，但却没有出现，而是"热"了，仅仅出现了发热的症状。那么这个"厥"的外寒算是解除了，如果发热很轻微，那么很快"自愈"，如果发热很重，就出现了上条的"口伤烂赤"。

 **原文**

**337.** 凡厥者，阴阳气不相顺接，便为厥。厥者，手足逆冷者是也。

 **解读**

**厥：** 主要表现为手足冰凉，向肘膝方向发展。

**逆：** 就是从手足末端向肘膝方向。

手足末端是动静脉网的交换地，中医认为是阴气与阳气交接的地方。

 **原文**

**338.** 伤寒，脉微而厥，至七八日，肤冷，其人躁，无暂安时者，此为脏厥，非蛔厥也。蛔厥者，其人当吐蛔。今病者静，而复时烦者，此为脏寒，蛔上入其膈，故烦，须臾复止。得食而呕，又烦者，蛔闻食臭出，其人常自吐蛔。蛔厥者，乌梅丸主之。又主久利。

乌梅丸方

乌梅三百枚　细辛六两　干姜十两　黄连十六两　当归四两　附子六两，炮，去皮　蜀椒四两，出汗　桂枝去皮，六两　人参六两　黄柏六两

上十味，异捣筛，合治之，以苦酒渍乌梅一宿，去核，蒸之五斗米下，饭熟，捣成泥，和药令相得，内臼中，与蜜杵二千下，丸如梧桐子大，先食饮服十丸，日三服，稍加至二十丸。禁生冷、滑物、臭食等。

 **解读**

**伤寒：** 受了点凉。

**脉微而厥：** 脉搏微弱，手足冰凉。

**至七八日：** 受了点凉，手足冰凉，身上有点冷，但没有其他明显不适，也就没当回事，已经七八天过去了。

**肤冷：** 七八天之后，出现了皮肤明显潮冷。

**其人躁，无暂安时：** 除了出现皮肤潮冷，还有躁动不安，整天烦烦躁躁，一刻也停不下来。

**此为脏厥，非蛔厥也：** 这是脏厥，就是脏腑受到寒邪的影响，体内的阳虚阴盛，格阳于外的情况，不是蛔厥，治疗当四逆辈。

**蛔厥者，其人当吐蛔**：如果是蛔厥的话，起码要有呕吐蛔虫的症状。

**今病者静，而复时烦者**：病人多数情况下是安静的，偶有会有烦躁的症状。

**此为脏寒**：这是脏腑里面太寒了，是肠腑寒。

**蛔上入其膈，故烦**：肠腑里太寒了，蛔虫喜温，所以就上窜，到了胃腑，甚至到了膈上。蛔虫上窜入膈，才出现了偶尔的烦躁症状。

**须臾复止**：但一会儿烦躁就停止了，不像"脏厥"那样整天烦躁不安。

**得食而呕，又烦者，蛔闻食臭出**：吃东西容易呕吐，并且容易再次烦躁，这是因为蛔虫闻到食物的味道而再次活动的原因。

**其人常自吐蛔**：蛔虫活动到胃里，人又容易呕吐，所以常常可见吐出蛔虫。现在卫生条件好，极少见到蛔虫了。

**蛔厥者，乌梅丸主之**：蛔厥这种病，考虑用乌梅丸治疗。

**又主久利**：乌梅丸可以治疗慢性的腹泻下利。

伤寒之后，手脚冰凉，皮肤潮冷，但人却躁动不安，这是脏厥不是蛔厥。蛔厥是怎么回事呢？蛔厥发作时也是手脚冰凉，皮肤潮冷，但不发作的时候是安静的，发作的时候是烦躁不安的，安静、烦躁来回折腾，吃东西容易吐，甚至有时候能够吐出蛔虫来。

也就是说，脏厥与蛔厥发作的特点是不一样的，一个持续发作，一个断续发作。

中医认为，蛔乃风象，为肝风所化，故归于厥阴病。蛔虫多聚肠中，时时上窜至胃腑胆腑。

蛔厥用乌梅丸，是考虑到蛔虫"得酸则安、得辛则伏、得苦则下"的原则，大量的乌梅浸苦酒为酸，细辛、干姜、附子、蜀椒、桂枝为辛，黄连、黄柏为苦，人参、当归、蜜养气血。

久利多见阳虚津液不足，故多味辛味药加上人参、当归可以补阳气，大量乌梅、米醋、蜜则充养津液，黄连、黄柏苦可涩肠，故也可以治疗久利。

脏厥者，多见阳虚，虚阳外越欲脱，大量酸性药可以敛阳，加之补阳气药充足，故可能使阳气充足回潜而得愈。所以，乌梅丸也是可以治疗脏厥的。

**乌梅丸**

组成：乌梅 30 克，附子 12 克，干姜 20 克，桂枝 12 克，细辛 12 克，蜀椒 10 克，人参 12 克，当归 10 克，黄连 10 克，黄柏 10 克。

煎服法：水煎服，加米醋 200 毫升同煎。

功效：寒温并用，清上温下，安蛔止痛。

主治：蛔厥病，亦治久利。

如果真有蛔虫，可以酌加川楝子、槟榔、使君子等。

**医案**

例1 吴某，女，19岁，农民，栖霞寨里人。1959年2月19日初诊。昨日发脘腹痛，且得食即吐，来院就诊。症见面色晦暗，弯腰捧腹，辗转不安，呻吟不已，四肢逆冷，汗出淋漓，心烦，不能食。舌淡，舌边、尖有滞点，白苔，脉弦细。

处方：制乌梅15克，细辛3克，干姜6克，黄连10克，黄柏6克，桂枝6克，当归10克，人参6克，制附子10克，川椒6克，槟榔10克，延胡索10克，川楝子6克。3剂，水煎服。

服药1剂，脘腹痛辄止，3剂服毕，便出蛔虫团一个，纳食可，亦无腹痛。予以原方制成丸剂续治，每日大便均有死蛔虫。一周后大便再未见死蛔虫。

[牟永昌医案《牟永昌诊籍纂论》2017：138]

例2 这是个老人，60岁多点，大便稀溏的病史有7~8年，自己认为因吃凉东西所致，但不论是中医还是西医，就是治不好。西医方面的各种检查也未见明显异常。不但有腹泻的病症，还有心绞痛、高血压、糖尿病等病史。症见腹泻，晨起时段为甚，纳呆腹胀，心慌胸闷，疲乏无力，脉沉细无力。舌淡红，舌体瘦小，苔灰白。

乃寒凉久利，脾肾亏虚，虚寒扰动厥阴心肝。乌梅丸化裁。

乌梅30克，白附片12克，干姜15克，花椒6克，细辛10克，桂枝10克，党参20克，当归10克，黄连6克，薤白12克，五味子10克，砂仁6克，麦芽12克，吴茱萸6克。6剂，水煎服。

服药后，食欲改善，腹泻略有好转，腹部较前舒适，自觉心慌减轻，也能喘过气来了。如此化裁，坚持3个多月，腹泻消失，饮食良好，体力增加，心绞痛未作，血压、血糖西药维持稳定。嘱咐其一旦腹泻，还是建议中药，病人满口答应。

 **原文**

339. 伤寒，热少，微厥，指一作稍头寒，嘿嘿不欲食，烦躁，数日，小便利，色白者，此热除也，欲得食，其病为愈；若厥而呕，胸胁烦满者，其后必便血。

**解读**

**伤寒**：受了点凉。

**热少，微厥，指头寒**：发热很轻，手脚略微有点凉但不严重，仅仅指头是冰凉的，比较明显。

**嘿嘿不欲食**：精神不振，不想吃饭。

**烦躁**：还有点烦躁的症状。

**数日**：上面的症状持续了几日之后。

**小便利，色白者**：小便开始顺畅，颜色是清的。这说明体内没有热了，所以称为"此热除也"。

**欲得食**：想吃东西，但不是"除中"，那么**"其病为愈"**，饮食得进，说明脾胃功能开始恢复，则气血津液能够生成，就有了抗邪的资本。

上面是人体自我恢复而顺利抗邪外出的结果。但也有其他的情况。

**若厥而呕**：如果受凉之后，会出现手脚冰凉、呕吐的症状。

**胸胁烦满**：胸胁胀满之外，还有烦躁的症状，这是有内热了。

外面受寒，内有郁热。因为病人表现的是**"厥"**，是手脚冰凉，所以不是少阳病而是厥阴病。

外寒太甚了，内热不可能突击出去，只能内迫，所以才出现了"其后必便血"。

**340. 病者手足厥冷，言我不结胸，小腹满，按之痛者，此冷结在膀胱关元也。**

**手足厥冷**：考虑三阴病范围。

**言我不结胸**：说自己没有结胸的症状，没有胸脘区的疼痛阻塞感等症状。

该证不是邪气内陷造成的手脚厥冷，所以真在三阴病范围。

**小腹满，按之痛者**：小肚子胀满，并且按着有压痛点。

**此冷结在膀胱关元也**：关元穴在脐下 3 寸，是任脉、足三阴经的交汇穴。所以，如果三阴经有寒邪聚集的话，这个位置压痛点最明显。

该证更多的是少阴病的范围，或者说是少阴厥阴合病，吴茱萸汤是比较好的选择。

笔者在临床上喜欢按压关元穴。有的人，这个穴位比较有韧性，弹性不错，说明其肾亏不严重；而有的人，这个位置松弛松缓，一点劲力都没有，说明其肾亏比较明显，要多加补肾之品。

**341. 伤寒，发热四日，厥反三日，复热四日。厥少热多者，其病当愈；四日至七日热不除者，必便脓血。**

**解读**

**伤寒**：感受了寒邪。

**发热四日，厥反三日**：先是发了四天热，浑身滚烫，无处不热，接着又出现了三天的手脚冰凉。虽然有可能有发热的情况存在，但病人最明显的感觉却是手脚冰凉，然后又来了个全身发热滚烫。

**"伤寒"之后"发热"是不是好事？**

相对来说是好事，是卫阳外出有抗邪的能力。

所以，发热多恶寒少，或者发热多手脚冰凉少，这都是人体抗邪的能力大于外寒的侵袭。所以，此处自我愈病的可能性很大，尤其是以前的人体质相对壮实，又缺衣少药，多数只能"硬抗着"。

**四日至七日热不除者**：结果发热一直不消退，没完没了。

**必便脓血**：这是内热太过了，肠道也跟着受损，出现了脓血便。与第339条的"便血"是有区别的。

 **原文**

**342.** 伤寒厥四日，热反三日，复厥五日，其病为进。寒多热少，阳气退，故为进也。

 **解读**

与第341条相反。

 **原文**

**343.** 伤寒六七日，脉微，手足厥冷，烦躁，灸厥阴。厥不还者，死。

 **解读**

**伤寒六七日**：受凉时间挺长的，如果不能抗邪外出，一般寒邪就内侵了。下列的症状持续了六七日。

**脉微**：内虚之象，代表寒邪入里了。

**手足厥冷**：手脚冰凉，说明仍是寒邪。

**烦躁**：不是实热的烦躁，而是内寒迫阳上越扰心神、脑神。

**灸厥阴**：要灸厥阴经的穴位（太冲穴，厥阴肝经原穴），是内寒盛而阳虚甚的表现。

**厥不还者，死**：用灸法，如果阳气可以恢复的话，手脚就温和而病愈。如果阳气根本就不恢复，手脚依旧冰凉，那就难治了。

**344. 伤寒，发热，下利，厥逆，躁不得卧者，死。**

**伤寒**：受了点凉，受了点寒邪。

**发热**：说明卫阳还可以抗邪。

**下利**：出现了下利的症状。这是部分寒邪入里了，还是内热反击迫肠？

**厥逆**：手脚冰凉。

病人受凉后发热，并且出现了下利、手脚冰凉的症状。这个不就是急性肠炎嘛。

如果没有"**下利**"，仅仅是"**厥逆**"，那么考虑这个手脚冰凉是外寒引起的，一时半会儿还不见得有事。但由于古人抗寒的措施少，这个寒邪是比较容易入里的，所以出现了"烦躁""躁烦"之类的症状，就要考虑寒邪入里迫阳上越外越了，这是危险的。

这里更可怕，是寒邪入里导致"**下利**"。下利大伤气血津液，气血津液不充养四末，再加上外寒，手足冰凉是身体内外都通透地寒凉，这个就危险了，要立即艾灸。

**躁不得卧者，死**：患者躁动不安，躺不住、睡不着，烦躁。这是内寒迫阳上越、四扰的表现。

现代医学看，就是"下利"导致水电解质紊乱，血容量不足、低钾血症，乃至休克等。

**345. 伤寒，发热，下利至甚，厥不止者，死。**

下利甚则津液大亏，阴阳两虚甚至脱失，这是中医的死证。西医治疗效果能好一些。所有的下利证，一定结合西医输液疗法，死证就会大为减少。

**原文**

**346.** 伤寒，六七日不利，便发热而利，其人汗出不止者，死，有阴无阳故也。

**解读**

**伤寒，六七日不利：** 受了点凉，大便一直正常。说明寒邪仅仅在体表而没有深入胃肠腑，也说明人体的正气有抗邪的能力，即使有点深入也能扛得住。

**便发热而利：** 现在的症状是发热且下利。

**其人汗出不止：** 且伴有汗出不止。汗出不止，伤阴伤阳。

"**发热**"而"**汗出**"，应该属于"**阳**"的部分，所以"**利**"也就应该属于阳性下利，那不应该死人的。这里却提示一个"**死**"字：一者，"**下利**"且"**汗出不止**"，伤人太甚，阴阳均有可能大伤；二者，"**有阴无阳**"，说明不是阳性下利，而是阴性下利，阴性下利而"**发热**"，那就是虚阳外脱之象。这也是此条归于"厥阴病篇"的原因。阳性下利，大便臭秽，多黏，阴性下利，大便清稀，完谷不化。

**原文**

**347.** 伤寒，五六日，不结胸，腹濡，脉虚，复厥者，不可下。此亡血，下之死。

**解读**

**伤寒，五六日：** 手里有点凉，已经过去五六天了。

**不结胸，腹濡：** 没有结胸的症状，腹部也是软软的。这就说明人体内没有积滞，外寒没有入里与积滞结合。

**脉虚：** 把脉是虚弱象，说明存在气血津液的不足。

**复厥者：** 出现了手足冰凉。

**不可下：** 这是虚证，没有结滞，所以不能下。

**此亡血，下之死：** 这是阴血的亏虚，阳气也不足，所以不能用下法。

**腹濡，脉虚：** 这种症状本身就不可用下法，不管什么原因。

**原文**

**348.** 发热而厥七日，下利者，为难治。

**解读**

**发热而厥七日**：发热且手脚冰凉，但大便还是正常的，所以人体虽然感寒，但还是可以扛住的，正邪斗争一直处于胶着的状态。

**下利者**：过了7天，出现了下利的症状。首先判断这不是热性下利，因为"**厥**"，所以是寒性下利。这也就提示寒邪战胜了正气，寒邪入里了，所以"**为难治**"。

**349.** **伤寒，脉促，手足厥逆，可灸之。**促，一作纵。

**解读**

**伤寒**：感受了寒邪，受了点凉。

**脉促**：脉搏促急。这提示人体在积极抗邪，但是有些仓促。为什么？人体正气严重不足呗。

**手足厥逆**：病在三阴境地，乃是阳虚太甚所致。

**可灸之**：用艾灸之法，积极补助阳气。灸哪里？神阙、气海、关元。

**350.** **伤寒，脉滑而厥者，里有热，白虎汤主之。**

**解读**

**伤寒**：感受了寒邪，受了点凉。

**脉滑**：脉搏滑利，很顺畅。这提示人体抗邪的能力充足，大部队可以积极而顺利地运往前线。不但抗邪能力充足，而且有点兴奋过头了，所以得"泼点凉水"，防止过度兴奋而耽误战机。

**厥**：手脚冰凉。物质都被提走了，手脚得不到滋养了。

**里有热**：里面太热了，外寒已经被驱赶走了。但"士兵"兴奋过头了，不守边界了，而是到处烧杀抢掠，很多病人这时候是伴有高热的，甚至有的都烧糊涂了。

**白虎汤主之**：所以赶紧用白虎汤，清理下这个亢奋的热。这个奋起的热已经接近热邪了，再不清理士兵就成盗贼了。

就像有些人，平素看着挺好，一旦有点事就着了，立刻火冒三丈，不容易被安抚。人体也一样，其实本身可能就是热性体质，一点点外邪就会"应激"过分。

**原文**

**351.** 手足厥寒，脉细欲绝者，当归四逆汤主之。

当归四逆汤方

当归三两　桂枝三两，去皮　芍药三两　细辛三两　甘草二两，炙　通草二两　大枣二十五枚，擘。一法，十二枚

上七味，以水八升，煮取三升，去滓，温服一升，日三服。

**352.** 若其人内有久寒者，宜当归四逆加吴茱萸生姜汤。

当归四逆加吴茱萸生姜汤方

当归三两　芍药三两　甘草二两，炙　通草二两　桂枝三两，去皮　细辛三两　生姜半斤，切　吴茱萸二升　大枣二十五枚，擘

上九味，以水六升，清酒六升，和，煮取五升，去滓，温分五服。一方，水酒各四升。

 **解读**

**手足厥寒**：手脚冰凉寒冷。手脚冰凉的病证很多，比如四逆散证、四逆汤证、白虎汤证等。其实，气血津液任何一个方面不足，不管是本身虚弱，还是被各种原因阻滞而不能达到的，都可以出现"手足厥"。所以，要根据舌脉等综合判断。

**脉细欲绝**：脉搏细的几乎摸不到，血不足，不运肢末，故见四肢厥冷。这里不是外寒所导致的。

**当归四逆汤主之**：用当归四逆汤治疗。

**若其人内有久寒者**：内有久寒而阳虚。那就在上方的基础上加吴茱萸生姜等。

 **方剂**

**当归四逆汤（加吴茱萸生姜汤）**

［组成］桂枝三两，白芍三两，炙甘草二两，大枣二十五枚，当归三两，细辛三两，通草二两（吴茱萸二升、生姜半斤）。

［治则］养血散寒，温通经脉。

［用法］水煎，日三服。

［方义］当归、白芍、大枣、炙甘草，养血益气；桂枝、通草、细辛，温通经脉且散寒。（当归四逆汤的基础上加吴茱萸、生姜温中祛寒，加清酒煮，可加强活血祛寒的作用。注意：生姜、大枣的量要大，生姜有温中散寒且散表寒的作用，大枣养血效果也不错。）

［辨证要点］常用于不同部位的血虚寒凝证。如关节疼痛，腰腿痛，四肢末端、鼻端、耳周的寒凝青紫，妇科炎症、痛经等。以阴血不足，寒邪凝滞，脉道不利，血行不畅为基本病机。

《绛雪园古方选注》：当归四逆，不用姜附者，阴血虚微，恐重劫其阴也。且四逆虽寒，而不至于冷，亦唯有调和厥阴，温经复营而已。故用酸甘以缓中，则营气得至太阴而脉生；辛甘以温表，则卫气得行而四末温，不失辛甘发散之理，仍寓治肝四法。如桂枝之辛以温肝阳，细辛之辛以通肝阴，当归之辛以补肝，甘、枣之甘以缓肝，白芍之酸以泻肝，复以通草利阴阳之气，开厥阴之络。

当归四逆汤是临床常用方，一些腰腿肌肉关节痛、雷诺病、妇科的痛经等都能用到。

**例1** 患者是个小姑娘，20岁左右。痛经，从开始来月经的那年就腹痛。平素手脚冰凉，面色苍白无泽，人则瘦弱乏力感。痛经发作时小腹部疼痛如胀如坠如绞，需要止痛药片才行。询其经血基本正常无血块，也没有白带。六脉沉弱无力，舌淡，苔偏水滑。

乃厥阴血虚寒凝，当归四逆汤主之。

桂枝15克，白芍15克，生姜20克，炙甘草15克，大枣40克，当归12克，细辛10克，通草6克，吴茱萸10克，花椒6克，小茴香12克，香附10克，艾叶10克，紫石英30克。6剂，水煎服。

服药1个月，月经基本不痛。每次月经前来服药6剂，坚持4个月，疼痛未再发作而停药。

**例2** 某男性患者，腰椎间盘突出、坐骨神经痛，惧怕手术治疗而求诊中医。腰痛，以酸痛为主，平素活动后腰痛较为明显，右侧腿痛，沿着坐骨神经分布区，疼痛但能忍受。其面色大致正常，手脚偏凉，尺肤潮冷，舌淡，苔薄润，脉沉力弱。

乃太阳经寒湿，当归四逆汤主之。

桂枝15克，白芍15克，生姜20克，炙甘草15克，大枣40克，当归12克，细辛10克，通草6克，白附片15克，花椒6克，细辛10克，川芎10克，川续断30克，杜仲30克。6剂，水煎服。

服药后，右侧腰腿出现舒适温暖感，全身轻松。坚持服药2个月，临床愈。

**例3** 某女性患者，西医考虑雷诺病。手脚末端冰凉，冷甚则苍白或青紫。冬季尤甚，夏季略缓。舌淡，苔润，脉力弱。予当归四逆汤。

桂枝15克，白芍15克，生姜20克，炙甘草15克，大枣40克，当归20克，细辛10克，通草6克，白附片15克，干姜15克，花椒6克，细辛10克，川芎10克，鸡血藤20克，黄芪20克。6剂，水煎服。

坚持服药1个月余，症状缓解，坚持3个月，症状消失。次年再发，再用此方3个月。如此坚持了3年，共服药大约9个月，近300剂中药，临床治愈。

**353.** 大汗出，热不去，内拘急，四肢疼，又下利，厥逆而恶寒者，四逆汤主之。

**大汗出，热不去**：前面加个"伤寒"可能好理解一点。本条是说伤寒之后，用了发汗的药，虽然汗出严重，但热却没有消退。这里难道是白虎加人参汤证?

**内拘急**：腹内拘急，这是寒不是热，是虚不是实。这里是有虚、有寒。很常用的方子就是小建中汤之类。所以，阳明内热的白虎加人参汤就排除了。

**四肢疼**：四肢末端有疼痛感。

**又下利**：出现了下利的症状。

**厥逆而恶寒**：手脚冰凉且恶寒怕冷。

有内寒的存在，"**下利**""**内拘急**"，有外寒的存在，"**四肢疼**""**厥逆**""**恶寒**"。所以这个"**大汗出，热不去**"，根本就不是内热外蒸的象，而是内阳虚弱、阳虚外脱的象，一定要赶紧回阳救逆，"**四逆汤主之**"。即使有"**恶寒**""**四肢疼**"等所谓的表证（还不一定是表证，里阳不足也是可以见到的），也是先救里后解表的。

**354.** 大汗，若大下利，而厥冷者，四逆汤主之。

**大**：提示很明显，很严重。

**大汗**：发汗太严重，病人一身大汗淋漓。

**若大下利**：或者下利很严重。

"**而厥冷者**"，"**汗**"也好，"**利**"也好，都是容易伤及人体气血津液的，但到底伤哪里，看病人的体质和耐受度。这里是伤了人体的阳气，所以当急救用四逆汤治疗。

**355.** 病人手足厥冷，脉乍紧者，邪结在胸中，心下满而烦，饥不能食者，病在胸中，当须吐之，宜瓜蒂散。

**病人手足厥冷**：病人手脚冰凉。这是哪里阻了，还是不足了？阻了，有四逆散（气阻），有四逆汤（寒阻），有白虎汤（热阻），有指迷茯苓丸（痰阻）等。不足，有桂枝汤、有桂枝新加汤、有当归四逆汤等。

**脉乍紧者**：脉搏时而呈现紧象。脉搏一阵一阵地有拘紧感，说明里面有郁滞之象，但还没有完全堵死，正气在时时冲击这个郁滞。

**邪结在胸中**：综合症状一看，原来是有邪结滞在胸中。

**心下满而烦**：心下这个部位胀满不适，且有心烦。心烦，乃心火由于心下阻滞而不能下行。

**饥不能食**：肚子饿，但却吃不下去。不是胃的问题，而是胸中的问题，是胸中有积滞，所以饮食下不去。不是不想吃，而是不能吃，吃了有点吞不下去。

可以认为是病邪结滞在食管下端、贲门上区域，所以饮食下不去，气血流通不了。上而越之，故以瓜蒂散吐之。

**356.** 伤寒，厥，而心下悸，宜先治水，当服茯苓甘草汤，却治其厥，不尔，水渍入胃，必作利也。

**伤寒**：受凉了。

**厥，而心下悸**：手脚冰凉，心下悸动。

**宜先治水**：厥乃因寒，悸乃因水。心下悸比手足凉而言，还是更难受些，先治水而治心下悸。

**当服茯苓甘草汤**：茯苓二两、炙甘草一两、桂枝二两、生姜三两。

**不尔**：要不然。

**水渍入胃**：水邪蔓延到胃肠。

**必作利也**：就容易出现下利的症状。

水气聚集于心下，上则扰心而见心悸，下则入胃肠而见下利，中阳不足，外寒侵袭，可见手足厥冷。治法是先用茯苓甘草汤利水，且生姜、桂枝也有解表散寒的力量。

**茯苓甘草汤**

组成：茯苓二两，桂枝二两，炙甘草一两，生姜三两。

用法：水煎服。

治则：温中化饮，通阳利水。

方义：茯苓淡渗利水，桂枝通阳化饮，生姜温胃散水，甘草健脾制水。

某女，不到30岁。因心下悸而就诊。心下悸已经2年多了，中西医都没治好。观其面则黄白无泽，看其舌则舌淡苔水滑，摸其手则冰凉潮冷，询其大便则特别容易稀溏，尤其是吃水果之后。

乃中土不足，胃肠水停。茯苓甘草汤和理中丸。

茯苓45克，生姜45克，桂枝20克，炙甘草12克，干姜30克，党参20克，炒白术15克，苍术12克，砂仁10克，薤白12克。6剂，水煎服。

服药6剂后，心悸感明显减轻。共服药24剂，心悸消失，手足温热，大便基本成形。嘱继续服用理中片3个月。

## 原文

**357. 伤寒六七日，大下后，寸脉沉而迟，手足厥逆，下部脉不至，喉咽不利，唾脓血，泄利不止者，为难治，麻黄升麻汤主之。**

麻黄升麻汤方

麻黄二两半，去节　升麻一两一分　当归一两一分　知母十八铢　黄芩十八铢　葳蕤十八铢，一作菖蒲　芍药六铢　天门冬六铢，去心　桂枝六铢，去皮　茯苓六铢　甘草六铢，炙　石膏六铢，碎，绵裹　白术六铢　干姜六铢

上十四味，以水一斗，先煮麻黄一两沸，去上沫，内诸药，煮取三升，去滓，分温三服。相去如炊三斗米顷，令尽，汗出愈。

## 解读

**伤寒六七日**：多数情况下，病邪已经入里了。

**大下之**：医生就给用了下法，并且是很厉害的下法，应该是大黄、芒硝等用得太多了。

**寸脉沉而迟**：寸脉是沉迟的。这说明肺气已经不足了，上焦的气都被带下去了，

气下陷了。

**手足厥逆**：大下则没有郁滞。手脚冰凉的原因就是气血津液的不足。

**下部脉不至**：就是尺脉的脉摸不到了，这是阴血严重亏虚的表现。寸主气、尺主血。

**喉咽不利，唾脓血**：咽喉不舒服，咳吐的都是脓血，这至少说明咽喉是红肿热痛的，甚至是肺热化脓血了。总之是肺热太甚。

**泄利不止**：大下后造成胃肠阳气不足，中阳虚弱，故而下利不停。

**为难治**：外寒虽然多日，但依旧没有解除，郁滞久了之后肺热化了脓血，脾胃也被伤了，所以治疗起来就很麻烦。

所谓"随证治之"，有什么症就治疗什么病吧。

外寒不解，麻黄、桂枝解太阳之表寒。

肺热化脓，升麻、黄芩、知母、石膏清解阳明（肺热属阳明，这个没问题），葳蕤、天冬、当归、白芍补益阴血。

胃肠不足，干姜、白术、茯苓、炙甘草补益脾胃。

临床上看，尤其是在医院里，病是越来越复杂了，原因是多方面的。但乱用药（抗生素、激素、清热解毒中成药、各种中药补药、保健品、营养品等）绝对在其中占有很大的比例。所以，单纯开个桂枝汤、四逆汤之类的简洁方的病人不多了，反而是各种复方、杂方使用的越来越多。所以，学习麻黄升麻汤这种杂方，从多个角度，比如内外的角度、寒热的角度、虚实的角度、气血的角度等方面，综合考虑问题的思维是值得学习及提倡的。

**麻黄升麻汤**

组成：麻黄二两半，桂枝六铢，升麻一两一分，黄芩十八铢，知母十八铢，生石膏六铢，葳蕤十八铢，天冬六铢，白芍六铢，当归一两一分，茯苓六铢，炙甘草六铢，白术六铢，干姜六铢。

用法：水煎服，短时间内分三次服用，汗出愈。

病机：外有表寒不解，内有肺热郁积，下有脾虚不足。

治则：外解表寒，上清肺热，下补脾胃，兼养阴血。

方义：麻黄桂枝解太阳之表寒，升麻、黄芩、知母、石膏清肺胃之热，葳蕤、天冬、当归、白芍补益阴血，干姜、白术、茯苓、炙甘草补益脾胃。

 **医案**

高某，男，38岁。患者素有脾虚便溏（慢性肠炎），去年10月曾因潮热盗汗，经拍片诊断为肺结核。今感冒十日，初发热恶寒，头痛无汗，后渐有胸闷，咳嗽，痰多色黄。目下：发热恶寒，头痛无汗，胸闷喘咳，痰稠黄，带血丝，口渴不欲多饮，咽痛烦躁，肠鸣腹痛，大便溏薄。舌苔薄白，舌尖稍红，脉寸浮滑，关尺迟缓。

证属表里同病，宜表里同治，用麻黄升麻汤，外可解太阳寒邪，内可清阳明之热，下可温太阴之寒，又配有养肺阴之品，实为恰当。

麻黄、桂枝、白术、茯苓各8克，知母、黄芩、干姜、天冬、葳蕤、白芍、炙草各6克，升麻、当归各3克，生石膏20克，水煎服。

1剂后，全身漐漐汗出，2剂后表证尽解，共服3剂后，诸证悉平，再以金水六君子汤善其后。

[张玉明医案《陕西中医》1986（10）：462]

## 原文

**358. 伤寒四五日，腹中痛，若转气下趣少腹者，此欲自利也。**

## 解读

**伤寒四五日**：受凉四五天了，没什么大事，就是有点不舒服。

**腹中痛**：有点肚子痛，不严重，没当回事儿，也没治疗。

**若转气下趣少腹者**：这天突然感觉有气向少腹部走动。肚子咕噜噜响，少腹部不舒服。

**此欲自利也**：这是要拉肚子了。

受凉几天了也没什么大事，说明这个寒邪虽然侵入了肠道，但人体的正气还可以抵抗。所以，通过下利的方式给排出去了。这是日常都经历过的事，拉拉肚子就好了。

## 原文

**359. 伤寒，本自寒下，医复吐下之，寒格，更逆吐下，若食入口即吐，干姜黄芩黄连人参汤主之。**

干姜黄芩黄连人参汤方

干姜　黄芩　黄连　人参各三两

上四味，以水六升，煮取二升，去滓，分温再服。

## 解读

**伤寒**：受了点凉。

**本自寒下**：有点肚子痛，拉了几次稀便，体质好一点的人基本就好了。

**医复吐下之**：结果问了个庸医，庸医说必须要用点药，结果用了"吐下"的方法。

**寒格**：受凉拉稀了，再加上误治，结果阳气大损，出现了寒格的症状。

**更逆吐下**：寒格的症状是什么呢？就是此时的吐下比医生用药诱发的吐下更严重。又吐又拉的。

**若食入口即吐**：或者表现为饮食入口即吐。

这是因为寒湿之邪格拒在中焦胃腑，结果人体之热全部郁积在上面下不来，下面则全是寒湿之邪，所以选用了干姜黄芩黄连人参汤治疗。黄芩、黄连苦寒以清上热，干姜辛温以去下寒，人参补益中气。吐则胃也，利者脾也。胃当下而脾当上，吐则胃当下不下，黄芩、黄连苦降之，利则脾当上而不上，干姜、人参辛甘温以补之升之。寒温并调，斡旋中焦。

如是虚寒者，理中汤法；实寒者，吴茱萸汤法。

白叶乡林某，50岁，患胃病已久。近来时常呕吐，胸间痞闷，一见食物便产生恶心感，有时勉强进食少许，有时食下即呕，口微燥，大便溏泄（一日两三次），脉虚数。给与干姜黄芩黄连人参汤。

处方：横纹潞15克，北干姜9克，黄芩6克，黄连4.5克，水煎。煎后待稍凉时分四次服。

服1剂后，呕恶泄泻均愈。

因病者中寒为本，上热为标；现标已愈，应扶其本。乃仿照《内经》"寒淫于内，治以甘热"之旨，嘱病者生姜、红枣各一斤，切碎和捣，于每日三餐蒸饭时，量取一酒盏置米上蒸熟，饭后服食。取生姜辛热散寒和胃气，大枣甘温健脾补中，置米上蒸熟，是取得谷气而养中土。服一疗程（即尽两斤姜枣）后，胃病几瘥大半，食欲大振。后病又照法服用一疗程，胃病因而获愈。

[俞长荣医案《伤寒论汇要分析》1964：173]

**360**. 下利，有微热而渴，脉弱者，令自愈。

**解读**

人体有很好的愈病能力，这个一定要记住。很多时候，不干预，反而愈病很快，错误的干预，反而疾病加重。"有病不治，常得中医。"毕竟，好手、高手还是不多的。

**下利**：受凉了，有点拉肚子。

**有微热而渴**：有点轻微发热，并且口渴。这说明人体阳气开始发挥作用，"发热恶寒者，发于阳也"。

**脉弱**：提示外邪不强。当然，人体也不是很壮旺。

**令自愈**：观察一下，看看人体的自愈能力，多数病是可以自愈的。

小时候，缺医少药，受凉得病，不管是感冒了还是拉肚子了，都没有什么药可用，反而更多的时候是依靠自身的愈病能力硬扛过来的。

大概有以下几种情况。

第一种情况：人体很弱，正气相较外邪来说，弱得很，结果外邪一来，人就死了，还没等送医就死了。比如突然的寒气，人直接冻死了。根本就没有讨论的必要。

第二种情况：人体很弱，外邪也很弱，两个很弱的家伙打来打去，和小孩子过家家一样，但人体受不了。这时候以补益为主，祛邪为辅。

第三种情况：人体很强，外邪很弱。外邪虽然来了，但人体根本就不理会它，外邪也没脾气，皮毛都摸不到，还打什么，慢慢就退了，表现为人体自愈了。

第四种情况：人体很强，外邪也很强。结果就撞击得很猛烈，你死我活地互不相让。这时候的治疗以祛邪为主，补益为辅。

其实，正邪交争的实际情况比这所列的四种情况要复杂得多，但也离不了这些范围。

**原文**

**361**．**下利，脉数，有微热，汗出，令自愈；设复紧，为未解。**一云设脉浮复紧。

**解读**

**设复紧**：指原先脉是紧的。

**下利**：提示这个下利是寒性的。

**脉数，有微热，汗出**：只要感受寒邪而人体能够发热，就说明人体有抗邪的能力，并且比较有可能抗邪外出而自愈。一定保护好这种自愈的能力，不要随便用药。

**令自愈**：自愈一次，人体的所谓免疫力就提高一次。

设复紧，为未解：脉紧为寒象，说明寒邪不但没被祛除，反而更加深入。

**362.** 下利，手足厥冷，无脉者，灸之不温，若脉不还，反微喘者，死；少阴负趺阳者，为顺也。

下利，手足厥冷，无脉者：这是津液大亏，阳气衰微。

灸之不温：用艾灸的方法，手脚仍旧是冰凉的，说明阳虚太严重了。

若脉不还：用艾灸的方法，脉搏仍然没有，说明气血津液一时半会儿都恢复不过来。

反微喘者，死：是阳气不但没恢复，反而有外脱之象，难治易死。

少阴负趺阳者，为顺也：少阴主肾为先天，脉当沉弱为主，趺阳主胃为后天，脉当盛大为主。下利有脉，已经算是顺了，如果先后天脉位对应，更是"不幸中之万幸"。

**363.** 下利，寸脉反浮数，尺中自涩者，必清脓血。

下利：六脉均当弱涩无力。这样算是脉症相应，起码不算太坏。

寸脉反浮数：这是肺中有热。

尺中自涩：尺中主下焦，主肠道，下利之后尺中涩是对的，说明肠道里面是亏虚的。

必清脓血：肺与大肠相表里，肺热易传至大肠。肺金为肾水之母，子病母救之，易引热趋下，故肠道易感热而大便带有脓血。

下利主要包括寒性下利、热性下利，都有可能带有脓血，所以不能一见脓血就清热。

**364.** 下利清谷，不可攻表，汗出必胀满。

## 解读

**下利清谷**：为急，当先救里，救里当用四逆汤。

**不可攻表，汗出必胀满**：下利清谷，阳气已亏，若再攻表则气血津液都要外涌，进而内虚更甚，胃肠虚弱而见胀满。仿第66条厚朴生姜半夏甘草人参汤。

## 原文

365. 下利，脉沉弦者，下重也；脉大者，为未止；脉微弱数者，为欲自止，虽发热不死。

## 解读

"**下利**"一症，临床多见，尤其是古时。此处依脉判断。

**脉沉弦，下重也**：沉弦主里急，故主下重，小腹坠胀、肛门坠胀等。

**脉大者，为未止**：下利脉当弱小无力，故"脉大"不代表病愈而表示病不愈，脉证不符。

**脉微弱数者，为欲自止**：脉证相符，有自愈可能。若能"**发热**"说明人体尚有一丝阳气，故曰"**不死**"。发热是好事，这是中医常说的一句话。发热，说明人体尚有抗邪能力。

## 原文

366. 下利，脉沉而迟，其人面少赤，身有微热，下利清谷者，必郁冒，汗出而解，病人必微厥。所以然者，其面戴阳，下虚故也。

## 解读

**下利**：最常见的是寒性腹泻。

**脉沉而迟**：提示是寒性。

**其人面少赤，身有微热**：面色稍微有点红赤色，身体稍有点发热。这个是考虑外感，还是虚阳上越？

**下利清谷者**：完谷不化，这是内阳虚。

**必郁冒，汗出而解**：病人感觉头脑昏沉不清楚，伴随着汗出而病症缓解。虚阳上越也会有一定的抗邪力量，所以病才会糊里糊涂地好转了。要注意的是，某些病人可能因此出现阳脱。

**病人必微厥**：手脚还是稍微有些发凉。这是阳气还没有恢复。

**所以然者，其面戴阳，下虚故也**：之所以会出现这个过程，是下元不足，虚阳上越，而外有轻微感寒的原因。

367. 下利，脉数而渴者，令自愈；设不瘥，必清脓血，以有热故也。

观察病情是否可以自愈。我们说任何疾病都有可能自愈。所以，除非急症，否则都可以短时间观察一会儿。

"**下利**"之后，多数脉是弱而无力的象，现在则是"**脉数而渴**"，脉搏较快且有口渴的症状，那么先观察，看看是不是正气恢复而驱寒之象，如果是，那么短时间内就好了，人体自愈，不用治疗。

"**设不瘥**"，如果没好，那么这个"**脉数而渴**"就不是正气回复，而是本身就有内热，也就是热性下利，所以"**必清脓血**"，容易大便带有脓血。

下利，伤阴、伤阳、伤气、伤血、伤津液等都是可能的，关键是看人的体质及感邪的性质。

368. 下利后，脉绝，手足厥冷。晬时：脉还、手足温者，生；脉不还者，死。

**下利后，脉绝，手足厥冷**：手脚冰凉，脉绝不见，是内在的气血津液的任何一个部分都有可能衰竭了。

**晬时**：这种情况从发病到现在，持续了1昼夜（24小时）。

**脉还、手足温者，生**：过了一昼夜，有脉搏了，气血津液有一点恢复了，本来人就要死了，结果缓过来了。这是自愈的能力。

**脉不还者，死**：过了一昼夜，脉还是没有，那么就危险了，基本死定了。

脉里运行的是气血津液，有气血津液存在，就有一定的脉象，气血津液衰竭，那脉也就"**绝**"了。

**369.** 伤寒下利，日十余行，脉反实者，死。

**伤寒下利，日十余行：**下利次数很多，这是寒邪比较明显的表现。那么多次的下利，气血津液肯定受损，所以，脉象肯定是微弱欲绝的状态。

**脉反实者：**病人不但脉不弱，反而是实象，是脉实有力。这说明寒邪太重了，气血津液一边丢失，寒邪一边侵占地盘，慢慢就把人体给占满了，所以说"**死**"。

下利脉虚为顺证，下利脉实为逆证。脉实者，内邪盛。下利伤正，脉实为邪盛，正渐衰而邪渐盛，故"**死**"。

**370.** 下利清谷，里寒外热，汗出而厥者，通脉四逆汤主之。

**下利清谷：**里阳虚，完谷不化，腹泻不止。

**里寒外热：**里有阳虚而寒，外有发热的症状。

**汗出而厥者：**有汗出，有手脚冰凉。这个"**汗出**"，很难说是外热导致的，更多的是属于阳虚汗出的范围。

"**外热，汗出**"无论是里证之虚阳外越，还是外感之邪热，在这里都不是很重要，最重要的是"**下利清谷**""**厥**"这个急症。救急为要。

**通脉四逆汤：**生附子一枚、干姜三四两、炙甘草二两。

**371.** 热利，下重者，白头翁汤主之。

白头翁汤方

白头翁二两　黄柏三两　黄连三两　秦皮三两

上四味，以水七升，煮取二升，去滓，温服一升；不愈，更服一升。

**热利：**热性下利。有下利的症状，也有热邪的症状，比如肛门灼热感、便脓血、发热、口渴等症状。

**下重**：里急后重。里急，指小腹部一阵阵地翻腾，腹痛，想大便。后重，就是肛门处老有便意，想拉又没什么可拉的，刚离开厕所，又要着急再上。反复折腾。

综合起来，考虑是肝经湿热扰动了大肠腑，所以用白头翁汤治疗。

白头翁二两，秦皮三两，黄连三两，黄柏三两。水煎服，日二服。

白头翁、秦皮，清热毒凉肝血，治疗厥阴热利的主药；黄连、黄柏，清热燥湿，坚阴厚肠，增强治热利的效果。

 **医案**

李某某，男，46 岁。因发热、腹泻而入院。自述于入院前二天起发热 38℃，当日大便五六次，至晚腹泻加剧，几至不能离开厕所，大便量少，有红白冻，伴腹痛及里急后重，入院前一天大便次数达五六十次，发病后食欲减退，无呕吐。体检：体温 41℃，脉搏 138 次/分，神志清，心肺正常，血压 120/70 mmHg，右侧扁桃体肿大，腹软，肝脾未触及，下腹部有压痛。血、尿常规无特殊；大便红细胞 +++，白细胞 ++++；当日大便培养：检出副痢疾费氏志贺氏菌。

入院后即给白头翁汤：白头翁 30 克，黄连 6 克，黄柏 9 克，秦皮 9 克。

体温至次日即降至正常，大便红白冻于服药后第二天消失，腹泻腹痛、里急后重、腹部压痛均于服药第三天后消失，共服白头翁汤 6 剂，以后大便连续培养 2 次，均为阴性，七天后痊愈。

［黄伟康医案《经方临证集要》1983：229］

 **原文**

**372.** **下利，腹胀满，身体疼痛者，先温其里，乃攻其表，温里宜四逆汤，攻表宜桂枝汤。**

 **解读**

**下利，腹胀满**：为内寒。

**身体疼痛**：为外寒。

"下利"为甚，故先温里阳、散里寒，用四逆汤，次而解表，用桂枝汤，因下利伤气血津液。

葛根汤亦治疗下利，乃外寒侵里，故解外寒为先，外寒解则内寒无源而自灭。

**原文**

373. 下利，欲饮水者，以有热故也，白头翁汤主之。

**解读**

与第 371 条对应，上面说到"**下重**"乃是湿邪合热邪。这里"**欲饮水**"就提示了热邪，故曰"**有热**"。

**原文**

374. 下利，谵语者，有燥屎也，宜小承气汤。

375. 下利后，更烦，按之心下濡者，为虚烦也，宜栀子豉汤。

**解读**

第 374、375 条应该是一个条文。

**下利，谵语者，有燥屎也，宜小承气汤。下利后更烦，按之心下濡者，为虚烦也，宜栀子豉汤。**

既然两条都在厥阴病篇，那前面这个"**下利**"也必定伴随着"**四肢厥逆**"。第 374 条同时又出现了"**谵语**"这个阳明病篇的典型症状，所以，这也与第 339、340 条是名与实不符的。

一摸肚子，有粪块，口应该是干燥的，这些都是阳明肠腑燥热实的表现，故给予小承气汤治疗。

医者给予了小承气汤泻下，结果"**下利后，更烦**"。这里突出了"**烦**"，也就是说原先也是"**谵语**"加"**烦**"的，用了小承气汤，这个"**谵语**""**烦**"应该没好反而更重了，一摸肚子粪块没有了，肚子是软的，"**心下濡**"，没有燥屎等内在实质性病邪，那么这个"**谵语**"和"**烦**"就是无形的阳明燥热了，称为"**虚烦**"，该用栀子豉汤治疗了。

**原文**

376. 呕家，有痈脓者，不可治呕，脓尽自愈。

**解读**

呕家，经常呕吐，指特容易呕吐的人。

病人如果吐出来脓血一类的物质，提示"**有痈脓**"，这个时候不能治疗呕吐，而应该治疗痈脓。痈脓为腐肉败血，必须剔除干净，否则进一步侵袭周围而难以愈合。

**377.** 呕而脉弱，小便复利，身有微热，见厥者，难治，四逆汤主之。

呕乃胃气上逆之象，脉当随之而有上逆外现之象，故"**脉弱**"与"**呕**"实际上是不相符的。"**脉弱**"也提示了气血津液的不足。呕已伤及气血津液，"**小便复利**"进一步伤及津液。"**身有微热**"乃是有表寒。"**厥**"，气血津液均已不足之象。治疗急以四逆汤温阳，阳旺则气血津液可以快速得以补充，而不是执着于"**呕**"这个似乎很重的症状上。

**378.** 干呕，吐涎沫，头痛者，吴茱萸汤主之。

**干呕**：胃气上逆所致。任何原因导致胃气上逆，均可见干呕或呕吐。

**吐涎沫**：呕吐涎水清沫，多为水饮浊邪上逆所致。

干呕、吐涎沫，乃是胃中有水饮之邪。

**头痛**：三阳经均可见头痛，厥阴经上颠顶，故也可见头痛。这里既然归属于厥阴病篇，那么还有肝系的其他伴随症状。

所以，这个头痛是肝寒或者胃寒，导致水饮浊邪上逆。吴茱萸肝胃同治，生姜肺胃通治，人参、大枣健中州。

**医案**

丁某，女，41 岁，工人，1979 年 12 月 9 日初诊。素体形寒肢冷，月经延后，量少色淡，带下清稀。近十余天来，头痛，干呕，吐涎沫，口淡，心下痞，纳食呆滞。舌淡苔白滑，脉弦迟。

证属素体肾阳不足，寒自内生，寒邪内犯足厥阴肝经，循经上冲达颠顶而致头痛。治宜暖肝和胃，温中降逆。师《伤寒论》吴茱萸汤意治之。

处方：吴茱萸 10 克，红参 12 克，大枣 10 克，生姜 20 克，水煎服。

二诊：服药 3 剂，头痛、干呕、吐涎沫悉去。予以吴茱萸汤化裁作散剂服。以除肝寒犯胃，而致心下痞、纳呆等证。

处方：吴茱萸 60 克，人参 30 克，苍术 60 克，炒麦芽 30 克，陈皮 30 克，神曲 30 克，共为细末，每次 10 克日三次，食前服。

三诊：续治 1 周，胃肠无不适，纳食渐馨。

[ 柳吉忱医案《柳吉忱诊籍纂论》2016：150 ]

**原文**

**379.** 呕而发热者，小柴胡汤主之。

**解读**

呕吐伴有发热的情况在很多条文中存在，也就是说太阳病、阳明病、少阳病等都有可能出现"呕而发热"的症状。所以，"**呕而发热**"不见得就一定要用小柴胡汤治疗。

比如，第 3 条"太阳病，或已发热，或未发热，必恶寒，体痛，呕逆，脉阴阳俱紧者，名为伤寒"第 12 条"太阳中风，阳浮而阴弱。阳浮者，热自发；阴弱者，汗自出。啬啬恶寒，淅淅恶风，翕翕发热，鼻鸣干呕者，桂枝汤主之。"

所以，在厥阴病篇里提出这么一条，一定有比较特殊的意义。厥阴和少阳是一体两面，此病人原先应该是厥阴病，由于某些原因，由阴出阳，由厥阴而转入少阳，所以此时出现"**呕而发热**"，可以"**小柴胡汤主之**"。

**原文**

**380.** 伤寒，大吐、大下之，极虚，复极汗者，其人外气怫郁，复与之水，以发其汗，因得哕。所以然者，胃中寒冷故也。

**解读**

"**大吐**""**大下**""**极汗**"，就很容易把人的身体搞垮了，故曰"**极虚**"。这个时候如果再次"**伤寒**"外感，是不容易恢复的，结果医生又一次用发汗之法，出现了"**哕**"。这是伤胃了。胃，五脏六腑之海，气血生化之源，后天之本。气血津液大亏，最后的结果就是把这个根本给伤了。故中医极不主张"大汗、大下、大吐"，即使要用也是"中病即止"，不可妄为。

"**外气怫郁**"，指肌表有些紧束不舒服的感觉，所以才考虑是外寒而"**复极汗**"。

但是病症还没好，又"**复与之水**"，用了水疗法，如"溻之""灌之"之类的，"**以发其汗**"。不但没好，反而"**因得哕**"，时不时地打嗝。造成的原因是"**大吐、大下、极汗**"等造成了胃阳虚，再"**与之水**"，而造成了胃虚水逆而嗝气连连。

381. **伤寒，哕而腹满，视其前后，知何部不利，利之即愈。**

哕（yuě），主要有两个意思：一，干呕。二，打嗝。都是胃气上逆的表现。

腹满而导致打嗝、干呕，这一般是胃肠腑气不通降的原因。小便不通引起的病，还是少见。根据具体情况，通利大小便即可。

# 辨霍乱病脉证并治

霍乱，以上吐下泻为主要表现，主要见于外感寒湿之邪及内伤饮食等。当属于六经病的范畴，但有传染性，故单列一篇，仍可按照六经病的原则进行，注意其传染性即可。

霍乱，现在临床上很少见，但我们可以把急性吐泻的病按照这篇条文的原则进行处理，故本篇还是有学习的必要的。

中医的霍乱，临床上主要分为两类。干霍乱：脘腹绞痛，欲吐不能吐，欲泻不能泻。湿霍乱：上吐下泻无度。这篇所讲的霍乱主要是湿霍乱。

**382.** 问曰：病有霍乱者何？答曰：呕吐而利，此名霍乱。

**383.** 问曰：病发热，头痛，身疼，恶寒，吐利者，此属何病？答曰：此名霍乱。霍乱自吐下，又利止，复更发热也。

霍乱，主要表现为上吐下泻，吐泻无度。治疗不离六经病的原则。但应注意两点：一，传染性，注意不要被传染，故单列篇；二，发病迅猛，救治当及时，否则有生命之虞。

有时候，有外感的症状，如恶寒、发热、头身疼痛等，又有吐泻无度，这种情况下怎么办？归于霍乱的范畴，按照传染性隔离，余下的就按照六经病的原则进行即可。

我们知道"吐利"不都是霍乱病，但是按照当时的医疗条件，这个归类法无疑是正确的。

当然，仔细分析的话，还是能够分析出到底是霍乱还是伤寒的。见下条。

**384.** 伤寒，其脉微涩者，本是霍乱，今是伤寒，却四五日，至阴经上，转入阴必利。本呕下利者，不可治也。欲似大便，而反失气，仍不利者，此属阳明也，便必硬，十三日愈，所以然者，经尽故也。下利后，当便硬，硬则能食者愈。今反不能食，到后经中，颇能食，复过一经能食，过之一日当愈；不愈者，不属阳明也。

 **解读**

伤寒之后，立即出现"呕吐而利"，如果见到"**脉微涩**"，那么就考虑霍乱，否则就考虑伤寒。

因为霍乱发病势急，伤寒吐利则相对缓慢得多。

"**却四五日，至阴经上，转入阴必利**"，"**伤寒**"要好几天，到了"**阴经**"才会"**利**"，到了三阴病的范围才会有下利的产生，而"**霍乱**"是即时下利，是立即就下利的，所以立即就"**脉微涩**"。

"**霍乱**"的脉早期即见"**脉微涩**"，这是津液大亏、气血不足之象。而"**伤寒**""**下利**"的脉，早期多见紧象，后期则可见涩象，早期以寒为主，故脉紧，然后才现气血津液亏虚而脉涩、缓、无力等表现。

"**伤寒**""**下利**"，病势相对来说缓，都有很多不可治的病例。"**霍乱**"吐利，病势急骤，"**不可治**"的可能性就更大了。

如果病人"**伤寒**"之后，仅仅表现为"**欲似大便**"，但却"**失气**""**不利**""**便硬**"，"**此属阳明也**"，属于六经病里的阳明病的范畴。因为阳明燥热可以抵消一部分伤寒，所以"**十三日愈**"，过一段时间后自行就缓和了，如果不缓解，就按照阳明病治疗即是。

 **原文**

**385. 恶寒，脉微**—作缓**而复利，利止，亡血也，四逆加人参汤主之。**

四逆加人参汤方

甘草二两，炙　附子一枚，生，去皮，破八片　干姜一两半　人参一两

上四味，以水三升，煮取一升二合，去滓，分温再服。

 **解读**

此处的"**恶寒**"不见得是表邪，也不见得是阳虚，可能是吐利之后的气血津液大亏，"**脉微**"可证。这个时候，应当大补气血津液，但阳易回而津难复，故给予四逆汤温阳回阳大补阳气，给予人参补充气血津液。

 **医案**

冯某，父子俱以搜取肥料为业。其父年已古稀，忽患下利清谷，请高姓医，诊治

数日。高因负盛名，而熟读伤寒者也，俱大补大温之剂，附子理中，更重加归芪之类。乃服药以来，下利不少减，且四肢厥逆，无脉——胃败！予诊毕，断曰：症诚重笃，但必利止后，脉渐出，始有生理。即用四逆汤，日夜连服，次日下利止，而脉仍未出，即于原方加参续进。是日，颇能纳食。次日诊之，脉渐可循，生气还出也。复诊，据言昨夜不能成寐。盖由下后，心阴已虚，心肾未能相交。于是改用黄连阿胶汤，一剂即能熟睡。此症连用姜附，忽改芩连，所谓帆随风转也。由是调养数日，即告复原。

[黎庇留医案《广东中医》1957（1）：36]

**386.** 霍乱，头痛，发热，身疼痛，热多欲饮水者，五苓散主之；寒多不用水者，理中丸主之。

五苓散方

猪苓去皮　白术　茯苓各十八铢　桂枝半两，去皮　泽泻一两六铢

上五味，为散，更治之。白饮和服方寸匕，日三服。多饮暖水，汗出愈。

理中丸方下有作汤加减法

人参　干姜　甘草炙　白术各三两

上四味，捣筛，蜜和为丸，如鸡子黄许大。以沸汤数合，和一丸，研碎，温服之，日三四、夜二服。腹中未热，益至三四丸，然不及汤。

汤法：以四物依两数切，用水八升，煮取三升，去滓，温服一升，日三服。

若脐上筑者，肾气动也，去术加桂四两。

吐多者，去术加生姜三两。下多者还用术。

悸者，加茯苓二两。

渴欲得水者，加术，足前成四两半。

腹中痛者，加人参，足前成四两半。

寒者，加干姜，足前成四两半。

腹满者，去术，加附子一枚。

服汤后，如食顷，饮热粥一升许，微自温，勿发揭衣被。

"**霍乱**"吐利之后，如果出现了"**头痛，发热，身疼痛**"等症状，这个就属于太阳病的范畴，当解表。如果同时出现了"**渴欲饮水**"，一看苔还水滑，这就说明虽然吐下伤了津液，但体内还是有水饮不化，这个时候就用五苓散，既可解表也可利水，重点在于水饮。注意，津液是生理的，水饮是病理的。

如果"**霍乱**"吐利之后，没有外感症状，不口渴也不喝水，就是怕冷，这就是脾胃大伤、阳气不足而有寒了。这个时候就用理中丸或汤治疗。理中丸中干姜温胃，白术燥湿，人参、炙甘草健脾。健脾胃，温中阳。

如果肚脐眼之上有跳动感，这是肾虚上逆所致，加肉桂温阳镇逆。

如果呕吐多，加生姜以降逆止呕、利水散寒，去白术之壅塞。如果下利多，还是用白术，继续加生姜，以加强散寒燥湿的力量。

心悸者，这是寒饮上逆扰心所致，加茯苓利水安神。

渴欲饮水，乃是寒湿不化所致，加量白术燥湿。

腹中痛，乃气虚甚，加量人参。

寒气比较明显，加量干姜。

腹满，这是阴寒盛，燥湿的力量就不够了，加附子，成四逆汤加人参了，温阳化寒湿的力量就大了。

**387.** 吐利止，而身痛不休者，当消息和解其外，宜桂枝汤小和之。

吐利止，气血津液已伤未复，稍有外寒即可"**身痛不休**"，即使没有外寒也会出现"**身痛不休**"。这个时候用桂枝汤是没错的，桂枝新加汤应该更好。

**388.** 吐利，汗出，发热恶寒，四肢拘急，手足厥冷者，四逆汤主之。

"**吐利**"之余，外感风寒，出现"**汗出，发热恶寒**"乃是典型的桂枝汤证，但同时又有"**四肢拘急，手足厥冷**"，这就是属于厥阴病。这里实际上是外有太阳之表虚寒、内有少阴之里阳虚了，当急温里然后解表，类似第377条。

**389.** 既吐且利，小便复利，而大汗出，下利清谷，内寒外热，脉微欲绝者，四逆汤主之。

**解读**

"**既吐且利**",上吐下泻,"**小便复利**",小便也顺畅,"**而大汗出**",还出大汗,又见"**下利清谷**",这是典型的"**内寒**",即内阳大衰,同时兼有气血津液的不足。即使稍有"**外热**",也当救里,治当四逆汤。

**原文**

**390.** **吐已下断,汗出而厥,四肢拘急不解,脉微欲绝者,通脉四逆加猪胆汤主之。**

通脉四逆加猪胆汤方

甘草二两,炙　干姜三两,强人可四两　附子大者一枚,生,去皮,破八片　猪胆汁半合

上四味,以水三升,煮取一升二合,去滓,内猪胆汁,分温再服,其脉即来。无猪胆,以羊胆代之。

**解读**

"**吐已下断**",呕吐已经停止了,腹泻下利也停止了。这是吐泻后大伤气血津液,已经严重亏虚,阴阳欲脱之可能。这是向坏的方向转变而不是向好的方向转变,因为见到了"**汗出而厥,四肢拘急,脉微欲绝**",故治疗当急救其阳,通脉四逆汤治之,性偏温热。胆汁者,少阳胆腑之精微,可以激发少阳之生气,性偏寒凉。

阴阳均已大亏,故不存在第315条"服汤,脉暴出者,死"的现象。

**原文**

**391.** **吐利,发汗,脉平,小烦者,以新虚不胜谷气故也。**

**解读**

"**吐利**"已止,还想吃点东西,吃了东西之后,出现了"**发汗**""**小烦**",出现了身体出汗、稍微有点心烦的情况。一把脉,还不错,"**脉平**",和正常的人差不多。分析原因,这是因为"**吐利**"伤气血津液;"**新虚不胜谷气**",这是身体虚弱不能很好地消化食物的原因。

# 辨阴阳易瘥后劳复病脉证并治

**392.** **伤寒，阴易之为病，其人身体重，少气，少腹里急，或引阴中拘挛，热上冲胸，头重不欲举，眼中生花**花，一作眵，**膝胫拘急者，烧裈散主之。**

烧裈散方

妇人中裈，近隐处，取烧作灰。

上一味，水服方寸匕，日三服，小便即利，阴头微肿，此为愈矣。妇人病取男子裈烧服。

伤寒之后，应当注意一些问题，比如饮食的问题，比如防止二次受寒的问题，比如夫妻房事的问题。外感病，我们要注意的禁忌证很多，内伤病则相对要少。

**易：** 一般解释为交换，也就是说男的病传给女的了，女的病传给男的了。如果真是互传的话，那么两个人都该得病的。但从条文看，似乎就是一个人得病了，另一个人没事。所以，笔者认为这种解释特别牵强。易，性交也，夫妻生活也。易者，日月之轮转也，一上一下，这不就是夫妻性事吗？

得了伤寒病了，还不注意，还过夫妻生活，结果病重了。是原先得病的那个人的病更重了，而不是原先没病的那个人得病了。

**身体重：** 身体沉重感。

**少气：** 气短感。

**少腹里急，或引阴中拘挛：** 少腹部拘急甚至牵引阴部不适。

**热上冲胸：** 自觉有热气上冲胸部。

**头重不欲举：** 头沉重、脖子僵硬，似乎难以抬起，故"不欲举"，难以抬举。

**眼中生花：** 眼冒金星。

**膝胫拘急：** 膝盖小腿打战、小腿肌肉都有要抽筋的感觉。

这个病临床是不少见的。

烧裈散主要取近阴部附近的布块烧灰冲服。古人可没现代人那么干净，近阴部多尿渍，主要是尿碱，中医称为人中白。人中白的制法是取尿罐里长期沉浸下来的尿碱块，阴干风化 3 年之后，水飞使用，可以内服、可以外用。

人中白的作用是清热降火、止血化瘀。我们看一下那些症状，就是夫妻生活之后，出汗了，外寒大部分散了，主要是内里伤了，阴虚燥热。

女性月经期感寒，多用小柴胡汤。男子遗精期感寒，是不是就用这个烧裈散呢？想来也可以用。桂枝加龙骨牡蛎汤也是可选之方。

那么，阴阳易这个病，就一定用烧裈散吗？不是的。现在的人，你叫他吃尿碱试试。还是"观其脉证，知犯何逆，随证治之"。

笔者曾接诊一个病人，女的，得了感冒，症状比较轻，也没吃药。某晚老公性起，死乞白赖地干了点好事，结果第二天这个女的就觉得感冒严重了，不但感冒的症状加重了，还出现了其他的一些症状，少腹拘急感，自己觉得小肚子近阴部的地方有股抽抽的感觉，浑身没劲，双下肢尤其无力，感觉站不住的样子，时不时还眼冒金星，觉得头重的都不想抬起来。患者说以前从没有这样过。脉沉弱无力，舌淡。

这是素体肾阳不足，外感风寒。用桂枝汤加四逆汤治疗。

桂枝 15 克，白芍 15 克，生姜 15 克，炙甘草 15 克，大枣 30 克，白附片 12 克，干姜 15 克，肉桂 10 克，淫羊藿 15 克，紫苏叶 10 克。

2 剂好转，4 剂就没有什么问题了。

**393.** **大病瘥后，劳复者，枳实栀子豉汤主之。**

枳实栀子豉汤方

枳实三枚，炙　栀子十四个，擘　豉一升，绵裹

上三味，以清浆水七升，空煮取四升，内枳实、栀子，煮取二升，下豉，更煮五六沸，去滓，温分再服，覆令微似汗。若有宿食者，内大黄如博棋子五六枚，服之愈。

注意：所有的大病最终伤及的都是胃，所以胃也是最后才恢复的。这告诉我们，大病瘥后，一定要注意胃的功能的恢复，不能因为房劳、饮食等造成胃的负担。

大病愈后，因为体力过劳、房室过劳等各种原因，又出现了烦热的症状，可以称为**"劳复"**。心烦懊恼，治疗与前面的栀子豉汤是一个路子。

豆豉后下轻煎，则其发表之力明显，故**"覆令微似汗"**，透邪热外出。栀子，清内热。枳实，降腑气，以防止某些食物痰饮阻滞阳明胃肠腑。

有宿食，加大黄以通下。

临床主要用于腹部胀满、心烦懊恼者。

**394.** **伤寒，瘥以后，更发热，小柴胡汤主之。脉浮者，以汗解之。脉沉实**一作紧**者，以下解之。**

病愈之后，再次出现发热，根据具体情况再次用药就是了。脉浮，太阳病治法，桂枝汤、麻黄汤主之。脉沉实，阳明病治法，承气汤主之。脉弦细，少阳病治法，小柴胡汤主之。

**395.** **大病瘥后，从腰以下有水气者，牡蛎泽泻散主之。**

牡蛎泽泻散方

牡蛎熬　泽泻　蜀漆暖水洗去腥　葶苈子熬　商陆根熬　海藻洗去咸　瓜蒌根各等分

上七味，异捣，下筛为散，更于臼中治之，白饮和服方寸匕，日三服。小便利，止后服。

腰以下有水气，当利小便。除了瓜蒌根，其他药都有清热、利尿的作用。瓜蒌根防止利尿伤阴。

蜀漆、商陆根都有毒性。

牡蛎：味咸平。主伤寒寒热，温疟洒洒，惊恚怒气，除拘缓鼠瘘，女子带下赤白。久服强骨节，杀邪气，延年。一名蛎蛤，生池泽。

泽泻：味甘寒。主风寒湿痹，乳难，消水，养五脏，益气力，肥健。久服耳目聪明，不饥，延年轻身，面生光，能行水上。一名水泻，一名芒芋，一名鹄泻。生池泽。

蜀漆：味辛平。主疟及咳逆寒热，腹中癥坚痞结、积聚邪气，蛊毒，鬼注。生川谷。

葶苈子：味辛寒。主癥瘕积聚结气，饮食寒热，破坚。一名大室，一名大适。生平泽及田野。

商陆：味辛平。主水胀，疝瘕，痹，熨除痈肿，杀鬼精物。一名葛根，一名夜呼。生川谷。

海藻：味苦寒。主瘿瘤气，颈下核，破散结气，痈肿癥瘕坚气，腹中上下鸣，下水十二肿。一名落首。生池泽。

瓜蒌根（天花粉）：味苦寒。主消渴，身热，烦满，大热，补虚安中，续绝伤。一名地楼。生川谷及山阴。

**牡蛎泽泻散**

组成：牡蛎、泽泻、蜀漆、葶苈子、商陆根、海藻、瓜蒌根。

功效：逐水清热，软坚散结。

主治：膀胱湿热。症见腰以下水气壅积，可见膝胫足跗皆肿，或伴大腹肿满，小便不利，舌红，苔黄腻，脉滑数。

临床运用：本方可用于治疗各种胸水、腹水、水肿属湿热内盛者。

**396.** 大病瘥后，喜唾，久不了了，胸上有寒，当以丸药温之，宜理中丸。

**大病瘥后**：很严重的病，临床看是好了，一般而言，多数还有气血津液未完全恢复。

**喜唾**：很容易出现唾唾液的情况，这是肺内虚寒导致的。也就是说大病导致了肺内虚寒。

**久不了了**：好久了，也没好利索。

**胸上有寒**：判断出来了，是胸中有寒，是虚寒，不是实寒。

**当以丸药温之**：丸药代谢比较慢，病在肺，所以药效比较容易上到肺里。

**宜理中丸**：理中丸温补中焦，久病"虚则补其母"，所以补脾胃。

单纯的唾液比较多，温补中焦就可以了，如果出现口水比较多，那多数要脾肾双温。

**397.** 伤寒解后，虚羸少气，气逆欲吐，竹叶石膏汤主之。

竹叶石膏汤方

竹叶二把　石膏一斤　半夏半升，洗　麦门冬一升，去心　人参二两　甘草二两，炙　粳米半斤

上七味，以水一斗，煮取六升，去滓，内粳米，煮米熟，汤成去米，温服一升，日三服。

**伤寒解后**：指外感病的外感症状解除了，没有外感的症状了。

**虚羸少气**：病人身体发虚，体形瘦弱，气短乏力。

**气逆欲吐**：胃气上逆。

外感的症状解除了，因为用了不少辛温药，出了汗，所以伤了气，伤了津液，造成了气阴两虚的情况。并且，病人的热并没有完全退除，只是表面上看"表证"没有了，但其实"内热"还是存在的。所以要用人参、麦冬、炙甘草、粳米来补气养津液，半夏降逆，竹叶、石膏清热除烦。

### 医案

**例1** 张某某，男，71岁，1994年5月4日初诊。因高血压心脏病，服过量进口扩张血管药，至午后低热不退，体温徘徊在37.5～38℃，口中干渴，频频饮水不解，短气乏力，气逆欲吐，汗出，不思饮食，头之前额与两侧疼痛。舌红绛少苔，脉来细数。

辨证属于阳明气阴两虚，虚热上扰之证。治当补气阴，清虚热，方用竹叶石膏汤。

竹叶12克，生石膏40克，麦冬30克，党参15克，炙甘草10克，半夏12克，粳米20克。

服5剂则热退，体温正常，渴止而不呕，胃开而欲食。唯余心烦少寐未去，上方加黄连8克、阿胶10克以滋阴降火。又服7剂，诸症得安。

[刘渡舟医案《刘渡舟临证验案精选》1996：10]

**例2** 马某，男，29岁。1974年12月3日。因寒冬冒风雪在山间拾草，汗出冒风，旋即寒战、高热，急速返家。查体温39℃，服用扑热息痛、复方新诺明，仍高热不退，继而出现胸部刺痛，随呼吸和咳嗽加剧。急来院就诊，以大叶性肺炎入院治疗。症见高热口渴，渴欲饮水，咳嗽胸痛，气喘不得平卧，咯铁锈色痰，略带血丝，干呕恶心，小便赤。舌红苔黄，脉洪大。

证属邪热壅肺。治宜清热宣肺为法。师竹叶石膏汤意予之。

处方：竹叶15克，生石膏45克，姜半夏10克，麦冬12克，党参10克，白花蛇舌草30克，鱼腥草15克，粳米15克，羚羊角2克（研冲），炙甘草10克。水煎服。

服药1剂，体温得降，口渴、咳嗽、胸痛悉减，续服12剂，诸证悉除，病愈出院。

[柳吉忱医案《柳吉忱诊籍纂论》2016：21]

**398.** 病人脉已解，而日暮微烦。以病新瘥，人强与谷，脾胃气尚弱，不能消谷，故令微烦，损谷则愈。

**解读**

**病人脉已解**：从脉象看，病人的病已经好了。很多病，不能光看症状。有时候表面上症状是好了，但脉却不平和，那就是病没好。所以很多人病好之后会反复，其实病根本就没完全好。

**而日暮微烦**：这个病人是真的好了，但是到了傍晚之后，却出现了烦的症状。

**以病新瘥，人强与谷**：一打听，原来是家人看见病人好了，以为多吃点东西身体能恢复得快，就让病人多吃点，使劲吃。

**脾胃气尚弱，不能消谷**：虽然病刚好，但是这时候脾胃是弱的，是不能消化那么多食物的。所以，病刚刚好的时候，要吃容易消化的食物，中医一直主张用小米粥之类的先养养胃，然后才考虑吃其他的食物。

**故令微烦**：才出现了轻微的发烦的症状，就是心里似乎很不舒服，说不清道不明的感觉。

**损谷则愈**：减少饮食量，让脾胃休息休息，然后才适当增加饮食。

# 后 记

　　"十年磨一剑。"干任何一件事，都是不容易的。这部书，我断断续续写了超过十年，修修改改也超过十遍了，虽然还有很多不如意的地方，但确实是二十多年来自己学习伤寒、运用经典的一些体会。

　　1994 年我考入北京针灸骨伤学院（现并入北京中医药大学）针灸系学习，1999 年毕业随即进入临床。"学医三年，天下无病不治。"何况自己学习了五年。"临证三年，天下无方可用。"真的是这样，我从开始的洋洋得意，到后来的踏踏实实，确实就是如此的心路历程。

　　好在，我在学校的时候碰到了诸多好老师。好在，我在实习的时候碰到了几位临床大师。这多少使我坚信：中医，是可以治病的。

　　于是，我重新来过。

　　课本重新来。得益于网络的逐渐普及和各种书籍杂志的日渐丰富，我有机会看了一堆又一堆中医好书。我用了七八年的时间，边研读典籍，边临床实践，苦中得乐，忽有一日顿悟，似乎真正打开了中医的大门。边临床边读书，边读书边临床。经过反反复复的练习，传统中医的思维逐渐融入了我的思路，并且慢慢扎根，开花结果了。

　　这部书是我学习《伤寒论》的一些笔记整理，按照《伤寒论》8 篇 398 条顺序逐一解读，里面有体会、有灵感、有医案、有收获。但，只学习《伤寒论》是不够的，我们还要学习《金匮要略》《灵枢》《素问》《神农本草经》，乃至历代圣贤的经典书籍。有的要重点读，有的要浏览几眼，总有这样那样的文字可以打开我们的思路、跳动我们的思维。

　　传统中医是悟道之学、是人生之学。她并不死板，反而十分灵动。如果我们掌握不了这种灵动，反而容易陷入死板，那就枉费了古之圣贤的谆谆教导、殷殷期望。

　　为往圣继绝学。

　　中医，继往开来。

　　信任她，学习她，奉行她。

曲卓锋

2022 年 10 月于牟平家中